"十三五"国家重点图书出版规划项目
核能与核技术出版工程（第二期）
总主编 杨福家

X射线诊断的医疗照射防护技术

Radiation Protection Technology of Medical Exposure in Diagnostic Radiology

高林峰 编著
郑钧正 主审

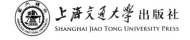
上海交通大学出版社
SHANGHAI JIAO TONG UNIVERSITY PRESS

内容提要

本书为"十三五"国家重点图书出版规划项目"核能与核技术出版工程"之一。主要内容包括 X 射线诊断的最新技术与发展现状,电离辐射生物学效应,应用 X 射线进行诊断的辐射防护基本原则。重点介绍关于医疗照射诊断参考水平的国内外最新研究进展、剂量测试方法、X 射线诊断临床质量标准和放射卫生标准、质量保证与质量控制,并专门介绍了孕妇和儿童这两类特殊受检者的防护。

本书可供放射卫生专业技术人员、临床诊断医技人员和相关科研人员参考使用,也可作为放射工作人员培训、研究生和大学生的教学参考用书。

图书在版编目(CIP)数据

X 射线诊断的医疗照射防护技术／ 高林峰编著. —
上海: 上海交通大学出版社,2019
核能与核技术出版工程
ISBN 978－7－313－14477－5

Ⅰ.①X… Ⅱ.①高… Ⅲ.①放射诊断-辐射防护
Ⅳ.①R814②R14

中国版本图书馆 CIP 数据核字(2019)第 021770 号

X射线诊断的医疗照射防护技术

编 著：高林峰
出版发行：上海交通大学出版社 地 址：上海市番禺路 951 号
邮政编码：200030 电 话：021－64071208
印 制：苏州市越洋印刷有限公司 经 销：全国新华书店
开 本：710mm×1000mm 1/16 印 张：26.25
字 数：436 千字
版 次：2019 年 6 月第 1 版 印 次：2019 年 6 月第 1 次印刷
书 号：ISBN 978－7－313－14477－5/R
定 价：198.00 元

丛书编委会

总主编

杨福家（复旦大学原校长，中国科学院院士）

编　委（按姓氏笔画排序）

于俊崇（中国核动力研究设计院，中国工程院院士）

马余刚（中国科学院上海应用物理研究所，中国科学院院士）

马栩泉（清华大学核能技术设计研究院，教授）

王大中（清华大学原校长，中国科学院院士）

韦悦周（广西大学资源环境与材料学院院长，教授）

申　森（上海核工程研究设计院，研究员级高工）

朱国英（复旦大学放射医学研究所，研究员）

华跃进（浙江大学农业与生物技术学院，教授）

许道礼（中国科学院上海应用物理研究所，研究员）

孙　扬（上海交通大学物理与天文系，教授）

苏著亭（中国原子能科学研究院，研究员级高工）

肖国青（中国科学院近代物理研究所所长，研究员）

吴国忠（中国科学院上海应用物理研究所，研究员）

沈文庆（中国科学院上海分院，中国科学院院士）

陆书玉（上海市环境科学学会副理事长，教授）

周邦新（上海大学材料研究所所长，中国工程院院士）

郑明光（上海核工程研究设计院院长，研究员级高工）

赵振堂（中国科学院上海应用物理研究所所长，研究员）

胡思得（中国工程物理研究院，中国工程院院士）

徐　铼（中国原子能科学研究院，中国工程院院士）

徐步进（浙江大学农业与生物技术学院，教授）

徐洪杰（中国科学院上海应用物理研究所原所长，研究员）

黄　钢（上海健康医学院院长，教授）

曹学武（上海交通大学机械与动力工程学院，教授）

程　旭（上海交通大学核科学与工程学院，教授）

潘健生（上海交通大学材料科学与工程学院，中国工程院院士）

总　　序

　　1896 年法国物理学家贝可勒尔对天然放射性现象的发现,标志着原子核物理学的开始,直接导致了居里夫妇镭的发现,为后来核科学的发展开辟了道路。1942 年人类历史上第一个核反应堆在芝加哥的建成被认为是原子核科学技术应用的开端,至今已经历了 70 多年的发展历程。核技术应用包括军用与民用两个方面,其中民用核技术又分为民用动力核技术(核电)与民用非动力核技术(即核技术在理、工、农、医方面的应用)。在核技术应用发展史上发生的两次核爆炸与三次重大核电站事故,成为人们长期挥之不去的阴影。然而全球能源匮乏以及生态环境恶化问题日益严峻,迫切需要开发新能源,调整能源结构。核能作为清洁、高效、安全的绿色能源,还具有储量最丰富、高能量密集度、低碳无污染等优点,受到了各国政府的极大重视。发展安全核能已成为当前各国解决能源不足和应对气候变化的重要战略。我国《国家中长期科学和技术发展规划纲要(2006—2020 年)》明确指出"大力发展核能技术,形成核电系统技术的自主开发能力",并设立国家科技重大专项"大型先进压水堆及高温气冷堆核电站专项",把"钍基熔盐堆"核能系列列为国家首项科技先导项目,投资 25 亿元,已在中国科学院上海应用物理研究所启动,以创建具有自主知识产权的中国核电技术品牌。

　　从世界范围来看,核能应用范围正不断扩大。据国际原子能机构最新数据显示:截至 2018 年 8 月,核能发电量美国排名第一,中国排名第四;不过在核能发电的占比方面,截至 2017 年 12 月,法国占比约 71.6%,排名第一,中国仅约 3.9%,排名几乎最后。但是中国在建、拟建和提议的反应堆数比任何国家都多,相比而言,未来中国核电有很大的发展空间。截至 2018 年 8 月,中国投入商业运行的核电机组共 42 台,总装机容量约为 3 833 万千瓦。值此核电发展的历史机遇期,中国应大力推广自主开发的第三代以及第四代的"快堆"

"高温气冷堆""钍基熔盐堆"核电技术,努力使中国核电走出去,带动中国由核电大国向核电强国跨越。

随着先进核技术的应用发展,核能将成为逐步代替化石能源的重要能源。受控核聚变技术有望从实验室走向实用,为人类提供取之不尽的干净能源;威力巨大的核爆炸将为工程建设、改造环境和开发资源服务;核动力将在交通运输及星际航行等方面发挥更大的作用。核技术几乎在国民经济的所有领域得到应用。原子核结构的揭示,核能、核技术的开发利用,是 20 世纪人类征服自然的重大突破,具有划时代的意义。然而,日本大海啸导致的福岛核电站危机,使得发展安全级别更高的核能系统更加急迫,核能技术与核安全成为先进核电技术产业化追求的核心目标,在国家核心利益中的地位愈加显著。

在 21 世纪的尖端科学中,核科学技术作为战略性高科技学科,已成为标志国家经济发展实力和国防力量的关键学科之一。通过学科间的交叉、融合,核科学技术已形成了多个分支学科并得到了广泛应用,诸如核物理与原子物理、核天体物理、核反应堆工程技术、加速器工程技术、辐射工艺与辐射加工、同步辐射技术、放射化学、放射性同位素及示踪技术、辐射生物等,以及核技术在农学、医学、环境、国防安全等领域的应用。随着核科学技术的稳步发展,我国已经形成了较为完整的核工业体系。核科学技术已走进各行各业,为人类造福。

无论是科学研究方面,还是产业化进程方面,我国的核能与核技术研究与应用都积累了丰富的成果和宝贵经验,应该系统整理、总结一下。另外,在大力发展核电的新时期,也急需一套系统而实用的、汇集前沿成果的技术丛书作指导。在此鼓舞下,上海交通大学出版社联合上海市核学会,召集了国内核领域的权威专家组成高水平编委会,经过多次策划、研讨,召开编委会商讨大纲、遴选书目,最终编写了这套"核能与核技术出版工程"丛书。本丛书的出版旨在:培养核科技人才;推动核科学研究和学科发展;为核技术应用提供决策参考和智力支持;为核科学研究与交流搭建一个学术平台,鼓励创新与科学精神的传承。

这套丛书的编委及作者都是活跃在核科学前沿领域的优秀学者,如核反应堆工程及核安全专家王大中院士、核武器专家胡思得院士、实验核物理专家沈文庆院士、核动力专家于俊崇院士、核材料专家周邦新院士、核电设备专家潘健生院士,还有"国家杰出青年"科学家、"973"项目首席科学家、"国家千人计划"特聘教授等一批有影响力的科研工作者。他们都来自各大高校及研究单位,如清华大学、复旦大学、上海交通大学、浙江大学、上海大学、中国科学院上海应用物理研究所、中国科学院近代物理研究所、中国原子能科学研究院、中国核动力研究设计院、中国工程物理研究院、上海核工程研究设计院、上海市辐射环境监督站等。本丛书是他们最新研究成果的荟萃,其中多项研究成果获国家级或省部级大奖,代表了国内甚至国际先进水平。丛书涵盖军用核技术、民用动力核技术、民用非动力核技术及其在理、工、农、医方面的应用。内容系统而全面且极具实用性与指导性,例如,《应用核物理》就阐述了当今国内外核物理研究与应用的全貌,有助于读者对核物理的应用领域及实验技术有全面的了解,其他图书也都力求做到了这一点,极具可读性。

由于良好的立意和高品质的学术成果,本丛书第一期于2013年成功入选"十二五"国家重点图书出版规划项目,同时也得到上海新闻出版局的高度肯定,入选了"上海高校服务国家重大战略出版工程"。第一期(12本)已于2016年初全部出版,在业内引起了良好反响,国际著名出版集团 Elsevier 对本丛书很感兴趣,在 2016 年 5 月的美国书展上,就"核能与核技术出版工程(英文版)"与上海交通大学出版社签订了版权输出框架协议。丛书第二期于2016年初成功入选了"十三五"国家重点图书出版规划项目。

在丛书出版的过程中,我们本着追求卓越的精神,力争把丛书从内容到形式做到最好。希望这套丛书的出版能为我国大力发展核能技术提供上游的思想、理论、方法,能为核科技人才的培养与科创中心建设贡献一份力量,能成为不断汇集核能与核技术科研成果的平台,推动我国核科学事业不断向前发展。

2018 年 8 月

前　言

联合国原子辐射效应科学委员会(UNSCEAR)2010年报告指出,医疗照射已经成为公众所受各种电离辐射照射中最大且不断增加的人工电离辐射照射来源,而 X 射线诊断的剂量贡献占医疗照射的 95% 以上。由此,医疗照射防护特别是对 X 射线诊断的防护也就成为涉及所有公众成员及其后代的重要公共卫生课题,受到相关学术界与社会各界的普遍关注。

我国在 20 世纪 80 年代和 90 年代先后开展了两次全国性的医疗照射水平调查,之后由于各种原因没有再开展全国性的调查。直到近几年,才在中国疾病预防控制中心辐射安全医学所牵头下,开展了一些调查研究工作。而在此期间,包括 X 射线诊断在内的放射诊疗技术长足发展,DR、CT、DSA 等技术已在疾病的诊疗中得到广泛应用,而普通透视设备、屏-片摄影设备逐渐被淘汰。医疗照射应用频率和受检者剂量均发生了巨大的变化。为此,笔者所在团队先后开展了上海市"十一五"期间医疗照射水平调查、CT 和 DSA 应用情况专题调查、儿童 CT 应用情况调查、2016 年度医疗照射应用频率调查等,基本掌握了上海市医疗照射水平现状。在实际工作开展过程中,我们感觉在调查方法、剂量测试方法等方面,需要一本能反映最新技术的,能对实际操作起指导作用的书籍,这是促使笔者编撰本书的初始动因。

全书共分为 10 章。其中第 1 章简要介绍 X 射线诊断技术发展现状,让读者对这项技术有大致的了解,这是开展医疗照射防护最基本的前提条件;第 2 章从国际、全国、上海三个层面对 X 射线诊断医疗照射水平进行了回顾;第 3 章主要阐述正当性原则和最优化原则在 X 射线诊断中的应用;第 4 章则根据 IAEA 的第 457 号技术报告内容,介绍 X 射线诊断中的剂量测量方法,包括普通 X 射线摄影、CT、DSA、乳腺摄影、牙科摄影等主要类别,并给出了一些计算的示例,以方便读者理解;第 5 章介绍诊断参考水平的具体指标和确定方法,并给出了部分国家制定的诊断参考水平;第6章为信息化技术在X射线诊断中的应用,随着信息化技术的发展,自动收集、自动分析医疗照射数据的时代即将到来;第7章以表格的形式给出了X射线诊断的临床操作规范,供医技人员参考,规范操作是有效控制受检者剂量的有效措施;第8章重点介绍了数字化X射线摄影、CT和DSA三类目前应用最多的X射线技术的医疗照射剂量水平控制方法;第9章为育龄妇女、孕妇和儿童等特殊受检者的防护措施和要求;第10章为质量保证与质量控制,医疗机构应当进一步提高对这方面工作的重视。

在本书的编撰过程中,笔者曾得到许多人的帮助。例如,团队的姚杰、王彬、钱爱君、肖虹、蒋舟等承担了医疗照射调查的现场实施和数据汇总整理。宁波疾病预防控制中心章群协助翻译了第4章、第6章和第8章的部分英文资料。上海市中冶医院曲良勇提供了部分临床操作规范和质量控制相关参考资料。特别是中国疾病预防控制中心辐射安全医学所郑钧正教授审阅了全书,并提出诸多宝贵的修改完善意见和建议。在此,一并对他们表达诚挚的感谢。此外,也要感谢我的家人对我的理解和支持。

由于受个人学术水平所限,书中存在的不完善之处,欢迎读者朋友不吝赐教,以期不断进步。

缩略语对照表

英文缩写	中　　文	英 文 全 称
A		
AEC	自动曝光控制	automatic exposure control
C		
CBCT	锥形束 CT	cone beam computer tomography
CBVT	锥形束容积 CT	cone beam volumetric tomography
CCD	电荷耦合器件	charge coupled device
CMOS	互补型金属氧化物半导体	complementary metal oxide semiconductor
CR	计算机 X 射线摄影	computed radiography
CT	计算机断层摄影	computed tomography
CTDI	CT 剂量指数	computed tomography dose index
$CTDI_w$	加权 CT 剂量指数	weighted computed tomography dose index
$CTDI_{vol}$	容积 CT 剂量指数	volume computed tomography dose index
D		
DAP	剂量面积之积	dose-area product
DF	数字化透视	digital fluorography
DICOM	医学数字影像和通信	digital imaging and communications in medicine
DIP	数字化成像板	digital imaging panel
DLP	剂量长度乘积	dose length product
DR	数字化 X 射线摄影	digital radiography
DRL	诊断参考水平	diagnostic reference level

DSA	数字减影血管造影	digital subtraction angiography
DSA-CT	数字减影血管造影-计算机断层摄影	digital subtraction angiography – CT
DTS	数字断层融合技术	digital tomosynthesis

E

EPID	电子射野影像装置	electronic portal imaging device
ESD	入射体表剂量	entrance surface dose
ESDR	入射体表剂量率	entrance surface dose rate
ESAK	入射体表空气比释动能	entrance surface air kerma

F

FBP	滤波反透射法	filtered back projection
FPD	平板探测器	flat panel detector
FOV	视野	field of view

H

| HIS | 医院信息管理系统 | hospital information system |
| HU | 豪氏单位 | Hounsfield unit |

I

IAEA	国际原子能机构	International Atomic Energy Agency
ICRP	国际放射防护委员会	International Commission on Radiological Protection
IP	成像板	imaging panel
IHE	医疗健康信息集成规范	integrating the healthcare enterprise

K

| KAP | 比释动能-面积乘积 | kerma area product |

M

| MSAD | 多层扫描平均剂量 | multiple scan average dose |

P

| PACS | 影像归档和通信系统 | picture archiving and communication systems |
| PMMA | 聚甲基丙烯酸甲酯（有机玻璃） | polymethylmethacrylate |

PSL	光激发光	photo stimulated luminescence
PSDL	一级标准剂量测量实验室	primary standards dosimetry laboratory
R		
RIS	影像信息管理系统	radiology information system
S		
SOP	标准作业程序	standard operation procedure
SSDL	二级标准剂量测量实验室	secondary standards dosimetry laboratory
T		
TLD	热释光剂量计	thermoluminescent dosimetry
U		
UNSCEAR	联合国原子辐射效应科学委员会	United Nations Scientific Committee on the Effect of Atomic Radiation

目　　录

第 1 章

X 射线诊断技术发展现状概述

1895 年 11 月,伦琴发现 X 射线,数月后就首先开始应用于医学领域,正如《简明不列颠百科全书》所评价的"使医学发生了革命",开启了医学影像技术的新纪元。当具有独特穿透特性的 X 射线用来投照人体时,可获得体内组织器官的解剖结构影像,从而方便地提供临床医学诊断疾病所需要的重要信息。人体的不同组织或脏器因密度不同而对投照的 X 射线具有不同的吸收效应,检测透射过人体后的 X 射线强度,并设法尽量去除"伪影"及"噪声"而形成人体内部结构的清晰影像,就能有力地帮助实现医学诊断目的。根据透射后接收 X 射线的设备不同,X 射线诊断检查可分为 X 射线透视和 X 射线摄影两种最基本的方式。穿过人体后的 X 射线透射到荧光屏上,就可以显示出明暗不同的影像,这种方法称为 X 射线透视术;透过人体的 X 射线投射到照相胶片上,显像后就可以在照片上观察到组织或脏器的影像,该技术称为 X 射线摄影。鉴于人体内部结构很复杂,为更好观察需要仔细分析的部位,X 射线诊断检查方法随后发展了人为制造体内组织密度差的施加各种类型造影对比剂的造影检查,以及有意识选取突出某些体层切面的断层成像技术。据统计,医学影像学检查 70%的工作量是 X 射线摄影检查,包括胸、腹部的平片检查、骨骼和关节的检查以及各种造影检查等。

传统 X 射线摄影以胶片作为成像介质,集图像采集、显示、存储和传递功能于一体。随着计算机技术和电子技术的发展,涌现出了一系列的数字化 X 射线成像技术,并不断创新发展。由于数字化 X 射线影像技术具有检测效率高,成像速度快,图像质量清晰,图像对比度分辨率与空间分辨率高,图像的处理、存贮和传输方便等优势,因此正逐渐取代传统 X 射线成像技术。

本章重点对数字化 X 射线摄影技术、X 射线 CT 技术、牙科 X 射线摄影技术、介入放射学技术和乳腺摄影技术五个方面做简要介绍。由于传统的屏-片技术在临床上应用越来越少,本章不再对其进行介绍,直接从数字化 X 射线摄影技术开始。如果读者需了解屏-片技术相关内容,可查阅其他相关书籍。

1.1 数字化 X 射线摄影技术

1979 年飞点扫描的数字化 X 射线摄影(digital radiography,DR)系统面世。1980 年北美放射学会(Radiological Society of North America,RSNA)产品展览会上,DR 和数字透视系统(digital fluorography,DF)的展品引起了全世界的关注。从此,以数字减影血管造影(digital subtraction angiography,DSA)系统为代表的 DF 得到了高速发展。1982 年,计算机 X 射线摄影(computed radiography,CR)系统研制成功,极大地推动了 X 射线成像技术数字化的发展。20 世纪 80 年代中期,各国厂商竞相开发 CR 和 DR,90 年代又大力研制直接数字化 X 射线摄影(direct digital radiography,DDR)探测器,90 年代中期,推出了一些实用的直接数字化 X 射线摄影设备[1]。

数字化 X 射线摄影系统以检测效率高,成像速度快,图像质量清晰,图像对比度分辨率与空间分辨率高,图像的处理、存贮和传输方便等优势,近来得到了极大发展。它不仅可以与各式打印机及网络连接,自动打印图文报告,还可以实现计算机网络会诊、放射医学无胶片化管理和计算机检索及网络化操作,可节省大量制片费,减少环境污染,降低劳动强度。因此,在医院和放射科的数字化进程中,实现普通 X 射线摄影的数字化意义重大。

1.1.1 计算机 X 射线摄影技术

计算机 X 射线摄影技术(CR)的技术方法最早是由 Kodak 公司提出来的。CR 采用成像板(imaging panel,IP)替代传统的增感屏与胶片,其成像过程主要有 3 步:首先,摄影时 IP 中的荧光物质与穿过人体的 X 射线信号发生相应的反应(一次激发),将 X 射线潜影像存储在二维平面上;然后,将摄影后的 IP 送进图像读取机,图像读取机以点状光束对 IP 进行全面扫描(二次激发),使存储于各点上的 X 射线信号发光,此时读取机的光导管将光信号收集并导入光电倍增管,光电倍增管根据入射光的强弱发出相应电子,把光信号转变成电信号并进行放大;最后,光电管输出的模拟信号经模/数转换后成为数字信号,送给图像处理工作站对信号进行数字处理。CR 的成像过程如图 1-1 所示。

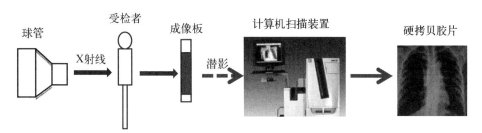

图 1 - 1　CR 成像过程示意图

1.1.1.1　CR 系统的构成

CR 系统主要由 X 射线机、成像板、影像阅读器、控制面板、工作站等组成，另需配合显示器、打印机等外围设备。

1）X 射线机

X 射线机主要部件包括 X 射线管、高压发生器、摄影床（架）、控制面板。CR 系统所用的 X 射线机与 CR 影像阅读器类型有关。暗盒型 CR 系统能直接与传统 X 射线机匹配，不需单独配置或改装 X 射线装置，只是以内置 IP 的暗盒取代增感屏和胶片暗盒。无暗盒型 CR 系统则是 IP 与影像阅读器融合为一体，IP 图像读取、图像传输自动完成，无暗盒型 CR 系统需单独配置 X 射线装置。目前临床使用的多为暗盒型 CR 系统。

2）成像板

成像板是 CR 系统的关键元件，其核心是能够记录 X 射线吸收差别的荧光层，IP 的作用是作为 X 射线的感受器和储存影像（潜影）的载体。CR 系统以 IP 为探测器，可反复使用。临床广泛采用的暗盒型 IP，可与原有的 X 射线机匹配，有很大的灵活性和多用性。每个暗盒表面有不同的条形码可供识别。

3）影像阅读器

影像阅读器的作用是读取 IP 的潜影信息，实现模拟信号向数字信号的转换。它除具有将 IP 从暗盒中取出的机械结构外，还有激光扫描仪、光电倍增管、A/D 转换器等部件。在影像阅读器中，数字图像被送到内部图像处理器做调谐和空间频率处理，然后将图像传输至工作站或 PACS。

4）控制面板

由控制面板录入患者（受检者）资料，选择摄影部位和体位，这些信息传入影像阅读器。并配有条形码扫描器识别不同的 IP 暗盒，使之与录入和选择的信息相对应。

影像阅读器除本身带有控制面板外，另可配多个远程控制面板，后者安装于各个摄影控制室。操作者通过远程控制面板不仅能录入各种信息,而且可以查看图像阅读器读取处理后的图像,从而及时、方便地了解摄影质量。

5) 工作站

工作站主要包括图像服务器、显示器、存储器及键盘、鼠标等,能进行图像查询、显示和各种后处理(包括窗宽窗位调节、锐化、放大、旋转、反转、测量、注释等),处理完毕可传输至打印机进行打印,也可采用 CD 或 DVD 刻录机,备份影像阅读器传送至服务器硬盘的图像数据。

6) 显示器、打印机和图像存储与传输系统(PACS)

CR 系统可连接专业显示器直接阅读图像,也可连接 DICOM(digital imaging and communications in medicine)打印机,输出照片。

1.1.1.2　CR 的成像原理

CR 的核心技术是 IP 成像和阅读。IP 的材料主要是一种含有铕(Eu)激活的氟卤化钡盐晶体,当受 X 射线照射时,Eu 从 2 价变为 3 价形成潜像。在阅读器中,用一束红色激光扫描 IP,经红光照射后,被俘获电子获得能量,脱离卤化物并回到 Eu 原子的轨道,此过程发出蓝紫色荧光,该荧光与 X 射线照射 IP 的 X 射线光子密度和激发光强度成正比,被光电倍增管检测后转换为数字图像信号,CR 系统成像原理如图 1-2 所示[2]。

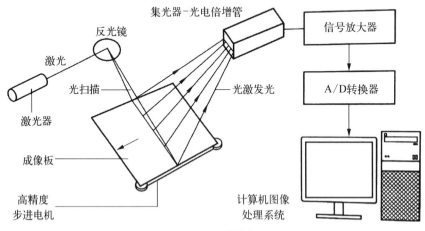

图 1-2　CR 系统成像原理

1.1.1.3　CR 的发展和应用

过去 30 年,CR 成像技术取得了长足的进步。1980 年,日本富士公司注册了影像板技术专利并于 1983 年展示了第一台 CR 影像阅读器。美国从 1992 年起接受了富士 FCR‐7000 型和 AC‐1 型 CR 系统。柯达公司的第一个 CR 系统也于 1992 年安装,爱克发公司 1994 年推出 ADC70 型 CR 系统。1998 年以设计和生产激光 X 射线照片数字化仪著称的美国 Lumisys 公司推出了 ACR‐2000 型 CR 系统。随着技术的发展,在过去的十几年中,IP 的材料和 IP 的数据扫描技术都在不断提高,特别是最近的一些技术革新,例如 IP 数据双向扫描技术、线性扫描技术和针状探测涂层技术,明显提高了 X 射线剂量利用率、信噪比、数据读出速度和图片信息量。CR 的出现极大地丰富了形态诊断信息的领域和层次,提高了形态学的诊断水平,同时实现了诊断信息的数字化。

1.1.2　间接数字 X 射线摄影技术

DR 系统有两种基本分类方法:按 X 射线曝光方式分类和按能量转换方式分类。其中最常用的分类方法是依据探测器能量转换方式进行分类,按此方法可以分为直接转换方式和间接转换方式两类。

本节和下节分别就间接数字 X 射线摄影和直接数字 X 射线摄影逐一介绍。间接数字 X 射线摄影是相对直接转换方式而言的。X 射线投射到探测器上,先照射到某种闪烁发光晶体物质,该晶体吸收 X 射线能量后,以可见荧光的形式将能量释放出来。可见光经过空间光路传递,由光电二极管采集并转换成电信号。用于间接转换的发光晶体物质主要有碘化铯(CsI)和硫氧化钆(Gd_2O_2S)。间接数字 X 射线摄影包括基于电荷耦合器件(charge coupled device,CCD)的 DR 和基于互补型金属氧化物半导体(complementary metal oxide semiconductor,CMOS)的 DR。

1.1.2.1　CCD

CCD 成像的基本原理是把入射 X 射线经闪烁体(如荧光屏)转换为可见光,再经反光镜反射或由组合镜头直接耦合到 CCD 芯片上,由 CCD 芯片将可见光信号转换成电信号,再由 A/D 转换器把模拟电信号变为数字信号,并送入计算机进行处理。20 世纪 90 年代中期,CCD 平面数字成像技术进入市场,但由于受诸多条件的限制,图像质量并不理想。进入 21 世纪以来,很多新技术的引入使该成像技术有了长足的进步。国内外有很多 CCD 接收方式 DR 生产厂家,如瑞士的 SWISSRAY 公司、德国的 Imix 公司、美国的 WUSTIC 公司、加拿大的 IDC 等公司,国内有沈阳东软、北京万东、上海医疗器械厂、天津邦盛国际、深圳安健科技等公司。基于 CCD 的 DR 成像过程如图 1‐3 所示。

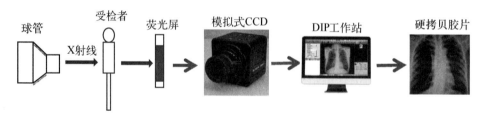

图 1-3　基于 CCD 的 DR 成像过程示意图

CCD 成像过程中,由于可见光的散射,只有小部分可见光被 CCD 芯片接收,获得的图片质量不理想。近来研究的缝隙放射扫描技术(slot-scanning technology),采用 X 射线线状滑动扫描人体,可以有效地抑制可见光散射,提高 CCD 成像方式的 X 射线剂量利用率,比传统的用 X 射线面辐射人体的 X 射线剂量利用率提高了 2.5 倍。

1.1.2.2　CMOS

CMOS 的成像工作原理如下:X 射线穿过被照体后,强弱不同的 X 射线束射到探测器荧光层并产生荧光。光学系统将荧光耦合到 CMOS 芯片上,CMOS 芯片负责光电转换,并将转换后电信号储存起来,从而捕获所需的图像信息,经放大与读出电路送入图像处理系统。与 CCD 相比,CMOS 光电传感器经光电转换后直接产生电流(电压信号),信号读取简单,耗电量小,仅为 CCD 电荷耦合器的 $1/8 \sim 1/10$。CMOS 探测器的像素尺寸可以达到 76 μm,空间分辨率则可达到 6.1 lp/mm[①],是目前空间分辨率最高的探测器。常规的 CMOS 探测器的成像速度比较慢,生成 1 幅预览图像需要 10 余秒。由于 CMOS 光电传感器集成度高,各光电传感元件、电路之间距离很近,所以相互之间的光、电、磁干扰较严重,噪声对图像质量影响很大,使 CMOS 光电传感器很长一段时间无法进入实用。近年来,随着 CMOS 电路消噪技术的不断发展,在大面积 CMOS 探测器和多像素 CMOS 探测器等方面均有突破。

21 世纪初,美国 Envision 公司率先成功研制可见光转换屏加 CMOS 形式的 DR。此后,包括 Intel、TI 在内的多家公司都在积极研发相关产品,欧洲的独立半导体研究机构 IMEC 也于 2004 年 7 月公布了 2 个有关 CMOS 的研发项目,旨在确立国际半导体规划(ITRS)的最新版本。

---

① lp/mm(线对/毫米),分辨率单位。正常视力的人可分辨约 1 分弧度,约等于在 25 cm 距离处观看照片上的 8 lp/mm 的分辨率。

1.1.3　直接数字 X 射线摄影技术

直接数字 X 射线摄影的基本原理如下：X 射线投射到探测器上，光导半导体材料采集到 X 射线光子后，直接将 X 射线强度分布转换为电信号。目前常用的光导半导体材料为非晶硒(a-Se)、碘化铅(PbI_2)、碘化汞(HgI)、碲砷镉($CdAsTe$)、溴化铊($TlBr$)、碲锌镉($CdZnTe$)等。目前，直接数字 X 射线摄影的探测器以平板探测器形式为主。平板探测器可分为直接耦合平板探测器和间接耦合平板探测器两类。图 1-4 是基于平板探测器的 DR 的成像过程示意图。

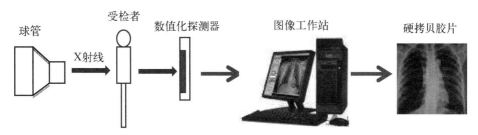

图 1-4　基于平板探测器的 DR 的成像过程示意图

1.1.3.1　直接耦合平板探测器

直接耦合平板探测器主要由非晶硒层加硅薄膜晶体管阵列构成。非晶硒是一种光电导材料，经 X 射线曝光后由于电导率的改变可形成图像电信号。图像形成过程如下：X 射线照射人体，产生不同程度的衰减。带有人体信号的 X 射线作用于平板探测器，硒层光导体按吸收 X 射线能量的大小产生比例的正负电荷对。在外加偏压的电场作用下，正电荷移向集电矩阵，储存在薄膜晶体管内电容上，电荷量对应于入射 X 光子的数量和能量。薄膜晶体管负责采集影像的最小单元——像素。每个像素内包含一个起开关作用的场效应管，在控制电路的触发下读出像素储存电荷并按顺序逐一传送到外电路中，再经 A/D 转换获得数字化图像。直接耦合平板探测器从根本上避免了间接转换方式中可见光散射导致的图像分辨率下降。虽然在技术上和生产工艺上要求很高，但却是获得高质量图像的理想方式，业内普遍认为直接转换方式是平板探测器(flat panel detector，FPD)的最终发展方向。直接耦合平板探测器对温度等环境要求较为严苛，物理稳定性不够好，容易受冻出现坏点，成像时间长、数据读出慢、影像质量不稳定[3]。

1.1.3.2　间接耦合平板探测器

间接耦合平板探测器主要由碘化铯(CsI)闪烁晶体(或硫氧化钆荧光体)加非晶硅薄膜光电二极管再加薄膜晶体管阵列组成。当带有人体信号的 X 射线入射到 CsI 闪烁发光晶体层或硫氧化钆荧光体层,X 射线光子能量转化为可见光光子。可见光激发非晶硅薄膜光电二极管产生电荷并储存在薄膜晶体管阵列电容上,电荷量和与之对应范围内的入射 X 射线光子能量与数量成正比。随后,扫描控制器读取电路,将模拟电信号转换为数字信号,获得数字图像。在间接 FPD 的图像采集时,转换为可见光的过程中会有光的散射问题,会导致图像的空间分辨率及对比度解析能力降低。

法国 Trixell 公司解像度 $143~\mu m^2$ 探测器、美国 GE 公司解像度 $200~\mu m^2$ 探测器、美国 Varian 公司和日本 Canon 公司解像度 $160~\mu m^2$ 探测器等是间接耦合平板探测器的代表产品。Trixell 公司的产品采用 CsI 柱状晶体结构的闪烁体涂层。此种结构可以减少可见光的散射,但由于工艺复杂难以生成大面积平板,因此采用 4 块小板拼接成 17 in×17 in 的大块平板,拼接处图像由软件弥补。该平板是迄今为止市面上技术最为成熟、效果最好的一款平板探测器。GE 的平板也采用 CsI 涂层,但因不是柱状晶体结构,能量损失较 Trixell 的严重。美国 Varian 公司、日本 Canon 公司的平板产品采用硫氧化钆(Gd_2O_2S)荧光体涂层。此类材料制造的薄膜晶体管(TFT)平板探测器成像快速、成本较低,但一般灰阶动态范围较低,高阶产品图像诊断质量与直接耦合平板探测器相比有不足,同时也存在能量损失严重的问题。

1.1.4　数字化 X 射线成像技术的比较

为方便读者了解数字化 X 射线成像技术的特点,本节分别对传统的屏-片系统和数字化 X 射线成像,以及对各类数字化 X 射线成像进行比较。

1.1.4.1　数字化 X 射线成像技术与传统的屏-片系统的比较

与传统的屏-片系统相比,数字化 X 射线成像技术发生了以下变化。

相比于传统的 X 射线成像技术,数字化成像需要添置一些新的设备,如数字探测器、电脑、网络、激光图像、工作站和数字档案等。当在放射科引入数字化设备时,一些工作流程也随之发生变化。

数字化成像与传统 X 射线成像的另一点不同在于曝光和图像显示之间的联系。在常规的胶片成像时,图像的黑、白、灰取决于曝光的剂量,曝光不足或曝光过度都会导致对比度的差异。但在数字化成像中,图像的灰度是标准化的,亮度也不依赖于吸收剂量。正常的吸收剂量可以得到较好的图像,并降低噪声。

数字化成像的另一大优势是可通过窗宽/窗位、改变图像大小、进行后处理以及运用数字通信系统的技术来调整图像的亮度和质量。最关键的是,即使曝光过度也不会影响图像的质量,放射科的专家和医师仍能看到最合适的图像。

数字化 X 射线成像技术在图像处理、患者(受检者)剂量控制等方面具有明显的优势。表 1-1、表 1-2 比较了这两类技术的区别[4]。

表 1-1　数字化成像与传统 X 射线不同探测方法的比较

类　　别	探 测 方 法	从 X 射线到影像的转换
数字化成像	直接转换平板探测器(非晶硒)	X 射线到影像(直接)
	间接转换平板探测器(荧光材料＋非晶硒二极管)	X 射线→可见光→影像
	I＋TV 摄像机	X 射线→可见光→影像
	闪烁体＋CCD 摄像机	X 射线→可见光→影像
传统 X 射线成像	I＋电影胶片	X 射线→潜影→可见光→影像
	增感屏＋X 射线胶片	X 射线→可见光→影像

表 1-2　数字化成像与传统 X 射线成像的比较

项　　目	数 字 化 成 像	传统 X 射线成像
剂　　量	可降低 30%～70%	相对较高
空间分辨率	$102 \times 1\,024, 2\,lp/mm$ $204 \times 2\,048, 3.5\,lp/mm$	透视 1 lp/mm,摄片与数字化摄影相同
密度分辨率	$2^{10} \sim 2^{12}$ 灰阶	2^{6} 灰阶
图　　像	动态范围大	不可改变
图像复制	无损图像硬拷贝	比原图像差
图像保存	无胶片,电子介质保存,易查找	量大,保存查找均困难
联　　网	标准接口联网,建立 PACS,远程会诊	不能联网
互参性	屏幕可同时显示各种信息	多种图像查看困难

1.1.4.2 不同数字化X射线成像技术之间的比较

如前所述,数字化X射线成像技术可以分为CR系统和DR系统两大类。但CR作为一种过渡技术,逐渐被DR所取代。表1-3比较了CR和DR的区别[4]。

表1-3 CR系统和DR系统的比较

比较项目	CR	DR
成像原理	X射线间接转换,利用IP作为X射线检测器,成像环节相对于DR多	X射线采用FPD直接耦合成像,直接创建数字格式图像,利用硒/硅作为X射线检测器,成像环节少
工作效率	与DR相比操作比较复杂,工作效率较低	曝光时间可比CR更短,不需扫描,工作效率更高
图像分辨力	由于自身的结构,存在光学散射,使图像模糊,降低了图像分辨力,时间分辨力较差,图像质量略逊于DR	无光学散射而引起的图像模糊,其清晰度主要由像素尺寸大小决定,比CR系统有更好的空间分辨力和对比度。图像层次丰富、影像边缘锐利清晰,细微结构表现出色,成像质量更高
X射线剂量	较屏-片系统低	由于提高了X射线光子转化效率,使射线的剂量更低
投入成本	一次性投入低,IP是消耗品,需不断投入	一次性投入成本高,配件价格高
设备操作维护	较简单	对运行、维护人员综合技术能力要求较高
发展方向	与DR并行发展一段时期	最终取代CR

1.1.5 数字断层融合技术

为解决传统屏-片摄影三维结构投影重叠的缺陷,在数字化摄影技术中延伸出数字化断层融合成像技术(digital tomosynthesis, DTS)。DTS也称三维断层融合成像技术、层析X射线融合技术,它由DR动态平板探测器、运动的X射线管组件、计算机后处理工作站及软件组成。DR动态平板探测器具有快速采集能力,X射线管组件在机械运动装置驱动下以直线运动完成对受检部位多角度多次曝光,通过一次扫描可以获得检查区域内任意深度的多层面断层图像,其空间分辨力高,曝光剂量相对较低,操作简单便捷。

DTS 对硬件配置的要求较高,技术相对较复杂,系统配置的基本要求如下:① X 射线管具有自动和受控运动能力;② X 射线管的运动具有一定的速度,并且运动平滑;③ 能快速脉冲曝光;④ 平板探测器的残影小,数据读出速度快;⑤ 工作站计算机的运算处理速度足够快。

1.1.5.1　DTS 的成像原理

DTS 成像过程与传统的几何体层摄影相同,但是对物体进行多次拍摄(25~60 次),且以脉冲式的断续曝光,采集一系列不同投射角度的图像,从而可以重建出不同深度的层面图像。可重建图像数量的限制,其层面影像的重建过程与传统的几何体层摄影过程类似,将序列采集的图像沿 X 射线管移动方向依次平移一定距离后叠加。DTS 成像原理可参考图 1-5[2]。

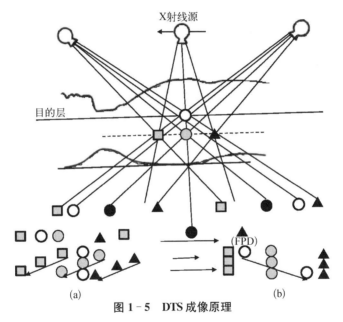

图 1-5　DTS 成像原理

注:圆柱体在目的层中,其他三个几何体在低于目的层面的一个非目的层上,所以从图(a)的情形看,聚焦层面上的圆柱体由于每次取样时在 FPD 上的位置不变,所以图像清晰,而非目的层面上的物体由于每次取样时在 FPD 上位置都在改变,所以图像模糊,但对于数字成像系统,可以用像素移动的方法使得非目的层面的图像清晰。图(b)所示,图像处理时将不同取样位置上的图像的像素进行位移——相当于将 FPD 平移后再进行配准叠加,这时就会得到非目的层平面的清晰图像。此外,还可以在图像重建时,将不清晰层面的体素去除,这就是数字断层的效果,它可以得到与 X 射线方向垂直的多个层面的清晰图像。

1.1.5.2　DTS 的特点和临床应用

实践证明,DTS 具有以下几方面优点:① 检查的信息量大,一次 DTS 扫描可以取代 4~6 次常规摄影;② 对于一些体位操作较困难的摄影,如髋关节或骨盆的侧位摄影,可以用 DTS 替代;③ 对于那些需要多次摄影的检查项目,如尿路造影,用 DTS 技术进行一次扫描即可,显著提高工作效率;④ DTS 的影像重建技术在工作站的后台自动进行,不影响 X 射线机的使用。

目前,DTS 主要应用于胸部摄影、静脉尿路造影、骨骼摄影、骨关节重力负荷摄影等方面。DTS 技术对肺结节的诊断敏感度明显高于普通胸部摄影检查,几乎与 CT 相当,并有可能在疾病的后期随诊中取代 CT。对于普通胸部摄影中发现的可疑结节,可以用 DTS 技术进一步确诊,并可准确确定结节的深度,判断其位于肺内还是胸外。采用 DTS 技术,可以将静脉尿路造影的检查时间由 30～45 min 缩短至 20 min 内完成,且不需事先进行清肠处理。此外,在检查一些部位的细微骨折时,DTS 技术较常规多角度摄影具有更高的敏感性。

1.2 X 射线 CT 技术

与 X 射线的发现荣膺 1901 年首届诺贝尔物理学奖一样,1972 年首台用于医学临床的 X 射线计算机断层扫描机(CT)的发明也荣获 1979 年诺贝尔生理学或医学奖。计算机技术和 X 射线断层摄影技术的融合导致了医学诊断的又一次革命。CT 与传统 X 射线摄影不同,系用 X 射线束对人体检查部位一定厚度的层面进行扫描,由探测器接收经过吸收衰减而透过该层面的 X 射线,先经光电转换,再经模拟与数字转换,输入计算机进行后处理重建图像。CT 获得的是一系列清晰的断层影像,开创了医学影像数字化的新时代。短短一二十年,迅速发展的 CT 已经经历了五代更新,1992 年又出现双排螺旋 CT,此后多排(层)螺旋 CT 方兴未艾,其空间分辨力、密度分辨力、时间分辨力、纵向分辨力等性能不断提高,诸如组织或器官的蠕动以及呼吸等造成的运动伪影不断得以克服,在疾病的诊断与治疗中日益发挥出更为不可或缺的作用。多排螺旋 CT 实现连续扫描过程获得的是容积数据,把临床医学实践所格外祈盼的各向同性成像逐步得以实现。如今超宽探测器阵列的 64 排螺旋 CT 已经不断普及,可一次扫描同时采集 64 层亚毫米层厚的图像,旋转一周纵轴的覆盖范围可达 40 mm 以上,每周旋转时间缩短至 0.33 s,并能应用多种后处理技术重建所需的高质量图像。这些新进展凸显的优势非常有利于过去难以观察的运动脏器解剖细节诊断以及功能化成像等。近来 256 排乃至 320 排螺旋 CT,以及双 X 射线源 CT 相继问世,在心血管影像医学等各领域大有用武之地[5]。

1.2.1　CT 的组成与发展

CT 机通常主要由以下几部分组成：① 扫描架；② 检查床；③ 计算机图像处理系统；④ 操作台；⑤ 电源柜；⑥ 附件，主要包括床垫、头托、延长板、绑带、膝关节垫、随机模体等。

1.2.1.1　CT 机的组成

1）扫描架

（1）X 射线发生装置。X 射线发生装置包含高压发生器、X 射线管和准直系统。其主要功能为产生 X 射线。其中高压发生器提供电压和电流，驱动 X 射线管产生 X 射线，并在一定时间内保持 X 射线的恒定输出。在扫描结束后，关闭高压发生器，停止产生 X 射线。X 射线管则根据系统设定的扫描工作参数（电压，电流，曝光时间），在高压发生器的控制下，产生所需要的 X 射线。同时 X 射线管也为系统安全提供警告信号，如提示 X 射线管温度过高、油泵压力过高等。准直系统的作用是提供合适的 X 射线束，过滤掉部分低能射线，降低患者（受检者）剂量，并屏蔽散射线。

（2）探测器系统。探测器系统的作用是将经过被扫描体衰减后的 X 射线转换为光电信号，并将光电信号转换为数字信号，输出给数据管理系统进行处理。整个探测器系统一般由以下几部分构成：① 闪烁晶体；② 光电二极管；③ D/A 转换电路。闪烁晶体将 X 射线转换为可见光，光电二极管阵列将可见光转换为电流信号。在设定的曝光时间内，光电二极管后端的专用集成电路将电流信号转换为数字信号。

（3）集电环。集电环是连接 CT 机固定部分和旋转部分的纽带，其作用如下：① 为旋转部分供电，将电力从固定部分输送到旋转部分，为旋转部分提供动力；② 提供双向控制信号的通信链路；③ 提供单向高速的数据通信，将探测器采集到的数据同步传输到机架固定部分。集电环上有若干个同心接触环，一般包括动力环和数据环，前者传输高压，后者传输控制信号。

2）检查床

检查床用于支撑患者（受检者）进行 CT 扫描，为满足刚性和射线衰减性能，床板一般为碳纤维材质。

3）计算机图像处理系统

计算机图像处理系统一般包括两部分：① 控制系统，用于患者（受检者）的数据管理、注册和扫描、图像浏览等；② 重建系统，用于将采集的数据重建出图像。有的厂家会将高级应用集成到计算机图像处理系统中,以简化工作流程,将扫描和后处理集于一体,实现一站式检查。

4) 计算机主机和显示器

计算机主机安装图像处理系统,收集和存储从主机架传输来的扫描结果原始数据,在显示器上显示图像,并提供给操作者进行处理。

5) CT 机控制盒

CT 机控制盒的作用是控制 X 射线的发生、扫描床运动和机架倾斜运动。CT 机控制盒包括对讲系统、曝光指示显示、发出曝光警告音响以及紧急停机按钮。CT 机控制盒可以独立设置,也可以和键盘集成在一起。

6) 电源柜

电源柜的作用是将电网电源转换为 CT 机所需的系统电源。电源柜可以独立设置,也可集成在机架内。

7) 辅助设备

CT 机的辅助设备包括高压注射器、胶片打印机和生理信号检测终端等。

1.2.1.2　CT 机的分代

自世界上第一台 CT 机诞生以来,CT 技术不断得到发展。按年代的先后顺序大体上可以划分为层面 CT 时代(1978—1987 年)、螺旋 CT 时代(1988—1997 年)、多排 CT 时代(1998—2007 年)和后多排 CT 时代(2008 至今)。在螺旋 CT 诞生前,根据 CT 的发展进程和结构特点,将其分为 5 代:① 第一代 CT 为平移-旋转扫描方式,具有 1 个 X 射线管和 1 个探测器,扫描 X 射线束为笔形束;② 第二代 CT 也属平移-旋转扫描方式,使用较小的扇形 X 射线束,并采用多个探测器单元;③ 第三代 CT 为旋转-旋转方式,由 1 个 X 射线管(扇形 X 射线束的转角为 $30°\sim60°$)及单排探测器(600~1 000 探测器单元)组成;④ 第四代 CT 为固定-旋转方式,探测器固定,分布在 $360°$ 的圆周上,扫描时仅 X 射线管旋转,X 射线管的扇形角比三代 CT 更大;⑤ 第五代 CT 为电子束扫描方式,由电子枪、偏转线圈和处于真空中环形排列的 4 个钨靶组成,第五代 CT 为心脏专用机。第一代至第五代 CT 的技术特征如表 1-4 所示[2]。

当 CT 发展到螺旋扫描模式(1988 年)后,则不再以代划分,统称为螺旋 CT。从单排 CT 发展到多排 CT 后,第四代和第五代逐渐退出应用,而第三代 CT 的结构模式成为唯一的主流。进入能谱 CT 时代(2000 年),有 2 只 X 射线管的"双源 CT"进入临床应用。

表 1－4　第一代至第五代 CT 的技术特征

分　代	X 射线管数量	探测器数量	探测器－X 射线管相对运动方式	X 射线束形状	临床应用
第一代	1	1	平移-旋转	笔形	头颅
第二代	1	多个	平移-旋转	小角度扇形	头颅
第三代	1	单排（600～1 000探测器单元）	旋转-旋转	扇形（30°～60°）	包括头颅在内的全身各部位
第四代	1	分布在360°圆周上	固定-旋转	扇形,转角较第三代更大	包括头颅在内的全身各部位
第五代	X 射线源为电子枪＋偏转线圈＋处于高真空状态中呈环形排列的 4 个钨靶				心脏专用

1.2.1.3　螺旋 CT

螺旋 CT 扫描运行时,X 射线管-探测器系统做单向连续旋转,检查床同时单向匀速移动,X 射线管焦点围绕患者(受检者)旋转的运行轨迹类似一个螺旋形,故称为螺旋扫描。X 射线连续曝光、探测器连续采集数据,所采集的不是一个层面的数据,而是一个器官或部位的扫描数据,因而这种扫描方法又称容积扫描(volume scanning)。根据探测器结构的不同,可将螺旋 CT 分为单排螺旋 CT 和多排螺旋 CT。

单排螺旋 CT 在 z 轴(扫描床运动方向)方向只有一排探测器。多排螺旋 CT采用了二维探测器结构,即探测器沿 z 轴扩展,使探测器不仅有横向排列,又有纵向排列。探测器 z 轴排列有 6～64 排或更多,探测器总数等于每排数目×总排数。不同厂家的探测器排数和排列方式有所不同,一般分为等宽和不等宽排列两种。在 64 排及其以上的多排 CT 中,基本上都采用等宽的宽体探测器。图 1－6 所示是某型号 16 排 CT 的探测器配置情况。

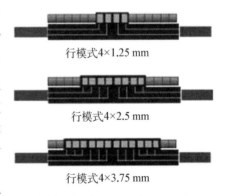

行模式4×1.25 mm

行模式4×2.5 mm

行模式4×3.75 mm

图 1－6　多排螺旋 CT 探测器配置示意图

多排螺旋 CT 的探测器向宽体、薄层的方向发展。宽体是指探测器组合的 z

轴覆盖宽度,决定了每 360°扫描覆盖的范围。薄层是指每一单列(排)探测器的物理采集层厚,决定了图像的空间分辨力。覆盖范围的增大和层厚的减薄能在提高扫描速度的同时得到更佳的空间分辨力。

需要指出的是,"多层"(multi-slice)、"多排"(multi-row)是两个不同的概念。"多层"是指 X 射线管旋转一周能获得多层图像,"多排"是指探测器的 z 轴方向的物理排列数。

1.2.2　CT 的成像原理

X 射线成像的原理是利用物体或人体不同部位因密度不同而对射线的吸收程度存在差别。CT 是在此基础上,使用探测器对不同强度的透射线进行信息采集后重建图像。在 CT 扫描中,X 射线的发射和接收装置围绕物体旋转 180°~360°,以获取足够的横断面图像重建信息。在 X 射线穿透物体时,部分被物体选择性吸收后剩余的 X 射线被探测器接收并转换为电信号,再由数据采集系统进行采集,信号的强弱取决于物体中不同结构的 X 射线衰减系数。原始数据通过重建生成用于医师进行疾病诊断的数字图像。

1.2.2.1　相关概念

1) X 射线衰减系数

X 射线衰减系数是反映物体对 X 射线衰减程度的量,其定义如下:

$$I = I_0 \mathrm{e}^{-\mu d}$$

式中,I 为经物体衰减后的 X 射线强度;I_0 为入射的 X 射线强度;d 为物体的厚度;μ 为物体的线性衰减系数。

2) CT 值

CT 值不仅反映物质的衰减系数,在 CT 图像中还反映不同组织的密度,其定义如下:

$$\text{CT 值} = \frac{\mu_物 - \mu_水}{\mu_水} \alpha$$

式中,$\mu_物$ 为不同组织对 X 射线的衰减系数;$\mu_水$ 为水对 X 射线的衰减系数;α 为分数因素,目前常用的豪氏分度,取 1 000。

为纪念豪恩斯菲尔德对 CT 的贡献,CT 值以其名字命名,即豪氏单位(Hounsfield unit, HU)。从上述定义可以看出,CT 值是以水的线性衰减系数作为参照,物质衰减系数大于水者 CT 值为正值,小于水者 CT 值为负值。

CT 值越高,表示组织密度越大;反之亦然。

3)像素与体素

像素是指构成数字图像矩阵的基本单元,是一个二维概念。像素的大小直接关系到图像的清晰度,即图像的空间分辨力。像素越小,图像分辨力越高,图像越细腻。

体素是一定厚度的三维体积单元,是三维概念的像素。

4)矩阵

矩阵是指某一视野中像素的总数,可以分为重建矩阵和显示矩阵两种。重建矩阵指最初重建视野范围内所使用的矩阵,直接关系到像素的大小,重建矩阵决定了空间分辨力。目前常用的重建矩阵为 512×512。显示矩阵是在原始重建结果基础上为提高显示图像的细腻度而使用的矩阵,它不再增加信息量。目前常用的显示矩阵为 $1\,024 \times 1\,024$。

5)视野

视野(field of view,FOV)分为扫描视野(也称为采集视野)和重建视野两种。扫描视野是指最初探测器的探测视野,直接关系到像素的大小,若保持扫描矩阵一定,缩小扫描视野,将预先设置的感兴趣区作为扫描视野进行扫描,图像空间分辨力将会提高。显示视野是指在原始数据基础上,将全部或部分数据进行显示,如缩小显示视野,只显示部分数据,并使用与显示全部数据时相同的显示矩阵,则显示图像的细腻度将会提高。

6)原始数据与显示数据

原始数据是指探测器接收到的透过人体后的衰减 X 射线信号,经放大与A/D 转换后输入计算机的数据。原始数据经计算机进行图像重建处理后,形成能显示出图像的显示数据。

7)重建与重组

重建是指原始数据经计算机采用特定的算法处理,得到能用于疾病诊断的横断面图像的过程。重组是不涉及原始数据处理的一种图像处理方法,如多平面重组、单平面重组等。

1.2.2.2　CT 图像重建技术

1)滤波反投影法

滤波反投影法(filtered back projection,FBP)是以中心切片定理*为基础

---

* 中心切片定理:密度函数 $f(x,y)$ 在某一方向上的投影函数 $g_\theta(R)$ 的一维傅里叶变换函数 $G_\theta(p)$,是密度函数 $f(x,y)$ 的二维傅里叶变换 $F(p,\theta)$ 在 p,θ 平面上沿同一方向过原点直线上的值。

的CT重建技术。在直接利用CT扫描所获得的投影数据反投射重建出的图像中，会因图像的高频损失而出现模糊和失真。滤波反投影法使用一种称为滤波或卷积的数学方法去除这种模糊。这种方法的优点是重建速度快，硬件成本低，其缺点是在低剂量条件下图像噪声大幅度增加，图像质量下降。

2）基础图像迭代重建算法

基础图像迭代重建算法是在CT数据的投影空间构建噪声模型，基于噪声模型生成图像的噪声模板，同时基于FBP图像构建解剖模型，进而利用图像噪声模板和解剖模型在图像空间对FBP图像迭代降噪并保护解剖信息。基础图像迭代重建算法的优点是能够在相同辐射剂量下获得比FBP噪声更低的图像，同时抑制伪影，其缺点是可能产生临床上称为"蜡状伪影"的图像质感漂移等。

3）多模型双空间迭代算法

多模型双空间迭代算法是在CT数据的投影空间和图像空间分别构造噪声模型和解剖模型，在利用噪声模型刻画和处理噪声的同时，采用解剖模型描述人体组织结构特征，并基于上述模型在投影和图像双空间直接进行迭代重建。这种方法建立了实际CT扫描的系统模型，通过该模型将重建图像通过迭代方式与原始数据进行比较更新，以保证图像的真实呈现，进而在降低辐射剂量的同时保持图像分辨率和图像质感。

多模型双空间迭代算法的基本过程如下：从初始图像出发，在投影空间通过系统模型产生最新的估算数据，并在噪声模型的作用下将估算数据与CT原始数据逐一对比，产生误差数据；之后将误差数据通过系统模型转入图像空间，结合解剖模型更新初始图像；通过迭代重复上述步骤，抑制和去除初始图像的噪声和伪影，得到最终图像。

多模型双空间迭代算法的优点是在降低噪声的同时可以显著提高图像质量，其不足之处在于图像重建速度较慢，对硬件的要求较高。

1.2.2.3 CT的扫描模式

1）步进式扫描

步进式扫描（incremental scan）是最基本的CT扫描方式，也称为断层扫描或轴位扫描。其扫描过程如下：检查床不动，设定探测器准直宽度后启动曝光，X射线管围绕人体旋转一圈，采集到一个准直宽度的原始数据，然后重建该准直宽度下的图像，形成一幅或多幅图像；移动检查床后，重复该过程完成第二组图像;如此重复,完成一个检查部位的扫描。目前,在头颅、椎体等部位的检查中,还会采用步进式扫描。

2) 螺旋扫描

螺旋扫描(spiral or helical scan)是目前最常用的 CT 扫描方式,曝光时 X 射线管旋转与检查床匀速移动同时进行,一次采集到一个宽度大于准直宽度的容积数据,可重建出连续多幅图像。螺旋扫描有以下优势:① 扫描速度快,可以缩短检查时间,并使整个扫描区域内的动态增强扫描成为现实,还能在允许的扫描时间内覆盖更长的范围;② 获得的是容积数据,可以在工作站进行图像后处理,重组成高质量的冠状、矢状、斜位甚至曲面图像,还可进行三维图像的重建。

1.2.3　CT 的临床应用

CT 的常规检查技术包括普通平扫和增强扫描。增强扫描是向血管内注射对比剂后再进行的扫描,旨在提高病变组织与正常组织的密度差,以显示平扫未被显示或显示不清的影像。此外还有专门的造影 CT 检查,以及薄层扫描、重叠扫描、靶扫描、高分辨率扫描等特殊 CT 扫描检查技术。随着 CT 扫描速度以及图像重建速度的提高,又出现了 CT 透视技术,则可以进行实时 CT 引导下的穿刺和手术操作等。因此 CT 在临床医学中的应用越来越广泛,在发现病变、确定病变位置与大小等方面其优势非常突出。

1.2.4　几种特殊类型 CT

近来,随着科学技术的进步,CT 技术不断得到发展。除了常见的多排螺旋 CT 外,相继出现了锥形束 CT、能谱 CT、数字减影血管造影-CT 等。本节对这几类 CT 进行简单介绍。

1.2.4.1　锥形束 CT

锥形束 CT(cone beam computer tomography, CBCT)又称锥形束容积 CT(cone beam volumetric tomography, CBVT),其成像原理如下:采用锥形 X 射线束围绕检查目标旋转照射,利用面阵探测器采集数据,通过计算机重建,将各角度获取的二维投影图像转化成三维容积数据而显示出任意方向、任意层面的三维立体影像图。与常规 CT 比较,CBCT 有以下优点:① 扫描范围灵活,可以扫描特定的诊断区域,也可扫描全部颅面部;② 图像精度高,与被投照物的比例为 1∶1,可以进行实际测量;③ 扫描时间短,辐射剂量小;④ 图像伪影减小;⑤ z 轴覆盖范围增大的同时,最小层厚可达 0.1 mm,体素各向同性保证图像更加清晰细腻;⑥ 不受螺距、重建参数等的影响,图像质量稳定。与此同时,CBCT 存在以下不足之处:① 辐射剂量虽小于普通 CT,但仍高于其他牙科放射学检查;② 各厂家的原始图像数据不开放,重建后的 DICOM 标准不够规范;③ 图像空间分辨力低于 X 射线摄影;④ 扫描时要求扫描对象绝对静止,不适合配合程度较差的儿童等对象;⑤ 设备价格较高。图 1－7 是 CBCT 的实物照片[6]。

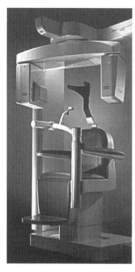 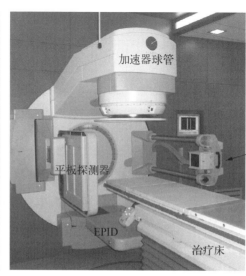

图 1－7　CBCT 实物照片　　**图 1－8　CBCT 与直线加速器整合的实物照片**

　　CBCT 除了用于牙科与口腔疾病的诊断、各种正畸治疗、牙齿种植等方面,也在头部成像、胸部和腹部成像中有所应用。此外,CBCT 不断推广应用于许多临床医学领域。尤其在肿瘤放射治疗中应用颇广泛,例如用于图像引导放射治疗中进行摆位验证与校准和剂量计算等。图 1－8 是将 CBCT 与直线加速器整合的实物照片[7]。

1.2.4.2　能谱 CT

　　能谱 CT 利用物质对不同能量 X 射线衰减系数的差异,引入两个甚至多个能谱范围,从而改善 CT 的组织分辨率,并有望实现物质成分的分析和量化。能谱 CT 在医学影像中的应用可以追溯到 20 世纪 80 年代,早期的能谱 CT 采用两种能量分布的 X 射线对患者(受检者)进行两次数据采集,这增加了患者(受检者)的剂量。随着双 X 射线源技术和快速管电压切换技术的应用,能谱 CT 逐渐进入临床应用。

1）双源 CT

双源 CT 采用两套独立的 X 射线管和探测器系统。两个 X 射线管可以同时采用不同的管电压（如 80 kV 和 140 kV）和管电流进行曝光，结合机架的高速旋转能力，可以获得具有较高时间分辨力和一致性的双能量数据。此外，为了优化高低能 X 射线的能谱分布，双源 CT 为 140 kV 的高能 X 射线增加了锡滤过，减少高低能 X 射线的能谱重叠，在降低患者（受检者）辐射剂量的同时，有效抑制射束硬化伪影，优化双源 CT 的物质鉴别能力[8]。

2）快速管电压切换技术

基于快速管电压切换技术的单源能谱 CT 能够在相邻的投影角度间快速切换管电压，由于管电压的切换速度快，不同能量下的投影数据可以通过插值算法获得良好的一致性，避免了由于器官运动、对比剂浓度变化等原因导致的数据配准问题，因此可以直接采用不同能量下的原始数据进行能谱重建。该项技术可以覆盖完整的扫描视野，能够更好地适应较大体型的患者（受检者）以及偏离中心的检查部位。

3）双层探测器技术

双层探测器技术从探测器角度区别不同能量的 X 射线光子。它由两层传统探测器构成，其中上层探测器主要吸收较低能量的 X 射线光子，而下层探测器主要吸收较高能量的 X 射线光子。双层探测器能谱 CT 基于传统 CT 的系统构架，实现双能量投影数据的同时、同源、同向采集，不存在双能量数据的配准问题。可以根据患者（受检者）的实际情况灵活调整采集参数和辐射剂量，并采用基于原始数据的能谱重建算法获得不同能级的能谱图像。

4）光子计数探测器

光子计数探测器采用 CdTe 等半导体材料将入射 X 射线光子直接转换为电信号，简化了探测器结构，提高了系统的几何量子效率。根据电信号强度和 X 射线光子能量之间的关系，可以设定两个或者多个不同的能量阈值，以获得不同能量范围内的投影数据，并能够有效去除能量较低的噪声，在降低患者（受检者）辐射剂量的同时，改善图像的对比度和噪声。

与此同时，目前能谱 CT 还存在以下几方面的不足：① 无法实现真正意义上的单能量 X 射线成像，高低能 X 射线的能谱间仍存在重叠；② 低能条件下图像的噪声较大，为了保证图像质量，需要增加患者（受检者）的辐射剂量；③ 不同设备甚至不同 X 射线管对同一对象扫描结果的可重复性有待提高。

1.2.4.3　DSA‐CT

数字减影血管造影‐计算机断层摄影(digital subtraction angiography‐CT，DSA‐CT)是DSA装置进入平板探测器阶段后开发出的一种新功能，它利用DSA的C形臂旋转、平板探测器接收数据，重建断层图像，实现在不需要转移患者(受检者)的情况下提供透视、摄影、数字减影血管造影和容积CT成像。

旋转DSA结合平板探测器的数据采集技术，所获取的图像数据通过计算机重建，在获得血管三维影像的同时也获得DSA‐CT影像。DSA‐CT成像与多排CT的不同之处在于：① 用三维锥形束X射线扫描代替普通CT的二维平行束扫描或扇形束扫描；② 以面阵探测器代替了点状或线状探测器；③ 重建算法不同。具体比较如表1‐5和表1‐6所示。图1‐9是DSA‐CT的实物照片及其成像情况[7]。

表1‐5　DSA‐CT与普通多排螺旋CT的比较‐1

项　　目	DSA‐CT	多排螺旋CT
X射线探测器	43 cm平板探测器	闪烁器＋光电二极管
旋转机构	C臂	圆环性机架
摄影系统旋转摄影范围	310°单圈旋转	360°连续旋转
旋转速度	60°/s	0.25 s
摄影帧数	300帧或600帧左右	800～4 800帧/圈以上
图像数据的精度	14 bit	20 bit以上
低对比度分辨力(直径为160 mm)	10 HU/10 mm左右	3 HU/2 mm左右
高对比度分辨力(10%MTF)	0.45 mm,各向同性	30 mm,非各向同性
辐射剂量	CT检查的1/5～1/2	—

表1‐6　DSA‐CT与普通多排螺旋CT的比较‐2

项　　目	DSA‐CT	多排螺旋CT
管电压/kV	50～125	80～140
管电流/mA	10～800	10～600
X射线管功率/kW	10～80	20～100

（续表）

项　目	DSA - CT	多排螺旋 CT
焦点尺寸/mm	0.3～0.8	0.6～1.2
旋转时间/s	5～20	0.33～1
探测器数量 　—扇面方向 　—z 轴方向	 512～2 490 512～2 490	 512～1 024 16～64
测量视野/mm 　—扇面方向 　—z 轴方向	 100～250 100～200	 500～700 2～40
最小层厚/mm	0.1～0.3	0.6
探测器类型和厚度/mm	CsI(Tl),0.4～0.8	Gd_2O_2S,1.0～1.4
数据速率/(MB/s)	≤60	≤1 000

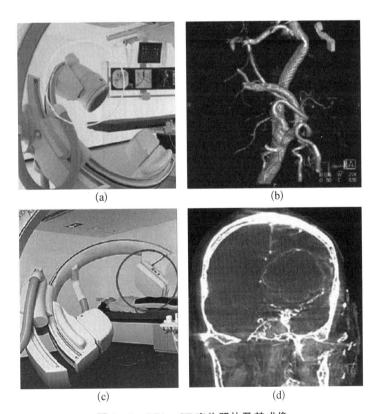

(a)　　　　　　　　　　　(b)

(c)　　　　　　　　　　　(d)

图 1 - 9　DSA - CT 实物照片及其成像

DSA-CT的出现开创了DSA的新局面,但仍然存在手术时间延长、存在伪影干扰、受组织密度对比影响大、采用范围和数量受限等不足。如今,人工智能得到迅速发展,并迅速应用到各领域中。相信在不久的将来,将人工智能技术引入DSA-CT,可以更好地发挥DSA-CT的作用。图1-10是人工智能配合DSA-CT开展疾病诊治的示意图[7]。

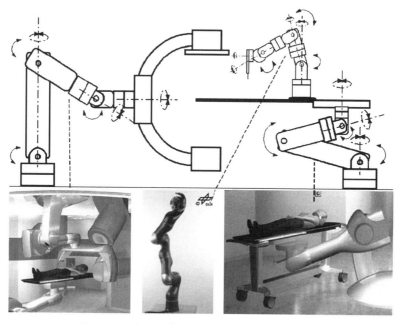

图1-10 人工智能配合DSA-CT开展疾病诊治

1.3 数字减影血管造影

数字减影血管造影技术(DSA)是一种新的X线成像系统,是常规血管造影术和电子计算机图像处理技术相结合的产物。在影像增强器时代,DSA是应用影像增强器将穿透患者(受检者)的未造影图像经A/D转换形成不同灰度等级的模拟图像。从而消除图像中骨骼、软组织形成的干扰影像,突出显示充盈对比剂的血管图像。DSA图像的特点是清晰、分辨率高,对观察血管病变,血管狭窄的定位测量、诊断及介入治疗提供了真实的立体图像。

1) DSA的构成

整个DSA系统由X射线发生系统、成像系统、数据采集及存储系统、计算机系统和机械系统等构成。

2）DSA 的成像原理

以影像增强器-电视链探测器为例，DSA 是利用影像增强器将透过人体后的未造影图像的信号增强，再用高分辨力的摄像机对增强后的图像进行扫描，所得到的信息经 A/D 转换成不同值的数字存储起来，再将造影图像的数字信息与未造影图像的数字信息相减，所获得的不同数值的差值信号，经 D/A 转成不同的灰度等级，在显示器上形成图像。

DSA 减影的过程如下：① 摄制普通片；② 制备掩模像；③ 摄制血管造影片；④ 将蒙片与血管造影重叠在一起翻印成减影像。制备蒙片是减影的关键。蒙片就是与普通片的图像完全相同，而密度正好相反的图像。

3）DSA 成像技术方法

DSA 图像采集时，应根据检查要求确定合适的参数，包括减影方式、采集时机和帧速率等。注射对比剂的用量和浓度、注射速率和斜率、注射压力、注射延迟等参数对图像质量有直接影响。

图像采集完成后，利用窗口技术、空间滤波、再蒙片与像素移位、图像的叠加或积分、滤波、放大、补偿滤过、感兴趣区处理等对图像进行处理。

DSA 的减影方式可以分为时间减影、能量减影和混合减影三类。其中时间减影又可以分为常规方式、脉冲方式、超脉冲方式、连续方式、TID 方式、路标方式和心电图触发脉冲方式。

4）旋转 DSA

顾名思义，旋转 DSA 在旋转过程中成像，Ｘ射线管沿圆形轨迹运动，在多个角度下对被照射体成像，得到一系列二维图像，经三维重建后可得到三维体积信息。旋转 DSA 通过一次注射可以从不同角度对血管进行观察，特别在了解偏心性病变及血管分叉处的病灶时，提供了更多的血管树信息。通过给医师提供全面的血管病变分布信息和病变特点，方便医师制订更合适的诊治方案。减少了传统采集序列，节约检查时间，大幅度降低患者（受检者）和医师的辐射剂量。

5）智能移动技术

如今，各地的综合性医院争相设置复合手术室。为适应该类手术室的需要，采用智能移动技术的新型 DSA 应运而生。新型 DSA 采用先进的动平衡技术，使其无论在移动过程中，还是在工作位置，实施三维高速旋转采集时，都能保证运动和图像的稳定性。采用激光制导技术,通过激光信号实时精确定位设备在手术室的位置,同时精确引导其自由移动。采用智能避障技术,在行进路线中可自主探测障碍物。

6)智能引导技术

新型DSA系统具有肿瘤、血管、神经和心脏四大临床领域的智能引导解决方案。遵循"计划、引导和评估"的步骤,新型DSA系统采用多模式影像融合技术,突破二维影像的限制,实现手术全程三维智能引导。有效地简化了手术流程,缩短手术时间,降低辐射剂量和对比剂用量。

7)靶向透视技术

在介入手术中,医师所受辐射剂量的大部分来自治疗阶段。靶向透视技术是在医师插管到治疗部位后,对将要进行治疗的局部区域设置靶视野。医师在接下来的治疗操作(如球囊扩张、支架释放、打胶、药物灌注等)时,每踩下透视足闸时,整个视野中就只有靶视野的小区域出现活动图像,而在靶视野外的其他视野区域仍然保留插管时的图像背景(此区域无X射线产生)。背景图像的存在使医师可以获得全视野图像连贯的整体观念,同时大幅度降低辐射剂量。

1.4 乳腺摄影技术

目前女性乳腺癌发病率明显呈上升趋势,已经居许多城市中女性各种肿瘤发病率的首位。国际放射防护委员会(International Commission on Radiological Protection,ICRP)第103号出版物[9]关于放射防护的最新基本建议书,已推荐把乳腺的组织权重因子w_T从0.05提高为0.12。乳腺的放射危险受到较大关注。因此作为乳腺癌最基本的检查方法,乳腺X射线摄影技术得到越来越广泛的应用。

乳腺属于软组织,只能用产生软X射线的钼靶(或铑靶)专用X射线机施行检查。乳腺X射线摄影机采用小焦点的钼靶X射线管,一般X射线管电压的调节范围为20~50 kV,配备有能沿

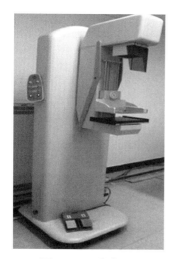

图1-11 乳腺DR

立柱上下移动和转换角度方向的乳腺摄影专用特殊支架。这些特点适合于对密度差别不大的脂肪、肌肉和腺体等软组织,在与增感屏匹配组合的胶片上形成对比良好的影像;同时可用能够压薄乳房并固定位置的专用支架,对不同患者(受检者)的乳腺各个方向进行摄影。

近些年来,乳腺 X 射线摄影技术也朝向数字化技术发展并且不断改进,目前主要包括乳腺 DR、乳腺 CR、乳腺专用 CT 等。近年来,个别生产厂商推出了量子计数乳腺机,是乳腺摄影技术的新发展。

鉴于乳腺的放射敏感性,除了务必采用软组织专用的 X 射线摄影技术外,乳腺 X 射线摄影检查必须充分顾及尽可能减少患者(受检者)的医疗照射剂量。此外,还应注意乳腺 X 射线摄影与超声、磁共振成像等其他医学影像检查和其他检查方法的互补组合。

1.5　牙科 X 射线技术

随着经济发展和医疗卫生保健事业不断进步,口腔保健已经越来越引起社会公众的重视。全世界装备的牙科 X 射线机数量远远多于普通医用诊断 X 射线机总数。据联合国原子辐射效应科学委员会(United Nations Scientific Committee on the Effect of Atomic Radiation,UNSCEAR)2000 年报告书[10]统计,全世界 20 世纪 90 年代中期共有普通医用诊断 X 射线机 70 万台,而牙科 X 射线机装备数量达 90 万台。90 年代中期全世界平均每年的牙科 X 射线检查已经达到 5.2 亿人次,占全部 X 射线诊断检查总人次数的 21.4%。可见牙科 X 射线摄影已经成为很重要的 X 射线诊断检查类型。

拍摄牙片必须在专用的牙科 X 射线机上进行。功能较单一的普通牙科 X 射线机容量小,X 射线管电压调节范围为 50～70 kV,管电流为 10～15 mA。牙科 X 射线机采用可伸缩和升降的平衡曲臂支撑的组合机头调节位置,并用指向性强的集光(遮线)筒对准患者(受检者)拍摄部位投照摄片。

除了只拍摄牙齿片的普通牙科 X 射线机外,还有用口腔全景摄影 X 射线机拍摄整

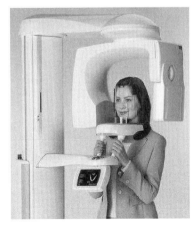

图 1 - 12　牙科全景 X 射线摄影机

个颌部。比较复杂的牙科全景X射线摄影,把人体呈曲面分布的颌部展开排列于一张X射线片上,实际上也是一种断(体)层摄影。牙科全景X射线摄影机(见图1-12)有单轴转动式、三轴转动式、连续可变轴式等,其结构相对复杂。在患者(受检者)所受医疗照射剂量的监测上也有其特殊性,应注意掌握正确的监测方法。

近些年来,锥形束CT机作为一项新兴技术,在牙科放射学中应用得到迅速发展。

参考文献

[1] Korner M, Weber C H, Wirth S, et al. Advances in digital radiography：physical principles and system overview[J]. Radiographics, 2007, 27(3)：675-686.

[2] 曹厚德,詹松华. 现代医学影像技术学[M].上海：上海科学技术出版社,2016.

[3] Cowen A R, Kengyelics S M, Davies A G. Solid-state, flat-panel, digital radiography detectors and their physical imaging characteristics [J]. Clinical Radiology, 2008, 63(5)：487-498.

[4] ICRP. Managing patient dose in digital radiology[R]. ICRP Publication 93, Oxford：Pergamon Press, 2004.

[5] 郑钧正. 电离辐射医学应用的防护与安全[M].北京：原子能出版社,2009.

[6] Dawood A, Patel S, Brown J. Cone beam CT in dental practice[J]. British Dental Journal, 207(1)：23-28.

[7] Gupta R, Cheung A C, Bartling S H, et al. Flat-panel volume CT：Fundamental principles, technology, and applications [J]. Radiographics, 2008, 28 (7)：2009-2022.

[8] Johnson T R C. Dual-energy CT：General principles[J]. AJR, 2012, 199(5)：S3-S8.

[9] ICRP. The 2007 recommendations of the international commission on radiological protection[R]. ICRP Publication 103, Oxford：Pergamon Press, 2007.

[10] UNSCEAR. Sources and effects of ionizing radiation, Vol. I：Sources [R]. UNSEAER 2000 Report, New York：UN, 2000.

第 2 章

X 射线诊断的医疗照射水平回顾

电离辐射对人员的照射依照射对象可区分为职业照射、医疗照射和公众照射三种。医疗照射主要是指患者(受检者)因自身保健查体、疾病诊断或治疗目的而有意识接受包含有放射诊疗技术的照射。医疗照射中占份额较少的也包括知情但自愿帮助护理和慰问放射诊疗患者(受检者)的人员(但不包括施行诊断或治疗的执业医师和医技人员)所受到的照射,以及生物医学研究计划中的志愿者所受的照射[1]。

随着医用辐射技术的不断发展和日益普及,接受医疗照射的患者(受检者)则日益增多,医疗照射已经成为公众所受各种电离辐射照射中最大且不断增加的人工电离辐射照射来源,而 X 射线诊断的剂量份额占医疗照射的95%以上[2]。这样一来,医疗照射防护特别是对 X 射线诊断(包括介入放射学诊治技术)的防护也就成为涉及所有公众成员及其后代的重要公共卫生课题,因而特别受到相关学术界与社会各界的普遍关注。本章在简要介绍医疗照射评价方法的基础上,对国内外 X 射线诊断的医疗照射水平进行概要回顾。

2.1 医疗照射水平评价方法

评价一个国家或地区的医疗照射水平,可从基本概况、应用频率和剂量水平三个方面着手。

2.1.1 基本概况

为加强各种医疗照射防护,作为基础工作,首先需要掌握本国家或者本地区的各类型医疗照射基本概况并进行相应评价。包括相关放射诊疗的单位、人员、主要设备等基本状况,这些是反映医用辐射发展动态和分析评价其应用的基本信息。为了便于不同地区的相互比较,除了统计绝对数以外,往往还需要统计以各地区人口总数平均的相对拥有量(通常以每百万人口的拥有量表示)。

联合国原子辐射效应科学委员会(UNSCEAR)是联合国授权致力于收集、综合并评价世界各国与各地区医疗照射应用概况与水平的权威机构。为了分析比较全世界不同国家或地区的医疗照射水平,进而指导加强各种医疗照射的防护,UNSCEAR一直在寻求合适的分析评价模式。UNSCEAR在其公开发表出版的1988年、1993年、2000年和2008年报告书中,为了从可得到的有限资料外推至全世界的各种医疗照射水平,选取每单位人群的医师拥有数量作为特征参数,把不同国家或地区划分为四类"医疗保健水平"(health-care level):凡每一千人口至少有1名医师的定为Ⅰ类;每一千至三千人口有1名医师的为Ⅱ类;每三千至1万人口有1名医师的为Ⅲ类;超过1万人口才有1名医师的为Ⅳ类[2]。这是UNSCEAR根据多年来收集分析世界各国、各地区医疗照射资料的经验得出的。

UNSCEAR在采用这种方法时明确强调,将各国或者地区分为四类只是提供评价各种医疗照射的一种模式,并不表示对医疗保健质量的具体判断。此外,各国、各地区对"医师"的定义也有一定差异,导致医师数量存在着不确定性。并且以全国数据的平均数为基础来划分,可能掩盖一个国家内部各地区间的重大差异,尤其是大的国家更明显。因此在采用这种分析评价模式时,还要结合具体情况对少数国家及地区的分类进行适当的个别调整,以确保统计资料和分析的合理性。

2.1.2 应用频率

应用频率以该地区全体公众每年每千人口施行各种医疗照射的人次数来表达,单位为人次/千人口。是分析评价各种类型医疗照射应用情况的重要表征指标。应用频率与单位人群中医师的拥有数量之间有较好的相关性。同时,单位人群中医师的拥有数量通常又是在大范围统计中可以方便得到的。UNSCEAR采用多年来探讨形成的这种分析评价模式,在现有条件下处理了各国、各地区不同历史时期有关医疗照射数据的相互比较和概括评价,外推出全世界医学放射学实践的水平,并对分析评价发展趋势和指导改善医疗照射防护做出积极贡献。

这种评价方法得到包括我国在内的世界各国的积极支持和推广应用。我国曾经在 20 世纪 80 年代中期（"六五"期间），以及后来开展的"九五"期间全国医疗照射水平调查研究中基本采用 UNSCEAR 的模式。我国大陆"六五"与"九五"期间两次全国性的医疗照射水平调查研究，为指导改善我国各种医疗照射的放射防护水平和提高放射诊疗质量做出了重要贡献。

2.1.3　患者（受检者）剂量

患者（受检者）剂量是调查监测和分析各种类型医疗照射所致患者（受检者）的个体剂量水平，以及估算由此所致公众的集体剂量水平。国际放射防护委员会（ICRP）指出[3]，对于患者（受检者）剂量，最好是采用患者（受检者）接受检查时的真实个体数据，包括摄影时的入射体表空气比释动能、透视时的入射皮肤最大剂量等。当然，有的检查类型如乳腺摄影等不便于直接对患者（受检者）进行剂量测量，则可以借助模体等手段获得剂量数据。具体测量参数和测量方法参见相关章节内容。

2.2　世界 X 射线诊断的医疗照射水平

UNSCEAR 2008 年报告[2]对全世界的公众照射、职业照射和医疗照射情况进行了回顾总结，客观反映了以上各类人群所受剂量情况。本节仅简要摘录该报告中与 X 射线诊断相关部分的内容，供读者参考。

2.2.1　人均有效剂量

UNSCEAR 2008 年报告将电离辐射来源分为天然和人工两大类。由表 2-1 可见，天然照射导致全世界人均年有效剂量为 2.4 mSv，主要剂量贡献来自吸入放射性氡；人工照射导致的人均年有效剂量为 0.6 mSv，主要剂量贡献来自 X 射线诊断[2]。

表 2-1　全世界人均电离辐射照射的年有效剂量

来源 （天然照射）	年人均剂量 /mSv	来源 （人工照射）	年人均剂量 /mSv
吸入（氡）	1.26	X 射线影像诊断	0.6
地表外照射	0.48	核医学	0.005

（续表）

来源 （天然照射）	年人均剂量 /mSv	来源 （人工照射）	年人均剂量 /mSv
摄 入	0.29	职业照射	0.005
宇宙射线	0.39	核电站事故	0.002
—	—	核燃料循环	0.000 2
合 计	2.4	合 计	0.6

2.2.2　X射线诊断的医疗照射发展趋势

从 1988 年到 2008 年的 20 年间，X 射线诊断患者（受检者）总人次数由 13.8 亿增加到 31 亿，导致的集体剂量由 180 万人·希增加到400 万人·希，年人均有效剂量则由 0.35 mSv 增加到 0.60 mSv。详见表 2-2[2]。

表 2-2　X射线诊断所致医疗照射发展趋势

UNSCEAR 报告书年份	受检人次数 /百万	集体剂量 /（人·希）	年均人有效 剂量/mSv
1988	1 380	1 800 000	0.35
1993	1 600	1 600 000	0.30
2000	1 910	2 300 000	0.40
2008	3 100	4 000 000	0.60

2.2.3　不同医疗保健水平国家或地区间的差异

不同医疗保健水平国家或地区的 X 射线诊断的应用频率存在较大差异，其中占全球人口总数 24% 的Ⅰ类国家或地区达到 1 332 人次/千人口，是占人口总数 27% 的Ⅲ类和Ⅳ类国家或地区的 65 倍，具体如图 2-1[2]所示。X 射线诊断设备和医师数量也存在类似的不平衡现象。

由于新型的患者（受检者）剂量相对较高的技术（特别是 CT）在许多国家的应用得到快速增长，导致医疗照射集体剂量显著增加。有几个国家，X 射线影像诊断导致的人均有效剂量有史以来首次超过了天然本底照射。1997 年至 2007 年期间，不同医疗保健水平国家或地区 X 射线诊断导致的人均有效剂量如图 2-2 所示。由图 2-2 可见，医疗保健水平越高，人均有效剂量越高[2]。

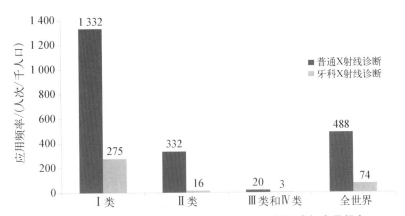

图 2-1　不同医疗保健水平国家或地区的 X 射线诊断应用频率

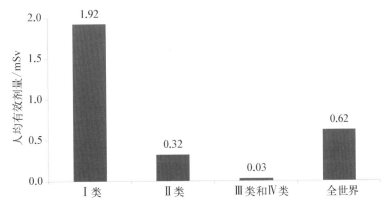

图 2-2　不同医疗保健水平国家或地区的 X 射线诊断所致人均有效剂量

表 2-3 给出了 1997 年至 2007 年期间不同国家或地区医疗照射导致的集体剂量。由表 2-3 可以看出，来自 I 类保健水平国家或地区的医疗照射占全世界医疗照射集体剂量的 75% 左右[2]。

表 2-3　1997—2007 年期间不同国家或地区医疗照射导致的集体剂量

保健水平	人口/百万	来源			总计/(人·希)
		普通 X 射线诊断/(人·希)	牙科 X 射线诊断/(人·希)	核医学/(人·希)	
I 类	1 540	2 900 000	9 900	186 000	3 100 000
II 类	3 153	1 000 000	1 300	16 000	1 000 000
III 类	1 009	33 000	51	82	33 000
IV 类	744	24 000	38	—	24 000
全世界	6 446	4 000 000	11 000	202 000	4 200 000

2.3 我国第一次医疗照射水平调查

1981 年中国医学科学院放射医学研究所受卫生部委托在全国开展医疗照射频率和剂量水平调查研究。该研究主要包括四方面内容,即应用频率调查、患者(受检者)入射体表剂量调查、临床核医学中不同诊疗的放射性核素施用量及人体体模实验,本节仅回顾前两部分的内容和结果。该研究共抽样调查了 24 个省、市和自治区,加上试点调查的两个省市,参加该调查研究工作的多达 26 个省、市和自治区[4]。

2.3.1 调查研究总体方案

为了使调查研究结果能代表全国水平,整个调查研究工作采用了分层随机抽样的方法。

1) 应用频率调查

为了做好这次全国性的医疗照射应用频率调查,挑选北京市和四川省作为全国工作的试点,并进行了各省人口状况、医院分布及不同医院门诊量的预调查。在试点和预调查的基础上,应用频率调查工作进行了两级分层随机抽样。

第一级分层随机抽样是将全国各省市自治区分为三层,按分层随机抽样。试点和预调查工作表明各地区的经济和教育文化程度是决定各省医疗照射水平的关键因素,因而在总体方案设计中,将我国的各省、自治区和直辖市分为三层:第一层是沿海及经济发达的省市(包括吉林、辽宁、山东、北京、天津、浙江、上海、江苏、福建、广东),第三层是经济不发达的边远地区(包括贵州、云南、西藏、青海、宁夏、新疆、内蒙古等)。其余地区(河北、山西、黑龙江、河南、湖北、湖南、广西、四川、陕西等)作为第二层。在第一层中,进行了抽样调查的省市占第一层省市总数的 80%,第二层中抽样调查的占 83%,第三层中抽样调查的占 71%。

各抽样省市按总体方案的统一要求,依据 1984 年放射科门诊量的大小,以县(或医院)为群进行了第二级的分层抽样,并制订了具体的实施方案。各省市的抽样和实施方案审查通过后再具体实施,因而较好地控制了实施方案设计的质量。

根据各省市的实施方案统计:医用 X 射线诊断年应用频率调查中有 35%

的抽样省市的抽样率(抽样医院数占医院总数的百分率)为 15%～20%,40% 的抽样省市的抽样率为 20.1%～25%。抽样率大于 25% 的省市占 25%,最高的达 51%,平均抽样率约为 22.6%。考虑到经过一层(按省级)抽样率为 78.5%,实际全国按医院的抽样率为 17.7%。

2) 患者(受检者)剂量调查

凡第一次抽样应开展应用频率调查的省市也同时开展患者(受检者)入射体表剂量的抽样调查。对抽样省市,首先将省级、市级、县级、厂矿、专科及其他医院,依据其放射科总门诊量的大小,确定不同级别医院应开展胸透患者(受检者)剂量调查的数量;各级医院抽样多少台机器来做胸透患者(受检者)剂量调查,主要考虑以下因素:机器容量、机器类型、医院情况等。要尽可能覆盖这些因素,抽查的机器数量就不应太少。为了控制患者(受检者)体型和病变程度对测量结果的影响,每台抽样的机器必须监测 20 个以上的患者(受检者)。凡需进行胸透检测的,同时适当开展消化道检查、妇科腹部检查、群检、胸片和腰椎片等当时主要医疗照射类型的患者(受检者)剂量调查。

在该次调查中,对患者(受检者)剂量实际调查情况如下:全国一共取得近 45 000 个病例的皮肤剂量监测数据资料,涉及 2 000 家医院,胸透 17 408 例,群检 6 394 例,腹透 7 097 例,胆囊 1 639 例,消化道 5 067 例,胸片 4 418 例,腰椎片 3 321 例。

2.3.2　主要结果

1) 应用频率

表 2-4 中列出了 1984—1987 年间不同医用诊断 X 射线检查类型的年应用频率调查结果,其中应用频率最高的是胸透检查,每年为 64.3 人次/千人。所有类型医用 X 射线诊断照射的每年总应用频率为 145 人次/千人口[4]。

表 2-4　1984—1987 年间不同医用诊断 X 射线检查类型的年应用频率

诊断 X 射线 照射类型	频率 /(人次/千人口)	诊断 X 射线 照射类型	频率 /(人次/千人口)
胸　透	64.3	肾盂造影	0.3
群　检	25.5	胸部摄影	11.9
腹　透	11.3	腹部摄影	1.4
消化道	6.0	脊椎摄影	4.0
胆囊造影	0.4	骨盆摄影	1.3

(续表)

诊断X射线 照射类型	频率 /(人次/千人口)	诊断X射线 照射类型	频率 /(人次/千人口)
心导管造影	0.2	四肢摄影	11.5
心血管造影	0.3	牙科	2.1
尿路膀胱造影	0.3	其他	4.3

表2-5中列出了1984—1987年间每年接受医用X射线诊断检查的患者(受检者)的年龄及性别分布的调查结果,表内也列出了按人口计权平均的结果[4]。

表2-5 1984—1987年间每年接受医用X射线诊断检查的
患者(受检者)的年龄及性别分布

诊断X射线 照射类型	年龄组	频率/(人次/千人口)		
		男	女	计权平均
胸 透	1～6	77.6	55.0	65.5
	7～19	49.7	43.1	46.4
	20～29	170	157	161
	30～44	112	116	114
	45～64	119	80.4	99.6
	＞64	115	62.1	88.6
	计权	70.7	57.6	64.3
消化道检查	1～6	1.69	0.91	1.30
	7～19	0.88	0.62	0.74
	20～29	8.02	7.58	7.80
	30～44	11.5	9.15	10.3
	45～64	15.8	10.8	13.3
	＞64	15.5	7.0	11.3
	计权	4.21	5.3	6.0
胸部摄影	1～6	8.1	4.9	6.5
	7～19	3.8	2.4	3.1
	20～29	18.9	13.3	16.1
	30～44	20.8	13.2	17.0
	45～64	31.9	13.3	22.6
	＞64	31.2	11.2	21.2
	计权	14.6	9.10	11.9

(续表)

诊断 X 射线 照射类型	年龄组	频率/(人次/千人口)		
		男	女	计权平均
脊椎摄影	1～6	1.24	1.16	1.20
	7～19	0.81	0.45	0.63
	20～29	5.30	4.49	4.90
	30～44	7.13	6.95	7.04
	45～64	11.6	6.77	9.16
	＞64	7.00	3.40	5.20
	计权	4.50	3.50	4.02
整个 X 射线 诊断检查	1～6	105	69.9	87.6
	7～19	66.8	53.5	60.2
	20～29	261	236	250
	30～44	199	202	201
	45～64	220	142	181
	＞64	200	103	151
	计权	149	139	145

2) 所致患者(受检者)剂量结果

表 2-6 中列出了 20 世纪 80 年代不同 X 射线诊断类型的患者(受检者)入射体表剂量(ESD)水平的调查结果[4]。

表 2-6　20 世纪 80 年代不同 X 射线诊断类型的
患者(受检者)入射体表剂量(ESD)水平

诊断 X 射线 照射类型	监测例数	入射体表剂量/(mGy/次)			
		均　值	最　小	最　大	95% 置信区间
胸　透	17 408	10.4	0.96	143	10.2～10.6
群　检	6 394	5.20	0.49	72.3	5.02～5.38
腹　透	7 097	8.48	0.77	135	8.19～8.77
胆　囊	1 639	26.8	0.198	238	25.7～27.9
消化道	5 067	51.6	0.52	800	49.8～53.3
胆囊造影	—	26.8	—	—	—
心血管造影	6	25.5	—	—	—
脑血管造影	5	4.21	—	—	—
肾盂造影	30	12.2	—	—	—
头颅摄影	301	13.1	—	—	—

（续表）

诊断 X 射线照射类型	监测例数	入射体表剂量/(mGy/次)			
		均　值	最　小	最　大	95％置信区间
胸部摄影	4 418	1.07	0.10	15.0	0.97～1.17
腹部摄影	88	22.1	—	—	—
脊椎摄影	3 321	32.5	0.23	286	32.0～33.1
骨盆摄影	35	11.0	—	—	—
四肢摄影	747	2.3	—	—	—
牙科摄影	52	2.8	—	—	—

　　表 2-7 中列出了我国 20 世纪 80 年代不同类型医院的患者（受检者）入射体表剂量水平的情况。表 2-8 中列出了 20 世纪 80 年代我国主要医疗照射类型中每次检查的平均器官剂量及有效剂量水平。表 2-9 中列出了 1984—1987 年间我国 X 射线诊断人均剂量当量水平[4]。

表 2-7　20 世纪 80 年代不同类型医院的患者（受检者）
入射体表剂量水平（mGy/次）

医院类型	胸　透	群　检	腹　透	消化道	腰椎摄影	胸部摄影
省级医院	9.86	4.47	7.11	55.7	32.6	0.80
地市级医院	10.5	4.74	7.92	42.5	29.4	0.98
县区级医院	10.4	4.99	6.27	54.1	35.7	1.30
街道医院	9.93	4.07	10.5	77.0	40.3	0.82
乡级医院	11.4	9.29	8.79	—		2.43

表 2-8　20 世纪 80 年代我国主要医疗照射类型中
每次检查的平均器官剂量（mGy）

医疗照射类型	红骨髓	骨表面	甲状腺	肺	性腺		乳腺	其余器官	有效剂量
					男	女			
胸透	0.27	0.65	0.03	0.06	<0.01	<0.01	0.06	0.38	0.22
群检	0.14	0.34	0.02	0.30	<0.01	<0.01	0.03	0.19	0.11
消化道	6.06	15.2	0.15	4.08	0.26	1.06	1.08	14.6	男 8.1，女 8.2
腹透	0.17	0.43	<0.01	0.01	0.01	0.17	<0.01	0.16	女 0.13
腰椎	1.82	4.55	<0.01	1.88	0.10	5.86	0.01	3.35	男 2.0，女 3.2
腹部摄影	1.63	4.07	0.04	0.38	0.02	0.17	0.84	1.94	1.2

（续表）

医疗照射类型	红骨髓	骨表面	甲状腺	肺	性腺 男	性腺 女	乳腺	其余器官	有效剂量
胸部摄影	0.04	0.11	<0.01	0.19	<0.01	<0.01	0.02	0.10	0.08
骨盆摄影	1.04	2.60	0.01	0.02	0.87	5.23	<0.01	0.90	男 0.73，女 1.61

表 2 - 9　1984—1987 年间我国 X 射线诊断人均剂量当量水平（μSv/a）

诊断 X 射线照射类型	CMD	H_E	GSD	LSD	SSD
胸　　透	17.4	18.7	0.39	17.0	14.2
群　　检	3.45	3.70	0.07	3.38	3.00
腹透（女性）	1.92	1.40	0.45	0.89	1.31
消化道	36.6	45.7	1.22	34.0	30.1
胆囊造影	0.48	0.63	0.04	0.48	0.63
胸部摄影	7.32	10.7	3.9	6.83	6.96
腰椎摄影	0.55	0.84	0.04	0.52	0.65
四肢摄影	1.15	0.71	0.02	1.15	0.71
骨盆摄影	2.05	2.05	3.15	2.05	2.05
腹部摄影	1.49	1.96	0.14	1.49	1.96
心血管	0.35	0.46	0.31	0.35	0.46
其他 X 射线诊断检查	0.89	1.23	0.08	0.89	1.18

　　说明：CMD 代表人均骨髓剂量当量；HE 代表有效剂量当量；SSD 代表有躯体效应意义的剂量当量；GSD 代表有遗传意义的剂量当量；LSD 代表有白血病意义的剂量当量。

2.4　我国第二次医疗照射水平调查

　　为了掌握我国各种医疗照射的基本情况和发展趋势，加强卫生监督管理，提高医疗照射防护水平，卫生部于 1998 年组织有关省、自治区、直辖市的放射卫生机构开展了"九五"期间全国医疗照射水平调查——即全国第二次医疗照射水平调查，由卫生部工业卫生实验所负责总体方案设计、组织实施、技术指导、数据汇总分析处理和质量控制。参加此次调查工作的单位包括广东、山东、山西、上海、内蒙古、辽宁、甘肃、江西、江苏、安徽、河北、河南、浙江、海南、湖北、黑龙江、湖南 17 个省、自治区、直辖市的放射卫生业务机构。

　　"九五"期间全国医疗照射水平调查于 1996 年下半年开始酝酿，并着手进行一系列课题设计的准备工作,1996 年 10 月提出调查方案初稿,1998 年 9 月全面启动。该调查研究工作的重点是查清从事各种医用辐射工作单位、设备和人员的基本状况,1996 年和 1998 年 X 射线诊断、放射治疗和临床核医学三大医疗照射的应用频率及其分布等。剂量水平方面则只开展了各种 X 射线诊断所致患者(受检者)入射体表剂量的调查监测。此次调查研究分为四个专题:① "九五"期间 X 射线诊断医疗照射水平调查;② "九五"期间 X 射线诊断所致患者(受检者)体表剂量水平调查;③ "九五"期间临床核医学的医疗照射水平调查;④ "九五"期间放射治疗的医疗照射水平调查[4-5]。本节就前两个专题的结果进行回顾。

2.4.1 调查的特点

全国第二次医疗照射调查有以下三个特点[6]。

1) 方法优化,方案统一

此次调查在确保调查科学性和获取必要调查信息的前提下,尽可能控制工作量。为此采用点面结合,面上普查精选调查内容,取得可靠的基本数据;然后合理抽样调查扩展可供进一步分析的调查内容;再辅以典型调查,补充一些调查难度较大又不属于重点的调查内容。X 射线诊断的频率与患者(受检者)体表剂量调查,均按照各自不同特点而采用有区别的调查方法。同时,医用辐射三大分支基本情况普查与各地放射卫生年报表统计工作相结合,X 射线诊断患者(受检者)入射体表剂量调查监测与放射工作人员个人剂量监测、大型医用设备质量控制检测及医用设备防护监测等相结合。调查方案五易其稿,反复征询意见,并经专家会论证和试点调查验证其可行性。由此确定的优化方法和统一的调查方案在各地得到较好实施。

2) 紧密结合放射卫生监督管理开展医疗照射调查

此次全国性调查突出以省、自治区、直辖市为分总体,充分发挥省级放射卫生专业机构的作用,紧密依靠省、地(市)、县的放射卫生监督管理网开展调查工作。各省在全国统一方案指导下,主要采用统一的调查表格,同时在保证完成规定任务和进度的前提下,各省有相对独立性,可结合各省实际采用不同的实施方法,在各省独立总结鉴定的基础上再进行全国总结。这一特点也加快了整个调查研究的进度。

3) 加强组织协调,保障工作进度

此次全国性大规模调查研究工作力求在有限投入的情况下,较快较好地完成调查任务,加强协调成为求快求好的重要措施。经反复论证和试点调查验证,确定调查研究方案后,召开各省级业务机构负责人会议,具体部署调查工作。之后,各省举办调查工作培训班,并在总负责单位的指导下,落实本省具体实施计划。在调查工作的各个阶段,总负责单位与各省级业务机构保持联络,及时协调洽商解决调查工作中的相关问题,为较好完成调查工作提供了有力保证。

抓好质量控制是保证此次调查结果可信的重要组成部分,此次调查全国性统一质量控制措施如下:统一培训贯彻实施调查方案;统一主要的 19 种调查表格;统一协调各阶段、各专题调查进度;统一 X 射线诊断患者(受检者)体表剂量监测方法;组织 X 射线诊断患者(受检者)体表剂量监测用 TLD 统一比对;组织对各省上报的主要汇总数据进行核查。

2.4.2　主要结果

1) 我国的医疗保健水平级别

我国是最大的发展中国家,但医疗卫生事业发展较快,1949 年平均每千人口拥有的医院床位仅 0.15 张,医师 0.67 人;而不断进步至 1965 年以后,平均每千人口拥有的医院(含卫生院等)病床数和医师数均突破 1 以上;1985 年达平均每千人口有医师 1.36 人,1990 年以来又从每千人口有医师 1.56 人增加至 1998 年的 1.65 人。2005 年大陆 31 省份医师总数为 193.8 万人(其中执业医师 155.6 万人),平均每千人口医师数为 1.51,2007 年增加至 1.56。全大陆的 31 个省份和香港、澳门特区以及台湾地区的平均每千人口医师数全部都在 1 以上。但是各地发展不平衡,存在明显的城乡差别[6]。

如果按每千人口的医师拥有量,我国属于 UNSCEAR 划分的 I 类医疗保健水平国家。由于我国人口众多,虽然医用辐射设备拥有量的绝对数相当可观,但以每百万人口计,单位人群平均拥有量并不高,相应全国平均的医疗照射应用频率水平也不高。因此 UNSCEAR 将我国调整为 II 类医疗保健水平统计。

2) X 射线影像诊断和介入放射学的发展状况

据 1998 年全国性调查,31 个省、自治区、直辖市从事 X 射线影像诊断(含介入放射学)的单位、医学放射工作人员和主要放射学设备数如表 2 - 10 所示。表 2 - 11 则列出每百万人口的单位、工作人员和主要设备数以便于比较。鉴于 X 射线诊断设备,从传统的到数字化的品种繁多,调查中划出 X 射线 CT 以及牙科 X 射线机、乳腺摄影 X 射线机、有 X 射线的体外碎石机等三种专用

X 射线机单独统计,其他各类 X 射线机则按通常习惯以毫安容量分档进行调查统计[5-6]。

表 2-10　我国六大区 X 射线诊断单位、工作人员和主要设备(1998 年)

地区	地区人口/万人	单位数	工作人员数	专用 X 射线机台数			CT 台数	其他各类型 X 射线机台数	磁共振台数
				牙科	乳腺	碎石			
华北	14 289	5 759	18 809	594	128	49	634	8 500	95
东北	10 574	4 225	15 785	206	36	28	469	5 455	45
华东	35 614	12 417	40 139	702	281	146	1 185	19 184	155
中南	34 295	10 662	31 139	531	184	192	930	16 082	96
西南	19 607	5 138	10 607	257	52	28	258	3 706	26
西北	8 903	3 695	9 694	157	69	16	236	5 458	26
合计	123 282	41 896	126 173	2 447	750	459	3 712	58 385	443

说明:华北(北京、天津、河北、山西、内蒙古)、东北(辽宁、吉林、黑龙江)、华东(上海、江苏、浙江、安徽、福建、江西、山东)、中南(河南、湖北、湖南、广东、广西、海南)、西南(重庆、四川、贵州、云南、西藏)和西北(陕西、甘肃、青海、宁夏、新疆)。

由表 2-10 可见,我国大陆 31 个省、自治区、直辖市 1998 年约有 4.2 万家各级医疗机构开展放射学服务,医学放射学工作人员逾 12.6 万人,各种 X 射线诊断设备约为 6.6 万台。还有非电离辐射的其他影像检查设备 MRI(核磁共振装置)443 台。就从事放射学工作单位、工作人员和主要放射学设备的绝对数而言,华东区拥有量最多。由表 2-11 可见,华北、东北、华东三大区按人口平均拥有量均高于其他三大区。按人口平均拥有量,西南和中南区都在全国平均水平以下[5-6]。

表 2-11　我国六大区每百万人口中 X 射线诊断单位、
工作人员和主要设备(1998 年)

地区	单位数	工作人员数	专用 X 射线机台数			CT 台数	其他各类型 X 射线机台数	磁共振台数
			牙科	乳腺	碎石			
华北	40.30	131.63	4.16	0.90	0.34	4.44	59.49	0.66
东北	39.96	149.28	1.95	0.34	0.26	4.44	51.59	0.43
华东	34.87	112.71	1.97	0.79	0.41	3.33	53.87	0.44
中南	31.09	90.80	1.55	0.54	0.56	2.71	46.89	0.28
西南	26.20	54.10	1.31	0.27	0.14	1.32	18.90	0.13
西北	41.50	108.88	1.76	0.78	0.18	2.65	61.31	0.29
合计	33.98	102.35	1.98	0.61	0.37	3.01	47.36	0.36

在 X 射线诊断设备中,近些年 CT 和 600 mA 以上 X 射线诊断机迅速增加,CT 绝对数已经居世界各国第三位。但 CT 在所有 X 射线诊断设备中仅占 5.6%;而 200 mA X 射线诊断机占 32.5%;同时 50 mA 以下小机器还占 21.2%;400 mA 以上 X 射线也占 20.2%。与过去相比,牙科 X 射线机和乳腺摄影 X 射线机有明显增加,但在所有设备中的比重仍较低(仅占 3.4% 和 1.2% 多)。而国外这两类专用 X 射线机则已相当普及。

表 2-12 比较我国与世界平均的每百万人口各类 X 射线诊断设备的拥有量。UNSCEAR 外推四类医疗保健水平国家和世界平均水平的归一化数据是 1991 年至 1996 年的平均数。这个相对比较仅概括反映各类设备所占比重的趋势。我国人口众多,31 省份的按人口平均水平一样也掩盖了不同地区的显著差异。

表 2-12　每百万人口拥有 X 射线诊断设备数比较

地　区	专用 X 射线机		CT	其他 X 射线机
	牙　科	乳　腺		
Ⅰ类	440	24	17	290
Ⅱ类	60	0.5	2	60
Ⅲ类	10	0.2	0.4	40
Ⅳ类	0.1	0.1	0.1	4
世界平均	150	7	6	110
中国	2.0	0.6	3	48

"九五"期间全国医疗照射水平调查研究结果,系统反映了我国 20 世纪 90 年代末医用辐射发展状况。伴随着国民经济和医疗卫生事业的不断发展,我国医用辐射发展速度很快。据 2001 年卫生部统计中心资料,CT 增至 4 760 台。如此大幅增长表明电离辐射的医学应用更加广泛普及。我国医用辐射单位、人员和设备的总绝对数居世界各国前列。

3) X 射线诊断照射频率水平

"九五"期间全国医疗照射频率水平调查中,调查了 1996 年和 1998 年的放射诊断工作量。根据 UNSCEAR 收集医疗照射水平资料要求,既可取规定期间内的年平均水平,也可取该期间内有代表性的一年多频率水平来反映。1996 年和 1998 年 17 个省份 X 射线诊断年频率如表 2-13[5-6] 所示。

表 2‑13　我国 1996 年和 1998 年 X 射线诊断的年频率(人次/千人口)

省份	人口数/万人		1996 年 X 射线诊断频率			1998 年 X 射线诊断频率		
	1996 年	1998 年	普查	CT	合计	普查	CT	合计
广东	6 961	7 143	194.44	6.90	201.34	215.66	9.37	225.03
山东	8 738	8 838	168.20	12.65	180.85	182.88	16.06	198.94
山西	3 109	3 172	150.67	14.70	165.37	159.31	16.46	175.77
上海	1 419	1 464	459.96	33.05	493.01	481.45	38.54	519.99
内蒙古	2 307	2 345	105.64	5.75	111.39	106.73	8.00	114.73
辽宁	4 116	4 157	326.40	49.10	375.50	336.88	53.98	390.86
甘肃	2 467	2 519	141.33	2.57	143.90	141.06	3.95	145.01
江西	4 105	4 191	80.56	4.07	84.63	79.02	6.41	85.43
江苏	7 110	7 182	213.58	10.29	223.87	215.56	13.83	229.39
安徽	6 070	6 184	128.87	7.73	136.60	132.14	9.31	141.45
河北	6 484	6 569	142.07	15.79	157.86	150.87	16.76	167.63
河南	9 172	9 315	124.51	10.08	134.59	128.74	10.53	139.27
浙江	4 343	4 456	203.02	15.00	218.02	218.51	21.09	239.60
海南	734	753	116.38	6.25	122.63	113.39	9.37	122.76
湖北	5 825	5 907	135.25	6.01	141.26	134.49	7.70	142.19
黑龙江	3 728	3 773	132.39	14.75	147.14	139.40	18.57	157.97
湖南	6 428	6 502	252.28	13.00	265.28	249.31	20.61	269.92
合计	83 116	84 470	173.79	12.61	186.40	180.66	15.55	196.21

　　表 2‑13 所列 17 省份两年的人口数,恰好分别都是各占 1996 年和 1998 年全国人口总数的 68.5%。而且这 17 省份的 X 射线诊断单位占全国总数的 67%,X 射线诊断工作人员占 73%,主要 X 射线诊断设备占 74% 多。由表 2‑13 可见,我国 X 射线诊断应用频率不断增长。不仅 1998 年比 1996 年上升 5.3%,与 20 世纪 80 年代中期相比增长 26.4%。如果与 UNSCEAR 2000 年报告书外推的 1991—1996 年世界各地平均水平相比,有的直辖市、省会市和计划单列市已经达到Ⅰ类医疗保健水平。但 1998 年全国平均 X 射线诊断应用频率仍然属于Ⅱ类医疗保健水平(见表 2‑14)[5]。

表 2‑14　X 射线诊断的应用水平比较

地　区	人口数/10^6	诊断年频率/10^{-3}	检查人次数/10^6
Ⅰ	1 530	920	1 410
Ⅱ	3 070	150	470

（续表）

地　区	人口数/10^6	诊断年频率/10^{-3}	检查人次数/10^6
Ⅲ	640	20	24
Ⅳ	565	—	—
世界平均	5 800	330	1 910
中　国	1 248	196	245

　　1998 年 X 射线诊断年频率按主要 18 种检查类型的分布如表 2 - 15 所示。由于有些检查类型频率低,因此将部分检查进行合并,如胸部荧光缩影合并入胸部摄影计算,心、脑血管造影合并为血管造影统计,骨盆测量已很少施行则并入其他检查。同时为便于不同省份统一分析数据,把牙科口内片与全景摄影、胃肠道不同部位检查和 CT 各种检查分别合并为牙科摄影、胃肠检查和 CT 检查[5]。

表 2 - 15　1998 年各种 X 射线诊断频率分布(%)

X 射线诊断类型	各省份应用频率按不同检查类型分布						加权平均分布
	上海	湖南	甘肃	湖北	安徽	河南	
胸部透视	21.6	16.3	33.9	20.61	24.53	26.19	22.09
其他透视	4.1	2.85	7.2	3.27	4.45	8.22	4.76
胸部摄影	25.0	28.34	18.4	34.2	22.73	24.1	26.37
头颅摄影	1.3	4.07	3	2.48	1.62	1.67	2.53
颈椎摄影	4.4	4.44	3.6	3.80	4.05	6.26	4.63
胸椎摄影	1.4	2.32	2.2	2.09	2.27	2.63	2.22
腰椎摄影	4.3	4.98	4.7	3.35	4.48	4.18	4.39
腹部摄影	1.7	4.66	1.3	2.02	1.44	1.36	2.49
骨盆及髋	2.9	3.49	2.7	2.01	2.63	1.88	2.67
四肢关节	18.6	13.87	11.8	11.8	14.45	10.07	13.31
乳腺摄影	0.4	0.01	0.6	0.06	0.01	0.13	0.13
牙科摄影	2.0	0.53	1.4	1.30	0.83	0.52	0.93
胃肠检查	3.6	1.96	6.3	2.65	3.53	6.08	3.68
胆囊造影	0.2	0.12	0.1	0.21	0.1	0.16	0.15
尿路造影	1.0	1.31	0.5	0.89	0.5	0.34	0.83
血管造影	0.1	0.01	0	0.04	0.08	0.9	0.23
CT 检查	7.4	10.73	2.3	9.19	12.22	5.23	8.57
其他检查	0	0.01	0	0.03	0.08	0.08	0.04

　　由表 2 - 15 可见,我国大陆部分省份的 X 射线诊断中,胸部透视比例已下

降到22.1％,这很有利于患者(受检者)防护。一些所致患者(受检者)剂量较大的检查(如骨盆测量等)已很少实施。各地X射线诊断中首选致患者(受检者)剂量小的摄影检查的趋势是相同的,但变化幅度在不同地区、不同医院中各不相同。放射诊断的应用频率是反映放射学发展趋势的重要指标。

4) X射线影像诊断和介入放射学的医疗照射剂量水平

医疗照射的剂量水平既可用患者(受检者)所受的个体剂量反映,又可用所考察群体的集体剂量反映。患者(受检者)为了医疗目的或健康查体需要而接受一定量的医疗照射,虽然直接从中获得了利益,但依然面临合理减少诊断检查剂量和保证治疗效果以及放射安全问题,因此个体剂量理所当然受到充分重视。医疗照射是公众所受电离辐射的最大人工电离辐射来源,医疗照射所致集体剂量又日益引起国际组织和公众的普遍关注。

对在医疗照射中占最大份额的X射线诊断,现在主要监测、调查每次检查所致患者(受检者)入射体表剂量(entrance surface dose, ESD);而对特殊检查和介入放射学,可监测剂量面积之积(dose-area product, DAP)等。这些基本量是进一步估算器官吸收剂量、全身有效剂量的依据,也是探索改善患者(受检者)防护的表征量。

X射线诊断中,各部位、各种投照条件下的X射线摄影是常见的检查。监测患者(受检者)入射体表投照部位中心的空气比释动能,可作为患者(受检者)入射体表处皮肤吸收剂量的参考。通常用热释光剂量计(TLD)置于体表投照部位中心监测。这样比较简便易行,已被国内外普遍采用。

监测ESD的TLD应在常用医用诊断X射线能量范围,并应在有反散射的条件下进行刻度。刻度结果应能溯源到国家基准或国际基准。凡是不同地区进行ESD调查监测,必须同时进行TLD比对以使监测数据有可比性。此外,现场ESD的监测既可直接在患者(受检者)体表布放TLD,也可以用合格的各类体模。

为建立医疗照射指导水平的各种X射线摄影所致患者(受检者)ESD调查,必须注意记录各种检查的投照条件,包括X射线机型号、投照电压、曝光量、过滤条件、胶片与增感屏组合类别,有否滤线栅、焦皮距、照射野尺寸等,这样便于分析比较监测数据。基于不同条件或不同目的,也可用电离室型剂量仪表进行监测,同样要注意能响刻度和比对等问题。

对于X射线透视检查监测入射体表剂量率(entrance surface dose rate, ESDR),通常是医用诊断X射线机质量检验(稳定性检验)或者影像质量保证措施之一,与上述 X 射线摄影监测 ESD 相比,应增加曝光时间的监测,才能正确反映特定 X 射线透视检查中患者(受检者)的入射体表处的皮肤吸收剂量。ESDR 监测可用经过刻度的空气电离室型剂量率仪表在合格的体模上进行,也可用 TLD 和合格的体模同时测量剂量和曝光时间,然后导出 ESDR。

虽然常规的 X 射线透视应用频率逐渐下降,但有些需要动态功能观察的检查仍然采用透视检查方法。一些特殊检查,包括介入放射学均用透视方法,而且应用范围在迅速扩大。根据临床实际需要,X 射线透视检查中照射位置和照野的大小是变动的。如果用 TLD 监测 ESDR 和 ESD,则 TLD 要根据检查类型相应布点于一定范围。TLD 方法的优点是能监测入射体表处的剂量分布以及导出平均的 ESDR 值,其缺点是不能进行实时监测。而利用剂量面积积分仪(DAP 仪)可方便地实现实时在线显示剂量率或者累积剂量。一些较好的医用 X 射线诊断设备(如 DSA)已经直接装备有 DAP 仪。根据测得的 DAP 值和照射野的位置与大小可估算出患者(受检者)的器官剂量和有效剂量。对 X 射线透视,宜推广应用 DAP 仪。但是,对于透视时间长,可能造成局部受照部位皮肤发生放射性损伤的一些检查,如某些介入放射学检查和治疗程序,仍需采用 TLD 方法监测可能受到大剂量照射部位的累积剂量。

患者(受检者)个体剂量是分析和评价医疗照射的基础。除了直接针对患者(受检者)个体的防护评价外,从便于进行不同电离辐射照射来源、不同时期、不同国家或地区的相互比较出发,当估算医疗照射所致集体有效剂量和人均个体剂量时,又必须依据各种放射诊断检查所致患者(受检者)的平均个体剂量。

由于 X 射线诊断所致患者(受检者)剂量不仅取决于 X 射线诊断设备的性能与工作条件,而且与患者(受检者)个体自身条件和临床实际需要密切相关,同时还与操作因素有关。因此,当考察某个范围(如一个医院、一个地区、一个国家等)各种 X 射线诊断所致患者(受检者)的平均剂量水平时,必须注意所有调查监测数据的可比性和代表性,通常以典型成年患者(受检者)为对象。

"九五"期间全国医疗照射水平调查研究实施中,采用统一的 X 射线诊断患者(受检者)的入射体表剂量(ESD)监测方法,并且对各地监测患者(受检者)ESD 用的热释光剂量计(TLD)组织统一比对。为了尽可能真实地反映 X 射线诊断所致患者(受检者)ESD 水平,要求各省、自治区、直辖市抽样医院选取最常用的 X 射线机类型以及常用的工作条件。部分省份对乳腺摄影、牙科摄影、尿路造影等患者(受检者)ESD 水平做了典型调查。表 2 - 16 和表 2 - 17 分别列出了 7 种和 9 种 X 射线诊断检查所致患者(受检者)的 ESD[5]。

表 2 - 16　1996 年和 1998 年 7 种 X 射线诊断所致
患者(受检者)ESD(mGy/人次)水平

检 查 类 型	监 测 例 数	ESD($\overline{X}\pm s$)
门诊胸透	1 254	3.0±2.4
群检胸透	949	2.5±1.4
胸部正位摄影	1 112	0.36±0.14
胸部侧位摄影	773	1.5±1.2
腰椎正位摄影	756	5.8±1.8
腰椎侧位摄影	618	12.5±4.2
腰骶关节摄影	284	5.4±3.1

表 2 - 17　1996 年和 1998 年 9 种 X 射线检查所致
患者(受检者)ESD(mGy/人次)水平

检 查 类 型	监 测 例 数	ESD
腹部摄影	263	3.23
乳腺摄影	158	3.57
髋关节摄影	129	2.70
骨盆摄影	97	1.70
四肢摄影	374	0.39
牙口内摄影	335	8.29
心血管造影	55	14.3
脑血管造影	40	7.13
尿路造影	412	11.9

表 2 - 18 是"九五"期间第二次医疗照射水平调查结果与 20 世纪 80 年代
"六五"期间医疗照射水平调查患者(受检者)入射体表剂量监测结果比较。从
表 2 - 18 可以看出,"九五"期间患者(受检者)的 ESD 较 20 世纪 80 年代有了
明显的降低。

表 2 - 18　两次医疗照射调查患者(受检者)ESD(mGy/人次)水平比较

检查类型	20 世纪 80 年代		20 世纪 90 年代		A/B
	例　数	ESD(A)	例　数	ESD(B)	
门诊胸透	17 408	10.4	1 254	3.04	3.4
群检胸透	6 394	5.2	949	2.49	2.1
腰椎正位摄影	3 321	18.9	756	5.78	3.3
腰椎侧位摄影	3 321	46.2	618	12.5	3.7

（续表）

检查类型	20 世纪 80 年代		20 世纪 90 年代		A/B
	例　数	ESD(A)	例　数	ESD(B)	
腰骶关节摄影	52	29.1	284	5.40	5.4
腹部摄影	88	22.1	263	3.23	6.8
骨盆摄影	35	11.0	97	1.70	6.5
髋关节摄影	58	11.2	129	2.70	4.2
心血管造影	6	25.5	55	14.2	1.8
脑血管造影	5	6.8	40	7.13	0.95

2.5　上海市第一次医疗照射水平调查

随着科学技术的进步,放射诊疗技术得到日新月异的发展和推广应用,PET/CT、多排螺旋 CT、能谱 CT、椎形束 CT 等新技术不断涌现。几乎全世界所有公众成员,每个人一生中都要多次接受由于疾病诊断或治疗、健康查体等需要的各类放射诊疗所致的医疗照射。在各类放射诊疗技术中,尤其以 X 射线诊断的应用最为广泛。联合国原子辐射效应科学委员会(UNSCEAR)最新报告[2]指出,电离辐射照射所致全世界人均年有效剂量为3.0 mSv,其中天然电离辐射贡献 2.4 mSv,人工电离辐射贡献 0.6 mSv,而 X 射线诊断医疗照射所致剂量占到人工电离辐射的 95% 以上。在这种背景情况下,X 射线诊断医疗照射所致全社会公众的群体剂量负担已受到各界的强烈关注。

我国在 20 世纪 90 年代开展了“九五”期间医疗照射水平调查,掌握了当时的医疗照射应用频率及其分布,以及各种放射诊疗技术所致患者(受检者)典型剂量,为国家制定宏观政策、法规、标准提供了重要依据。在此后的十余年时间内,由于各种原因没有再开展全国范围的医疗照射水平调查,而在此期间放射诊疗技术的应用得到了长足的发展。为及时掌握上海市 X 射线诊断的医疗照射的基本状况和发展变化趋势,作为加强医疗照射防护和促进放射诊疗技术更好发展的基础,上海市疾病预防控制中心在多项基金的支持下,组织各区县疾病预防控制中心,共同开展了“十一五”期间 X 射线诊断的医疗照射应用频率及其分布研究[7-8]。

2.5.1 调查研究方法

1）调查研究对象

针对上海市开展X射线诊断业务的医疗机构进行普查。选取2007年1月至12月，2009年1月至12月作为X射线诊断应用频率的调查时间区间。

2）调查研究内容

普查开展X射线诊断业务的医疗机构的基本状况，所拥有各种X射线诊断设备的概况，2007年、2009年各种X射线诊断工作量以及有关各种分布等三大方面。

各有关医疗机构的基本状况：医疗机构级别，职工总数，病床数量，2007年、2009年门诊总人次数和住院人数，与X射线诊断有关科室情况，人员构成，开展各类X射线诊断业务的初始年份等。

X射线诊断设备的装备概况：各类X射线诊断设备的数量、型号规格、生产厂家、安装使用日期、主要用途、使用情况和基本参数等。

X射线诊断工作量：在2007年、2009年每个月的接诊人次数，并要求区分不同X射线诊断类型、患者（受检者）的性别及年龄组分布。X射线诊断类型主要分为胸部透视、其他透视、胸部摄影、胸部荧光缩影、头颅摄影、脊柱摄影、腹部摄影、骨盆及髋关节摄影、四肢及关节摄影、胆囊造影、尿路造影、骨盆测量、乳腺摄影、有X射线的体外碎石机检查、骨密度测量、口内牙片摄影、牙科全景摄影、钡灌肠、其他消化道检查、CT头颅、CT躯干、脑血管造影、心血管造影、其他检查等24类。患者（受检者）的年龄组则按照国际通用的UNSCEAR的三大年龄组划分法，即0~15岁、16~40岁、大于40岁。

3）调查研究方法

在开展预调查取得经验的基础上，依照科学合理并尽可能简单方便的原则，优化改进调查表格的设计。召开全市19个区（县）疾病预防控制中心有关人员参加的开题报告会，宣讲上海市"十一五"期间医疗照射水平调查研究的目的意义和调查方案，培训具体调查研究方法，统一布置和下达各区（县）具体工作任务。然后按照全市行政分区，组织19个区（县）疾病预防控制中心共同协作开展本课题调查研究。全部按统一要求负责完成本辖区内各医疗机构的调查。在"十一五"期间，南汇区和浦东新区合并，卢湾区和黄浦区合并。为便于统计分析，并保持连贯性，本调查研究仍将相关区域的数据按照原行政区划进行分析。

以权威机构公布的 2007 年、2009 年人口资料,计算各类 X 射线诊断检查的应用频率,以及按照检查类型、患者(受检者)性别与年龄组的相应各种分布。

2.5.2　主要研究结果及分析

1)"十一五"期间上海市医疗机构数量和诊疗业务量持续增加

截至 2010 年 12 月,上海市有医疗卫生机构 3 270 家,其中开展 X 射线诊断业务的有 1 279 家,占总数的 39.11%。全市每千人口医疗机构床位 7.4 张,共有卫生技术人员 13.54 万人,其中执业(助理)医师 5.13 万人,每千人口执业(助理)医师 4.02 人。全市医疗机构诊疗数为 19 138.92 万人次。2007 年,上海地区每千人口执业(助理)医师数量与同期 Ⅰ 类保健水平国家或地区的接近(3.53 人),而远高于 Ⅱ 类、Ⅲ 类、Ⅳ 类保健水平国家或地区,也高于同期中国的平均水平(1.60 人)。自 2006 年至 2010 年,上海市医疗机构数量明显增加,而且开展 X 射线诊断业务的医疗机构的比例由 36.01% 增加到 39.11%。在此期间,上海市每千人口医师数、医疗机构病床数年增长百分数分别达到 4.36% 和 1.76%,但远低于医疗机构诊疗总人次数的年增长幅度 12.77%(见表 2‐19)。

表 2‐19　"十一五"期间上海市医疗机构基本情况

年　份	医疗卫生机构数/个	开展 X 射线诊断业务的机构数/个	卫生技术人员/万人		千人口医师数/人	千人口病床/张	诊疗总人次数/万人次
			总数	医师			
2006	2 519	907	10.90	4.55	3.30	6.8	11 682.37
2007	2 646	1 075	12.24	4.88	3.54	6.9	13 217.93
2008	2 809	1 106	12.77	5.12	3.70	7.0	15 238.39
2009	3 013	1 227	13.09	5.11	3.65	7.1	17 357.56
2010	3 270	1 279	13.54	5.13	4.02	7.4	19 138.92
年均增长率/%	5.96	8.20	4.84	2.55	4.36	1.76	12.77

2)"十一五"期间上海市拥有的 X 射线诊断设备类型发生了明显改变

截至 2010 年 12 月,上海市有各类 X 射线诊断设备 2 718 台,其中以牙科 X 射线机、普通 X 射线机、移动式 X 射线机最多,分别占总数的 30.4%、26.1% 和 11.8%。自 2006 年至 2010 年,各类 X 射线诊断设备总数年均增加 0.7%,其中数字摄影设备(DR)、计算机摄影设备(CR)、乳腺 X 射线摄影机、数字减影血管造影设备(DSA)的年增长速度最快,分别达到21.3%、13.5%、11.2%和10%,而普通X射线机呈逐年减少趋势,年均减少8.1%(见表2-20)。

表2-20 上海市"十一五"期间各类X射线诊断设备数量

设 备 类 型	2006 年	2007 年	2008 年	2009 年	2010 年
普通 X 射线机	1 197	1 158	1 021	873	710
计算机摄影设备(CR)	96	97	119	143	161
数字摄影设备(DR)	78	103	120	145	161
移动式 X 射线机	249	280	295	312	320
牙科 X 射线机	622	681	735	780	826
乳腺 X 射线摄影机	68	79	89	95	106
CT	128	139	137	148	160
DSA	58	64	75	77	87
其他 X 射线诊断设备	136	142	159	166	187
合计	2 632	2 743	2 750	2 739	2 718

2007 年,上海市每百万人口拥有的牙科摄影机、乳腺摄影机、CT 和普通 X 射线机数量分别是中国平均数量的18.3 倍、7.1 倍、2.5 倍和1.3 倍。与同期数据比较,上海市每百万人口拥有的牙科摄影机、介入放射学设备、乳腺摄影机、CT 和普通 X 射线机数量分别是Ⅱ类医疗保健水平国家或地区的8.3 倍、7.9 倍、4.7 倍、2.4 倍和1.3 倍,但分别仅为Ⅰ类医疗保健水平国家或地区的5.6%、55.3%、15.4%、23.4%和16.8%(见表2-21)。

表2-21 上海市每万人口拥有 X 射线诊断设备数量与
不同国家或地区间的比较(2007 年)

国家或地区	普通 X 射线机	乳腺摄影机	牙科摄影机	介入放射学设备	CT
Ⅰ类[①]	370	28	660	8.5	32
Ⅱ类	47	0.9	4.4	0.6	3.1
Ⅲ类	21	0.2	17	0.2	0.7
Ⅳ类	53	3.3	6.7	0	3.3
中国	47.3	0.6	2	NA[②]	3
上海	62.3	4.3	36.7	4.7	7.5

① 数据引用自 UNSCEAR 2008 年报告书;② 数据缺失。

3) 上海市"十一五"期间各种类型 X 射线诊断的应用频率达到空前水平

2009 年,上海市接受各类 X 射线诊断检查的总年频率达到 780.44 人次/千人口。在各种类型的 X 射线诊断中以胸部摄影、胸部透视、CT 扫描检查(含头部和躯干)、四肢及关节摄影等类型检查所占比例居高,分别达到 265.07 人次/千人口、116.92 人次/千人口、137.84 人次/千人口和 80.99 人次/千人口。2007 年、2009 年两年按人口加权年频率为 763.23 人次/千人口。自 2007 年至 2009 年,头颅摄影、钡灌肠、骨盆及髋部摄影频率显著降低,分别年均降低 34.82%、32.71% 和 27.40%;年频率增长率增加最明显的检查类型是脊柱摄影、胆囊造影、躯干 CT 扫描检查和牙科全景摄影,分别增加 19.99%、19.23%、15.61% 和 14.77%。同时值得指出的是,应用频率最高的胸部摄影、患者(受检者)接受剂量较高的脑血管造影和心血管造影、女性乳腺 X 射线摄影等检查类型年频率增长率也达到 10% 左右(见表 2 - 22)。

表 2 - 22　上海市 2009 年、2007 年各类 X 射线诊断
应用频率分布(人次/千人口)

检 查 类 型	2009 年 X 射线诊断频率	2007 年 X 射线诊断频率	两年按人口加权平均年频率	两年的年频率增长率/%
胸部透视	116.92	128.38	122.55	−4.46
其他透视	3.22	4.59	3.89	−14.92
胸部摄影	265.07	233.56	249.58	6.75
胸部荧光缩影	0.44	0.58	0.51	−12.07
头颅	3.50	11.53	7.45	−34.82
脊柱	79.91	57.09	68.69	19.99
腹部	8.45	13.68	11.02	−19.12
骨盆及髋	12.88	28.49	20.55	−27.40
四肢及关节	80.99	92.39	86.59	−6.17
胆囊造影	0.18	0.13	0.16	19.23
尿路造影	1.46	1.94	1.70	−12.37
骨盆测量	0.00	0.00	0.00	0.00
乳腺摄影	9.83	8.04	8.95	11.13
有 X 射线的体外碎石机	0.34	0.33	0.34	1.52
骨密度检测	3.15	2.81	2.98	6.05
牙口内片	33.68	29.31	31.53	7.45
牙科全景摄影	7.41	5.72	6.58	14.77
钡灌肠	0.65	1.88	1.25	−32.71
其他消化道	3.93	5.68	4.79	−15.40

（续表）

检 查 类 型	2009年X射线诊断频率	2007年X射线诊断频率	两年按人口加权平均年频率	两年的年频率增长率/%
CT头颅	65.62	55.90	60.84	8.69
CT躯干	72.22	55.04	63.77	15.61
脑血管	2.26	1.76	2.01	14.20
心血管	4.84	4.15	4.50	8.31
其他造影	0.66	0.61	0.64	4.10
其他检查	2.83	1.86	2.35	26.08
合计	780.44	745.44	763.23	2.35

与世界不同医疗保健水平国家或地区同期数据比较，上海市的胸部透视、CT扫描检查应用频率较高，胸部X射线摄影应用频率与Ⅰ类地区相当，而胸部荧光缩影、口腔X射线摄影检查等的应用频率则明显低于世界平均水平（见表2-23）。

表2-23　2007年各主要类型X射线诊断应用频率上海市与不同国家或地区间的比较

检查类型	国家或地区（按医疗保健水平分四类）				
	Ⅰ类	Ⅱ类	Ⅲ—Ⅳ类	世界平均	上海
胸部透视	17	0	0	4	128.38
胸部摄影	238	181	1.9	146	233.56
胸部荧光缩影	287	0	0.8	69	0.58
头颅	44	13	2.6	18	11.53
脊柱	130.8	18.9	4.7	41.9	57.09
腹部	45	11	1.7	17	13.68
骨盆及髋	40	4.9	2.1	13	28.49
四肢及关节	140	28	0.3	47	92.39
乳腺摄影	43	20.1	1.6	20	8.04
牙口内片	227	12	2.5	61	29.31
牙科全景摄影	49	3.7	0.08	13	5.72
钡灌肠	34	12	0.5	14	1.88
其他消化道	9.3	9.7	0.2	7	5.68
CT头颅	40	2.3	0.9	11	55.9
CT躯干	87.8	4.9	2.3	24.1	55.04
脑血管	2.6	0	0	0.6	1.76
心血管	1.5	5	0	2.8	4.15

4) 不同年龄 X 射线诊断患者(受检者)所接受医用 X 射线诊断检查的类型各不相同

按照各类 X 射线诊断检查类型分布,男、女性均以胸部摄影、胸部透视、X射线 CT 检查和四肢及关节摄影所占比例为高。随着全市女性群体的乳腺癌发生率升高,女性乳腺 X 射线摄影检查相应增多,约占女性各种检查总量的2.53%。患者(受检者)群体中,三个不同年龄组所接受医用 X 射线诊断检查的年频率和检查类型分布有所不同:0 至 15 岁年龄组以胸部摄影居多,占56.66%;其次为四肢及关节摄影,占 14.17%;16 至 40 岁年龄组胸部摄影和胸部透视分别各占 22.54% 和 26.43%;大于 40 岁年龄组以胸部摄影和 CT 检查为主,分别各占 32.19% 和 17.09%(见表 2-24)。

表 2-24　上海市"十一五"期间各类型 X 射线诊断年频率患者(受检者)的性别、年龄分布(%)

检查类型	性　别		年　龄		
	男性	女性	0～15 岁	16～40 岁	＞40 岁
胸部透视	15.23	14.73	3.07	22.54	12.04
胸部摄影	35.12	32.80	56.66	26.43	32.19
脊柱	8.55	11.95	3.51	8.53	10.62
四肢及关节	10.81	9.94	14.17	12.35	10.06
乳腺摄影	0.01	2.53	0.01	1.04	1.81
牙口内片	4.42	4.21	6.72	2.84	4.73
牙科全景摄影	1.05	0.85	1.48	1.17	0.82
钡灌肠	0.09	0.08	0.04	0.06	0.11
其他消化道	0.51	0.50	0.47	0.42	0.60
CT 头颅	8.54	8.27	5.42	7.42	8.41
CT 躯干	9.86	8.64	4.31	6.97	8.68
脑血管	0.30	0.26	0.03	0.18	0.36
心血管	0.65	0.59	0.11	0.49	0.91

2.6　上海市第二次医疗照射水平调查

2.6.1　介入放射学医疗照射专项调查

介入放射学技术已成为临床医学中非常重要的技术手段,在心脑血管、肿瘤、外周血管等领域得到广泛应用。与其他类型的 X 射线影像诊断技术不同,开展介入放射学操作时,工作人员需站在检查床边并且在射线透视引导下进行。因此其可能受到的照射剂量显著高于其他类型的X射线影像诊断从业人员。为了解上海地区介入放射学开展的基本情况,开展了本专项调查[9]。

2.6.1.1　调查研究方法

1)调查对象

针对上海市61家开展介入放射学业务的医疗机构进行普查。这些医疗机构包括三级医院32家,二级医院28家,其他医院1家。选取2009年1月至12月全年作为介入放射学应用频率的调查时间区间。

2)调查内容

调查内容包括医疗机构的基本状况,所拥有各种介入放射学设备的概况,2009年各种介入放射学工作量以及有关各种分布等三大方面。

各有关医疗机构的基本状况主要涵盖医疗机构级别、职工总数、病床数量、2009年门诊总人次数和住院人数、与介入放射学有关科室情况、人员构成、开展各类介入放射学业务的初始年份等。介入放射学设备的装备概况包括各类介入放射学设备的数量、型号规格、生产厂、安装使用日期、主要用途、使用情况和基本参数等。介入放射学工作量方面,调查2009年每个月的诊治人次数,并要求区分不同介入放射学类型、患者(受检者)的性别及年龄组分布。

参考有关文献资料,并经广泛征求北京、上海等地三级甲等医院临床一线介入放射学专家意见,本研究将介入放射学的类型划分7大类,分别为心血管介入、肿瘤介入、神经介入、外周血管介入、非血管介入、诊断介入和其他介入等。针对每一大类再进行细分,如将心血管介入分为冠状动脉造影、冠状动脉成形术、射频消融术、先天性心脏病介入、其他心血管介入等5项;将神经介入分为脑血管造影术、颅内血管支架术、脑血管溶栓术、脑血管栓塞术、其他神经介入等5项。共计细分成25个项目。

3)调查方法

本次调查采用调查表法。调查表由医院基本信息表、介入放射学设备信息表、病例分类数据表3张表格组成。在正式调查开始之前选择2家医院进行预调查,并就调查表格内容广泛征求相关专家和临床一线介入放射学医师的意见,根据意见对调查表格进行修订和完善。在现场调查过程中,对于已实现计算机信息化管理的医院,直接调阅医院病例信息,汇总到Excel表格后进行分类计数,并填入固定格式的病例分类数据表。对于未实现计算机信息化管理的医院,调查员查阅病例登记本并逐条记录,录入计算机后进行分类计数,并填入病例分类数据表。以2009年上海市常住人口数[15]为依据,计算各类介入放射学诊疗的年应用频率水平。

2.6.1.2　主要结果与分析

1) 上海市介入放射学临床实践基本概况

截至2009年12月,上海市有61家医院开展介入放射学业务,其中三级医院32家,二级医院28家,其他医院1家。在89台介入放射学设备中,分布在三级医院的占59.6%,分布在二级医院的占37.1%。从地域分布看,开展介入放射学业务的医院有68.9%分布于上海的中心区,这些医院所拥有的介入放射学设备数量占总数的73.0%。开展介入放射学业务的科室主要分布在放射科、介入科、心血管科、整形外科、神经外科,也有少数医院由肿瘤科、消化科、中西医科、导管室、神经内科、普外科等科室承担。

用于开展介入放射学的设备主要包括数字减影血管造影装置(DSA),临床通常称为大C形臂机;周边介入型C形臂机,临床通常称为中C形臂机;C臂X光机,临床通常称为小C形臂机等,同时出现了少量将CT应用于介入放射学的情况。不同类型的介入放射学设备具有各自的特点和应用范围,如DSA的球管热容量比较大、有旋转造影或者三维软件功能,通常用于导管室的心脏、外周血管等较为复杂的手术;周边介入型C形臂机具有部分DSA的功能,而且移动性好,适合临床各科室及手术室的应用,性价比较高,但是,有些功能不具备;C臂X光机的球管、功率都小,功能简单,可用于骨科整骨、复位、打钉,以及外科取体内异物、心导管、植入起搏器等工作。

介入放射学设备生产厂家主要是通用、西门子、飞利浦和东芝公司,以上各生产厂家设备数的比例分别为43%、26%、17%和11%,其他生产厂家的产品占3%。介入放射学设备的额定电压在60~150 kV之间,额定电流在10~1 250 mA之间,其中参数较低的设备多为C臂X光机。

2) 上海市介入放射学工作人员基本概况

截至2009年12月,上海地区有1 031名放射工作人员从事介入放射学工作,其中医师系列604名,占58.6%,技术系列291名,占28.2%,护士系列137名,占13.3%。在介入工作人员中,有71.6%来自三级医院,有27.7%来自二级医院(见表2-25)。从地域分布来看,有80.0%的介入放射工作人员来自坐落在中心城区的医院,20.0%的介入放射工作人员来自坐落在非中心城区的医院。介入放射学工作人员主要来自放射科、介入科、心血管科、整形外科、神经外科,具体分布如图2-3所示。

表 2-25　2009 年上海市从事介入放射学工作人员分布情况（名）

医院级别	介入工作人员总数	医师系列	技术系列	护士系列
三　级	738	444	222	73
二　级	286	156	68	62
其　他	7	4	1	2
合　计	1 031	604	291	137

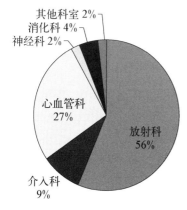

图 2-3　上海市介入放射学工作人员科室分布情况

3）介入放射学施行数量

2009 年 1 月至 12 月，上海市各医院开展介入放射学诊疗 163 308 例，其中三级医院占 77.3%，二级医院占 21.6%，其他医院占 1%。上海全市各医院年平均开展 2 677 例，三级医院明显较多，达到 3 857 例，二级医院工作量仅为三级医院的 1/3。全市平均每台设备年工作量为 1 835 例，而三级医院设备工作量是二级医院的 1.98 倍，达到每台 2 398 例。全市平均每医师（不含物理人员和护理人员）介入放射学年工作量为 270 例，三级医院医师为 278 例，二级医院医师为 249 例（见表 2-26）。

表 2-26　2009 年上海市介入放射学工作量

医院级别	医院数	平均每医院开展例数	设备台数	平均每台设备开展例数	平均每位医师开展例数
三　级	32	3 857	53	2 329	278
二　级	28	1 386	33	1 176	249
其　他	1	1 076	3	359	269
全市合计	61	2 677	89	1 835	270

4）上海市 2009 年介入放射学的应用频率及其分布

在 163 308 例介入放射学诊疗病例中，心血管介入占 56.96%，神经介入占 26.64%，肿瘤介入占 10.70%，外周血管介入占 2.57%，非血管介入占 1.85%，诊断性介入占 0.76%，其他介入占 0.52%。心血管介入以冠状动脉造影和冠状动脉成形术为主，分别占 49.78% 和 27.31%；神经介入以脑血管造影术居多，占各类神经介入的 71.50%；肿瘤介入以经导管肝动脉化疗最多，占 80.28%;外周血管介入以外周血管造影术、外周血管成形术为主,分别占 50.35% 和 16.73%;非血管介入以消化道介入和胆道介入为主,分别占 36.89% 和 30.50%。2009 年,上海市常住人口数量为 1 921.3 万人[7]。以常住人口数为分母计算得到上海市介入放射学总的应用频率为 8.50 人次/千人口,其中心血管介入 4.84 人次/千人口,神经介入 2.26 人次/千人口,肿瘤介入 0.91 人次/千人口,外周血管介入 0.22 人次/千人口,非血管介入 0.16 人次/千人口,诊断介入 0.06 人次/千人口,其他介入 0.04 人次/千人口(见表 2 - 27)。

表 2 - 27　2009 年上海市各类介入放射学诊疗应用频率

介入类型	介入诊疗项目	例　数	年应用频率 /10^{-3}	该操作所占 比例/%
心血管介入	冠状动脉造影	46 304	2.41	28.35
	冠状动脉成形术	25 399	1.32	15.55
	射频消融术	6 388	0.33	3.91
	先天性心脏病介入	1 212	0.06	0.74
	其他心血管介入	13 716	0.71	8.40
心血管介入小计		93 019	4.84	56.96
神经介入	脑血管造影术	31 112	1.62	19.05
	颅内血管支架术	2 064	0.11	1.26
	脑血管溶栓术	248	0.01	0.15
	脑血管栓塞术	5 880	0.31	3.60
	其他神经介入	4 208	0.22	2.58
神经介入小计		43 512	2.26	26.64
肿瘤介入	经导管肝动脉化疗栓塞	14 029	0.73	8.59
	其他肿瘤栓塞术	1 284	0.07	0.79
	各种肿瘤消融术	496	0.03	0.30
	其他肿瘤介入	1 665	0.09	1.02
肿瘤介入小计		17 474	0.91	10.70
外周血管介入	外周血管造影术	2 113	0.11	1.29
	外周血管成形术	702	0.04	0.43
	外周血管溶栓术	149	0.01	0.09
	外周血管栓塞术	149	0.01	0.09
	其他外周血管介入	1 084	0.06	0.66
外周血管介入小计		4 197	0.22	2.57

（续表）

介入类型	介入诊疗项目	例　数	年应用频率/10⁻³	该操作所占比例/%
非血管介入	胆道介入	921	0.05	0.56
	消化道介入	1 114	0.06	0.68
	脊柱介入	416	0.02	0.25
	其他非血管介入	569	0.03	0.35
非血管介入小计		3 020	0.16	1.85
诊断介入	射线导引下的穿刺活检、穿刺引流等	1 243	0.06	0.76
其他介入		843	0.04	0.52
合计		163 308	8.5	100.00

对于三级医院，开展例数占前三位的介入放射学类型分别是心血管介入、神经介入和肿瘤介入，这三种类型分别占三级医院开展例数的 49.98%、32.63% 和 12.15%。对于二级医院，开展例数占前三位的介入放射学类型也是心血管介入、神经介入和肿瘤介入，这三种类型分别占二级医院开展例数的77.96%、8.35% 和 6.38%（见表 2-28）。从区域分布看，与周边区比较，中心区医院肿瘤介入、外周血管介入在各类介入诊疗中所占的比例较高，而心血管介入在各类介入诊疗中所占的比例较低（见图 2-4）。

表 2-28　2009 年上海市各类介入放射学频率的医院分布

介入类型	总例数	总应用频率/10⁻³	三级医院 应用频率/10⁻³	三级医院 占比/%	二级医院 应用频率/10⁻³	二级医院 占比/%	其他医院 应用频率/10⁻³	其他医院 占比/%
心血管介入	93 019	4.84	3.21	49.98	1.57	77.96	0.06	100
神经介入	43 512	2.26	2.10	32.63	0.17	8.35	0.00	0.00
肿瘤介入	17 474	0.91	0.78	12.15	0.13	6.38	0.00	0.00
外周血管介入	4 197	0.22	0.16	2.55	0.05	2.70	0.00	0.00
非血管介入	3 020	0.16	0.09	1.35	0.07	3.49	0.00	0.00
诊断介入	1 243	0.06	0.05	0.77	0.01	0.74	0.00	0.00
其他介入	843	0.04	0.04	0.56	0.01	0.38	0.00	0.00
合计	163 308	8.50	6.42	100	2.02	100	0.06	100

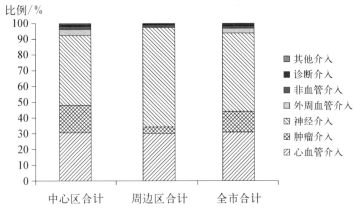

图 2-4　2009 年上海市不同区域介入放射学频率分布

2.6.2　CT 医疗照射剂量专项调查

医学领域的技术进步为社会进步做出重要贡献,也促使医学影像技术应用越来越广泛。由于 CT 具有分辨率高、可以快速进行三维重建等优点,因此已经成为准确、快速诊断疾病的不可或缺的影像学技术。但 CT 涉及使用 X 射线,而且与 X 射线摄影技术比较,CT 导致患者(受检者)的剂量更大。NCRP 最近的报告指出,在过去数十年中,公众所受到的平均医疗照射剂量明显升高[10]。医疗照射剂量的升高,归因于影像学技术应用的增加,其中 CT 和心脏介入扫描这两种影像学技术对于医疗照射剂量水平升高的贡献最大[11]。同我国其他地区一样,CT 在上海市的应用增长非常迅速。从 1998 年到 2008 年,上海地区安装并正常使用的 CT 数量从 69 台增加到 152 台,应用频率由 33.05 人次/千人口增加到 137.84 人次/千人口[12]。随着应用频率的迅速增加,以及相关技术的不断进步,人们对 CT 导致的人体健康效应也越来越关注,ICRP 发表专门报告论述 CT 患者(受检者)的防护问题[13]。

本研究调查主要类型 CT 扫描参数设置情况以及所致患者(受检者)剂量水平,并估算有效剂量,为建立和修订 CT 医疗照射指导水平提供科学数据。与以往调查不同,本研究不是采用体模法来测试头部和体部 CT 扫描的 CT 剂量指数(computed tomography dose index,CTDI),而是直接从医院的信息管理系统中调取患者(受检者)剂量信息,这样更能反映患者(受检者)实际受照剂量。而且,本研究根据临床实际情况,对 CT 扫描部位进行了细化,如将头部扫描细分为头颅、副鼻窦、耳道、眼睛,将脊柱、椎间盘等部位单列等,这对于建立更加准确、适用的诊断参考水平具有积极意义。

2.6.2.1 调查方法和内容

1) 调查对象

2009 年,上海市各医院有 CT 152 台。在综合考虑医院级别、设备类型等因素的情况下,本次调查抽取 35%(即 53 台)的 CT 机作为调查对象。在每台 CT 机上调查 10 例左右成年患者(受检者),共计调查 500 例。

2) 调查内容

调查的 CT 扫描类型主要包括头颅、副鼻窦、耳道、眼睛、胸部、腹部/骨盆、脊柱、椎间盘等。

调查的主要内容包括以下几个方面: ① CT 设备的基本情况,包括生产厂家、设备型号、安装日期、额定参数等;② 患者(受检者)基本情况,如性别、年龄、身高、体重等;③ 各类型 CT 扫描时的参数设置情况,如管电压(kV)、管电流(mA)、扫描时间(s)、准直宽度(mm)、层厚(mm)、螺距、扫描长度(mm)等;④ 各类型 CT 扫描时的剂量学参数,包括加权 CT 剂量指数(weighted computed tomography dose index, $CTDI_w$)、容积 CT 剂量指数(volume computed tomography dose index, $CTDI_{vol}$)、剂量长度乘积(dose length product,DLP)等。

3) 调查方法

现场调查时,分成两类情况:一类是从医院影像管理计算机系统中调出病例,摘取相关有用信息填入调查表中;另一类是患者(受检者)正在接受扫描,调查员直接记录相关信息。为确保数据准确可靠,用照相机拍摄记录相关参数的电脑显示页面(见图 2-5),由 2 名调查员对调查表记录数据和电脑显示页面记载内容进行核对。所有数据统一计算机录入后进行统计分析。

对于存在由 DLP 到有效剂量(E)的转换因子(k)的 CT 检查类型,包括头颅、胸部和腹部/骨盆,用本调查所取得的 DLP 乘以 k 值得到平均每次 CT 扫描所致有效剂量。对于暂时没有 k 值的 CT 检查类型,包括脊柱和其他,则直接参考文献[2]报道的平均有效剂量。根据上海市常住人口数,计算 CT 检查所致人均年有效剂量,并与上海市"九五"期间数据、国外同期数据进行比较。

```
Patient's Nam........CHEN GUO LIANG M-52Y        Gender..........................................M
Patient's ID......................CT-209388      Hospital Name.........SH CHANGZHENG HOSP
Procedure..............................Head      Equipment Name..........Philips, iCT 256
Protocal Name.............Brain C-/Head          Focal Spot resolution........STANDARD
Series Number............................3       Collimation..................16×0.625mm
Image Number............................1        Slice Thickness...............5.00 mm
Study ID............................5822         Rotation Time.................0.75 Sec
Content Date..............18 Jul, 2011           Cycle Time....................1.70 Sec
Content Time.............15:11:09:43             Field of View................239.0mm
Patient Position......Head First Supine          Voltage........................120 kV
Scan Options........................AXIAL        Current........................457 mA
Slice Location................275.8 mm           mAs............................400 mAs
Table Increment...............10.0 mm            SP Filter..........................No
Table Height.........................132         Adaptive Filter....................No
Tilt.............................0.0 deg.         Filter.............................U8
Scan Angle.....................420 deg.          Image Matrix..............512×512
Scan length....................130 mm            Center X,Y............0.0,12.0 mm
Scan Time........................0.88Sec         Image Zoom.....................1.00
Image Type........................AXIAL          CTDIvol......................73.8 mGy
PHILIPS
```

图 2 - 5　记录 CT 患者(受检者)信息的医院电脑显示页面

2.6.2.2　主要结果分析

1) CT 设备和患者(受检者)基本情况

在调查的 53 台 CT 设备中,其中 43% 分布在上海的中心区域,57% 分布在上海的周边区域。生产厂家主要是通用、飞利浦、西门子等国际知名企业,分别占调查设备的 43%、32% 和 19%,另有少量 CT 设备由日本的东芝公司、国内的东软公司所生产。从 CT 的探测器排数分析,16 排占 34%,64 排占 21%,单排占 17%,256 排占 2%(见表 2 - 29)。在调查的 500 名 CT 患者(受检者)中,男性 315 名,女性 185 名,平均身高 168 cm,平均体重 66.8 kg。不同类型 CT 扫描的患者(受检者)例数情况:头颅 39 名,耳道 32 名,副鼻窦 32 名,眼部 28 名,胸部 113 名,腹部 145 名,脊柱 68 名,椎间盘 43 名。

表 2 - 29　按探测器排数分类的 CT 数量分布

探测器排数	设备数量/台	该类设备所占百分比/%
1	9	17
2	6	11
4	4	8
6	2	4
8	2	4

（续表）

探测器排数	设备数量/台	该类设备所占百分比/%
16	18	34
64	11	21
256	1	2

2）CT扫描参数分析

各类型扫描所使用的CT球管电压为100～140 kV,平均管电压为120 kV左右,类型间差别不明显。头颅、椎间盘、脊柱扫描所使用的毫安·秒较高,分别为254毫安·秒/圈、252毫安·秒/圈和224毫安·秒/圈,胸部和腹部扫描所使用的毫安·秒较低,分别为148毫安·秒/圈和190毫安·秒/圈。不同设备类型所使用的射线准直宽度存在较大差异。绝大部分的头颅、椎间盘扫描为轴扫描,因此螺距因子为1。耳道、副鼻窦、眼部CT的螺距因子相对较低,分别为0.85、0.90和0.95,胸部、腹部CT的螺距因子相对较高,分别为1.22和1.12。头颅CT的扫描长度平均为112 mm,各患者(受检者)之间差别不明显。胸部、腹部、脊柱CT的扫描长度相对较长,平均值分别为259 mm、229 mm和146 mm,各患者(受检者)之间变化较大(见表2-30)[14]。

表2-30　CT扫描参数一览表

扫描类型	kV		毫安·秒/圈		螺距因子		扫描长度/mm	
	范围	$\bar{x} \pm s$	范围	$\bar{x} \pm s$	范围	$\bar{x} \pm s$	范围	$\bar{x} \pm s$
头颅	120～140	122±5.83	105～500	254±102	0.56～1.75	0.99±0.17	100～130	112±8.2
耳道	120～140	124±7.59	42.6～480	217±99.2	0.31～1.50	0.85±0.37	25.0～122	51.6±17.5
眼部	120～140	122±5.68	73.0～450	216±104	0.40～1.38	0.95±0.25	25.0～120	65.6±25.0
副鼻窦	120～140	121±3.90	53.0～444	210±107	0.38～1.38	0.90±0.22	30.0～120	74.3±22.9
胸部	100～130	121±3.23	32.0～400	148±78.3	0.75～1.50	1.22±0.24	150～512	259±63.6
腹部	100～140	121±4.30	46.7～400	190±84.8	0.69～1.75	1.12±0.28	75.0～460	229±70.4

(续表)

扫描类型	kV		毫安·秒/圈		螺距因子		扫描长度/mm	
	范围	$\bar{x} \pm s$	范围	$\bar{x} \pm s$	范围	$\bar{x} \pm s$	范围	$\bar{x} \pm s$
脊柱	120～140	124± 7.13	57.0～463	224± 95.8	0.37～1.38	0.96± 0.26	36.0～335	146± 80.5
椎间盘	100～140	123± 10.2	90.0～562	252± 123	0.75～1.00	0.99± 0.04	6.30～54.0	15.9± 9.7

3）各类型 CT 扫描的 CTDI 分析

CT 剂量指数（CTDI）是 CT 辐射剂量特性的实用表征量。$CTDI_w$ 能够反映所扫描平面中的平均剂量：$CTDI_w = 1/3 CTDI_{100中心} + 2/3 CTDI_{100外周}$，可作为 CT 诊断医疗照射的指导水平的表征量之一。$CTDI_{vol}$ 反映整个扫描容积中的平均剂量，可由加权 $CTDI_w$ 求得，$CTDI_{vol} = CTDI_w / C_{螺距因子}$。本研究同时调查各类型 CT 扫描的 $CTDI_w$ 和 $CTDI_{vol}$。对于轴扫描，因为螺距因子为 1，故 $CTDI_{vol} = CTDI_w$。

头颅 CT 扫描时，$CTDI_w$ 和 $CTDI_{vol}$ 较大，平均值分别为 55.4 mGy 和 56.1 mGy。眼部 CT 扫描时，$CTDI_w$ 和 $CTDI_{vol}$ 也较大，平均值分别为 43.1 mGy 和 47.0 mGy。胸部 CT 扫描时，$CTDI_w$ 和 $CTDI_{vol}$ 较小，平均值分别为 12.4 mGy 和 10.6 mGy。腹部 CT 扫描时，$CTDI_w$ 和 $CTDI_{vol}$ 平均值分别为 18.4 mGy 和 17.5 mGy（见表 2-31、表 2-32）。由表 2-31、表 2-32 可见，除胸部、椎间盘外，其他类型 CT 扫描 $CTDI_w$ 和 $CTDI_{vol}$ 的中位值略小于平均值，而第 75 百分位值均大于平均值。各种类型 CT 的 $CTDI_w$ 和 $CTDI_{vol}$ 变化范围较大。与东欧、亚洲、非洲[7]的调查研究结果比较，上海市的胸部、腹部、脊柱 CT 的 $CTDI_w$ 变化范围略大，最小值更低，最高值更大。

与我国国家标准[15]所规定的诊断参考水平（diagnostic reference level，DRL）比较，上海市头颅 CT 的 $CTDI_w$ 略大，而腹部、脊柱 CT 的 $CTDI_w$ 明显较小。与欧盟委员会所规定的 DRLs[16]比较，上海市的头颅、胸部、腹部和脊柱 CT 的 $CTDI_w$ 均明显较小。本调查研究结果显示头颅 CT 的 $CTDI_w$ 略大于国家标准所规定的诊断参考水平，主要原因是将耳道、眼部、副鼻窦等部位单独进行调查，而这些部位 CT 的 $CTDI_w$ 相对较低。

表 2 - 31　各类型 CT 扫描的平均 $CTDI_w$ 及与指导水平的比较(mGy)

扫描类型	上海				东欧[17]	亚洲[17]	非洲[17]	中国诊断参考水平[15]	欧洲诊断参考水平[16]
	$\bar{x}\pm s$	中位数	75百分位	范围					
头颅	55.4± 18.3	52.5	61.9	20.9～ 125.4	—	—	—	50	60
耳道	34.0± 18.2	27.2	46.1	9.5～ 93.4	—	—	—		
眼部	43.1± 23.4	41.0	53.3	12.9～ 133.8	—	—	—		
副鼻窦	36.0± 16.5	30.2	45.0	20.5～ 90.2					
胸部	12.4± 5.1	12.2	17.0	2.4～ 24.6	6.9～ 21.3	12～ 18.6	9.2～ 24.3	—	30
腹部	18.4± 9.2	17.1	22.4	5.8～ 66.2	10.2～ 21.2	11.7～ 21.6	11.9～ 22.7	25	35
脊柱	29.4± 18.0	24.3	41.9	5.8～ 86.3	12.3～ 23.9	19.3～ 19.5	11.9～ 38.8	35	35
椎间盘	27.4± 11.7	28.6	35.6	6.9～ 51.4					

表 2 - 32　各类型 CT 扫描的平均 $CTDI_{vol}$ (mGy)

扫描类型	例　数	$\bar{x}\pm s$	中位数	75百分位	范　围
头　颅	39	56.1±16.5	52.5	63.5	20.8～111.5
耳　道	32	46.1±25.9	41.2	64.4	10.1～101.9
眼　部	28	47.0±23.1	42.8	60.4	13.8～97.3
副鼻窦	32	42.1±17.6	38.5	55.9	17.5～90.2
胸　部	113	10.6±4.7	11.0	13.5	1.8～24.6
腹　部	145	17.5±9.8	16.2	21.1	5.2～52.6
脊　柱	68	32.6±20.7	27.7	43.2	6.5～76.9
椎间盘	43	27.6±11.7	28.6	35.6	6.9～51.4

4) 各类型 CT 扫描的 DLP 分析

剂量长度乘积(DLP)也常用于表达 CT 的剂量,并作为诊断参考水平指标之一。

ICRP 第 87 号出版物[10]对 DLP 的定义如下: $DLP = \sum_{i}^{n} CTDI_w \cdot nT \cdot N \cdot C$,式

中 i 为 CT 扫描序列数,N 为旋转圈数,nT 为每旋转一圈的标称限束准直宽度(cm),C 为 X 射线管每旋转一周的管电流与曝光时间之积(mA·s)。对于多排螺旋 CT,其 DLP 的计算方法可简化为 $DLP = CTDI_{vol} \cdot L$,式中 L 为扫描长度。

调查结果显示,头颅、脊柱、腹部 CT 的 DLP 较大,平均分别为 603.4 mGy·cm、429.9 mGy·cm 和 414.5 mGy·cm。椎间盘 CT 的 DLP 最小,平均为 42.7 mGy·cm。上海市胸部、腹部、脊柱 CT 的 DLP 最小值均小于东欧、亚洲、非洲调查结果[7],胸部、腹部 CT 的 DLP 最大值与上述三个地区的结果基本一致,脊柱 CT 的 DLP 最大值大于上述三个地区。与欧洲诊断参考水平比较,上海市的头颅、胸部、腹部、脊柱 CT 的 DLP 均明显较小(见表 2-33)。

表 2-33　不同地区 CT 扫描所致 DLP 的比较(mGy·cm)

扫描类型	上海				东欧[17]	亚洲[17]	非洲[17]	欧洲诊断参考水平[16]
	$\bar{x} \pm s$	中位数	75 百分位	范围				
头颅	603.4± 163.5	601.6	675.3	264.7～ 965.2	—	—	—	1050
耳道	241.8± 137.8	239.6	353.4	60.0～ 581.9	—	—	—	—
眼部	340.2± 197.9	285.5	487.2	71.9～ 784.2	—	—	—	—
副鼻窦	294.5± 106.6	264.0	380.4	125.0～ 517.3	—	—	—	—
胸部	293.6± 126.4	295.2	378.3	82.5～ 744.1	148～ 833	223～ 564	256～ 933	650
腹部	414.5± 211.7	390.2	501.8	78.0～ 1000.0	435～ 910	513～ 638	341～ 1314	780
脊柱	429.9± 265.7	394.2	638.0	26.3～ 948.3	289～ 541	513～ 720	341～ 646	780
椎间盘	42.7± 22.6	37.3	54.8	6.9～ 100.0	—	—	—	—

5) CT 致患者(受检者)有效剂量估算和发展趋势

2009 年,上海市 CT 的年应用频率达到 137.84 人次/千人口,其中头颅、胸部、腹部/骨盆、脊柱、其他 CT 扫描分别占 43%、18%、21%、9% 和 9%。根据该比例,以及各类CT扫描的典型有效剂量,计算得到平均每次CT扫描所致有效剂量为4.3 mSv。该值小于美国的6.3 mSv,以及加拿大的7.2 mSv。存在这种区别的主要原因是上海市的头颅CT所占比例明显较高,而腹部/骨盆CT所占比例明显较低(见表2-34)。

表2-34 平均每次CT扫描所致有效剂量

扫描类型	上海		加拿大[6]		美国[2]	
	百分比/%	典型有效剂量/mSv	百分比/%	典型有效剂量/mSv	百分比/%	典型有效剂量/mSv
头颅	43	1.4	27.3	2	28.6	2
胸部	18	5.0	14.5	7	16.1	7
腹部/骨盆	21	6.9	47.4	10	29.7	10
脊柱	9	4.0[2]	7.1	4	6.6	4
其他	9	5.0[2]	3.7	5	19	5
平均每次扫描所致有效剂量	100	4.3	100	7.2	100	6.3

2.6.2.3 结果分析与讨论

随着CT技术由传统的单层扫描向多层螺旋扫描的变革以及其他多排CT技术的应用,CT图像质量、扫描容积、扫描速度得到明显提高。与单排CT比较,16排CT的平均每小时扫描数量明显增加。到2009年,上海地区95%以上的CT为螺旋CT,而且50%以上为16排及以上。与"九五"期间比较,"十一五"期间上海市常住人口数量不断增加,这导致每台CT年平均扫描人次数大幅增加。由于多排螺旋CT几何学效率较单排CT低,因此每次扫描所导致的剂量通常较高。有研究表明,与单排CT比较,多排螺旋CT导致的有效剂量,在做头颈部扫描时高13.1%,在做胸部扫描时高29.0%,在做腹部和骨盆扫描时高35.8%[18]。随着CT新技术的推广应用,CT导致上海市民人均年有效剂量由"九五"期间的0.14 mSv增加到"十一五"期间的0.59 mSv,增加3.2倍。

本调查研究结果表明,各类CT扫描的曝光条件变化范围较大,这与设备性能、参数设置、患者(受检者)个体情况、医师工作习惯等因素有关。与其他同类研究比较,本研究结果显示的CT曝光条件范围相对较宽,可能与本研究涉及的设备数量和CT患者(受检者)数量较多有关。但这样做更能反映本地的实际情况。kV、mA•s、螺距、扫描长度等参数直接决定患者(受检者)剂量,并对 CT 影像质量的好坏起决定性作用[16]。因此,许多 CT 的生产厂家引入了自动曝光技术,该技术的基本原理是根据人体被扫描部位的大小、结构和对射线的衰减特性调整管电流,从而达到降低辐射剂量和保证图像质量的目的。曝光条件的差异也从侧面说明在规范化 CT 操作、控制患者(受检者)剂量方面还有大量工作需要开展。

为将放射防护最优化原则应用于 CT,许多国家或地区都制定了诊断参考水平。目前常用的 CT 诊断参考水平表征量为 $CTDI_w$ 和 DLP。我国国家标准《电离辐射防护与安全基本标准》仅规定了头部、腹部和脊柱(腰椎)的 $CTDI_w$ 参考水平。与该参考水平比较,上海市的头颅 CT 的 $CTDI_w$ 略大,这与我们将眼部、耳道都独立计算有很大关系,无疑使与参考水平中包括了眼部、耳道的头部值相比明显增大,而腹部、脊柱 CT 的 $CTDI_w$ 明显较小。与欧盟委员会所规定的诊断参考水平比较,上海市的头颅、胸部、腹部和脊柱 CT 的 $CTDI_w$ 和 DLP 均明显较小。在医用 CT 技术不断发展的情况下,制定本地区的关于 CT 的诊断参考水平,对于加强患者(受检者)防护具有重要意义。目前的多排螺旋 CT 多数可显示 $CTDI_{vol}$ 和 DLP,因此在制定 CT 的诊断参考水平时,可考虑将这两个参数纳入。本研究结果提示,应当慎重直接引用国际上制定的诊断参考水平,否则对本地优化 CT 影像质量和患者(受检者)剂量起不到指导作用。

人均年有效剂量是基于常住人口数量计算得到的,包括了未受到照射的个体。因此该指标反映的是人群 CT 暴露总体情况。具体到每一个体,则所受到的有效剂量存在较大差异。有的人可能会在较短时间内多次接受 CT 扫描,有的人可能在一年甚至很长时间内未接受 CT 扫描。有研究显示,CT 的重复扫描率较高,有 35% 的患者(受检者)在一年内接受多次胸部 CT 扫描,胸部 CT 扫描的重复率达到 60.3%[20]。有 30% 的患者(受检者)在一年内接受多次腹部或骨盆 CT 扫描,腹部或骨盆 CT 扫描的重复率达到 53.2%[19]。腹部或骨盆 CT 扫描导致的平均有效剂量较高,达到 10 mSv。对于接受 2 次以上腹部或骨盆 CT 扫描的患者(受检者),单纯 CT 导致的有效剂量即可超过 20 mSv。此剂量是国家标准[8]针对放射工作人员所规定的职业照射年剂量限值,规定该限值的目的是限制辐射致癌效应。虽然剂量限值不适用于医疗照射,但对于可导致较大剂量的 CT 的重复应用问题,还是应引起足够重视。

2.6.3 儿童CT应用频率专项调查

婴幼儿和儿童由于他们的细胞、组织和器官在不断生长和发育中,且有较长的期望寿命,因而有更多的时间让这些额外辐射的有害效应产生,所以以年轻患者(受检者)比成年人更容易受到辐射的影响。CT检查可能引起的儿童将来的恶性肿瘤或其他危害在学界现已引起了广泛的讨论,然而,当前我们掌握的年轻患者(受检者)中使用这种成像程序的数据是有限的。

有许多流行病学家对儿童暴露于CT检查的过往数据进行了调查,并做出了巨大的努力来评估其潜在的风险;有部分国家调查了儿童CT检查的应用频率和趋势;也有部分研究调查了儿童CT检查所致辐射剂量,甚至提出了相应的指南或者建议,根据患儿的年龄或身体大小建立诊断参考水平。以人群为基础的研究,能协助建立基于数据的指南,对于帮助临床医师确定在儿童中执行成像程序是否适宜相当重要。

然而,由于国家或地区的特异性,我们不能直接将其他国家的指南引入我国。2009年的调查显示在上海15岁以下儿童占所有CT检查患者(受检者)的18%,但是研究者当时并没有对儿童CT应用进行深入挖掘。本研究从上海的四家主要的儿童医院收集CT扫描信息,希望能够对上海市儿童CT检查的特征进行描述。

2.6.3.1 资料与方法

1) 调查对象

该研究选择了上海市四家主要的儿童医院(上海市儿童医院、复旦大学附属儿科医院、上海交通大学医学院附属新华医院和上海儿童医学中心)作为调查对象,这些医院以儿科技术闻名,并因其规模、登记人口的稳定性、保险产品的相似性以及地理分布特征而被挑选。每家医院被要求提供其在2011—2014年间进行过CT检查的所有儿童患者(受检者)资料。

2) 调查方法与内容

研究通过医院放射学信息系统(RIS)采集儿童CT扫描频率数据。在医院的放射科医师的帮助下,调查人员从放射学信息系统(RIS)数据库中获得了在2011年1月1日至2014年12月31日期间的所有儿童患者(受检者)的CT检查信息。频率数据最终导出到Excel中,每个案例包括以下信息:患者(受检者)ID[每个医院患者(受检者)有唯一代码]、性别、出生日期、检查类型、使用设备信息、检查部位、检查日期、检查原因和其他描述等。

3) 质量控制

收集的数据由3名主要从事放射防护的公共卫生人员在集中时间内完成

清理工作,并进行了质量控制。研究者建立了统一的数据清理的原则对各家医院的频率数据进行了统一的处理,在不丢失原始信息的基础上最大限度保证了结果的准确性与科学性。频率数据以匿名方式进行处理,四所医院用字母 A~D 进行编码。所有的检查信息最终细分为五个年龄组(小于 1 岁、小于 5 岁、5~10 岁、10~15 岁、大于 15 岁)和 13 种检查部位(头颅、颈部、胸部、心脏、腹部、脊柱、骨盆/盆腔、四肢、多部位、颌面部、五官、其他、无法判断)。"多部位"是指检查信息或结果报告中涉及多个扫描部位。

4) 统计学处理

研究使用 Microsoft Excel 2010 和 IBM SPSS Statistics 20 进行数据库管理、数据清理和描述性分析。采用卡方试验对多样本频率分布进行了比较,$P < 0.05$ 为差异有统计学意义。

2.6.3.2　主要结果

1) 调查样本基本情况

对医院放射信息管理系统(RIS)的回顾性分析显示,2011 年 1 月—2014 年 12 月,在被调查的医院中,有 175 672 名患者(受检者)进行了 249 350 次 CT 检查(见表 2-35)。所有案例来自 8 台 CT 机,这些设备的厂商是通用电气、飞利浦、西门子和东芝医疗器械公司。CT 检查案例中有 58.2% 的扫描由 16 层 CT 提供,有 39.9% 的扫描由 64 层 CT 提供。

表 2-35　2011—2014 年上海四家儿童医院不同 CT 设备检查人次分布

医院代码	设备厂商	设备型号	人　次	设备类型
A	GE	LightSpeed VCT	94 564	MSCT (64 排)
B	GE	LightSpeed 16	74 455	MSCT (16 排)
C	Toshiba	Aquilion TSX - 101A	55 706	MSCT (16 排)
D	Philips	Brilliance CT Slice	4 597	MSCT (64 排)
	Siemens	SOMATOM Definition	3 921	MSCT(双源 64 排)
	Philips	Brilliance CT Slice	126	MSCT (64 排)
	Philips	Brilliance ICT	952	MSCT(256 排)
	Siemens	Somatom emotion 16	15 029	MSCT (16 排)
合　计	—	—	249 350	

2) 患者(受检者)性别和年龄分布

表 2-36 显示样本患者(受检者)中男孩总频次(155 302,62%)高于女孩总频次(94 048,38%)。接受 CT 检查的大多数儿童年龄在 1~5 岁之间,占总

人次数的 40.3%，5～10 岁儿童患者（受检者）占总人次数的 26.4%，约19.1% 的检查属于新生儿。

表 2 - 36　2011—2014 年上海四家医院样本患者（受检者）年龄和性别分布

检查时 年龄/岁	男　孩		女　孩		合　计	
	例　数	构成比/%	例　数	构成比/%	例　数	构成比/%
≤1	29 418	62	18 325	38	47 743	100
(1～5]	61 381	61	39 172	39	100 553	100
(5～10]	42 064	64	23 839	36	65 903	100
(10～15]	20 739	64	11 671	36	32 410	100
>15	1 700	62	1 041	38	2 741	100
合　计	155 302	62	94 048	38	249 350	100

对不同年份的患者（受检者）性别分布进行比较，Pearson χ^2 结果 $P=0.174$，说明不同年份患者（受检者）的性别分布是相似的；对不同年份的患者（受检者）年龄分布进行比较，虽然 Pearson χ^2 显示 $P<0$，因样本量较大，研究可以认为每年患者（受检者）的年龄分布仍然是相似的。

调查显示，被调查的医院的儿童 CT 检查总数从 2011 年到 2014 年上升了10.7%（从 55 801 人次至 61 779 人次），初步显示上海的儿童 CT 检查呈上升趋势。从下图也可以看到每个年龄组的 CT 检查的频次均有略微的增加。因其中一个被调查医院在 2014 年 10 月引进了一个新的设备，而该部分案例未纳入我们的研究，因此，2014 年的数据可能低估了四家医院儿童 CT 检查人次数的实际情况。

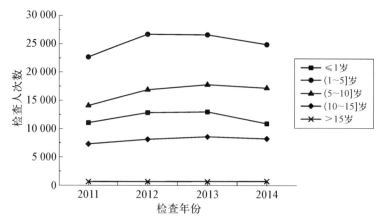

图 2 - 6　2011—2014 年样本患者（受检者）的年龄分布特征

3) 患者(受检者)检查部位分布

研究将从放射信息管理系统中获取的 249 350 条检查信息简化为 13 个主要的检查部位(头颅、颈部、胸部、心脏、腹部、脊柱、骨盆/盆腔、四肢、多部位、颌面部、五官等)。在所有样本中,头颅 CT 检查是每个年龄组中最常见的类型,占 CT 检查总人次数的 45.6%(见表 2‐37),接下来是胸部 CT(18.8%)检查、腹部 CT(13.0%)检查、心脏 CT(4.4%)检查和五官 CT(4.4%)检查。特别的是,在 1 岁以下(新生儿)年龄组,心脏 CT 检查人次数占该年龄组儿童 CT 检查总人次数的 14.5%,占所有儿童心脏 CT 检查总人次数的 63.0%。

表 2‐37　2011—2014 年上海四家儿童医院 CT 检查
患者(受检者)年龄和检查部位分布

检查部位	CT 检查时年龄/岁										合计	
	≤1		(1~5]		(5~10]		(10~15]		>15			
	例数	%	例数	%	例数	%	例数	%	例数	%	例数	%
头颅	21 656	45.4	51 719	51.4	28 823	43.7	10 773	33.2	701	25.6	113 672	45.6
颌面部	139	0.3	226	0.2	153	0.2	51	0.2	4	0.1	573	0.2
颈部	675	1.4	2 381	2.4	1 920	2.9	973	3.0	73	2.7	6 022	2.4
胸部	9 848	20.6	18 240	18.1	11 428	17.3	6 458	19.9	787	28.7	46 761	18.8
腹部	3 787	7.9	12 219	12.2	10 257	15.6	5 710	17.6	383	14.0	32 356	13.0
脊柱	252	0.5	1 103	1.1	1 502	2.3	672	2.1	57	2.1	3 586	1.4
骨盆/盆腔	451	0.9	2 241	2.2	1 833	2.8	1 358	4.2	132	4.8	6 015	2.4
四肢	321	0.7	1 921	1.9	2 657	4.0	3 058	9.4	320	11.7	8 277	3.3
心脏	6 917	14.5	3 056	3.0	676	1.0	283	0.9	49	1.8	10 981	4.4
五官	1 899	4.0	3 206	3.2	4 019	6.1	1 832	5.7	139	5.1	11 095	4.4
多部位	26	0.1	58	0.1	33	0.1	56	0.2	16	0.6	189	0.1
其他[①]	1 733	3.6	4 068	4.0	2 504	3.8	1 123	3.5	68	2.5	9 496	3.8
无法确定[②]	39	0.1	115	0.1	98	0.1	63	0.2	12	0.4	327	0.1
合计	47 743	100	100 553	100	65 903	100	32 410	100	2 741	100	249 350	100

① 其他是指扫描部位无法归类于上述明确部位的 CT 检查;② 无法确定是指无相关检查部位信息的 CT 检查。

观察不同年龄组的 CT 检查部位的构成,可以发现头颅、胸、腹、五官一直属于前五位的检查部位。除了新生儿组,各个年龄组儿童 CT 检查最多的三个部位是头颅、胸部和腹部。在新生儿CT检查中，心脏CT检查位于第三位（14.5%），腹部CT检查位于第四位（7.9%）；在1~5岁年龄组，其他部位CT检查名列第四位（4.0%）；在5~10岁年龄组，五官CT检查排名第四位（6.1%），而四肢CT检查排在第五位（4.0%）；在10~15岁年龄组，四肢CT检查排名第四位（9.4%），五官CT检查排在第五位（5.7%）；在15岁以上年龄组，四肢CT检查排在第四位（11.7%），五官CT检查排在第五位（5.1%）。

4）患者（受检者）重复检查情况

调查样本患者（受检者）在2011—2014年，平均每人约接受了1.4次CT检查。大多数儿童接受1或2次CT检查（92.2%），很少的人接受了多次的CT检查（见表2-38）。有33 634（19.1%）名患者（受检者）在这四年中接受了2次或者更多的CT检查，其中约26 819（79.7%）名儿童接受的是同一部位的CT检查。只有13 755（7.8%）名儿童接受了三次或者更多次的CT检查，其中8 496（61.8%）名儿童接受的是同一部位的CT检查。

表2-38 调查样本患者（受检者）中重复检查情况

接受的CT检查次数	患者（受检者）人数	构成比/%
1	142 038	80.85
2	19 879	11.32
3	5 870	3.34
4	2 994	1.70
5	1 660	0.94
6	934	0.53
7	538	0.31
8	445	0.25
9	270	0.15
10	222	0.13
11~20	748	0.43
>20	74	0.04
合 计	175 672	100.00

在重复检查的案例（见表2-39）中，有15 908个（33.7%）案例接受的是头颅CT检查，其次为胸部（27.3%）和腹部（24.8%）CT检查。当按性别分析时，男性和女性患者（受检者）重复检查的情况相似（数据未显示）。

表 2－39   2011—2014 年调查样本患者（受检者）不同部位的重复检查情况

检查部位	重复个案	占比/%	主个案	占比/%	合计	占比/%
头颅	15 908	14	97 764	86	113 672	100
颌面部	40	7	533	93	573	100
颈部	942	16	5 080	84	6 022	100
胸部	12 899	28	33 862	72	46 761	100
腹部	11 733	36	20 623	64	32 356	100
脊柱	290	8	3 296	92	3 586	100
骨盆/盆腔	647	14	3 938	86	4 585	100
四肢	692	8	7 585	92	8 277	100
心脏	616	6	10 365	94	10 981	100
五官	597	5	10 498	95	11 095	100
多部位	31	16	158	84	189	100
其他	2 626	28	6 870	72	9 496	100
无法确定	41	13	286	87	327	100
合计	47 227	19	202 123	81	249 350	100

2.6.3.3   结果分析与讨论

已有研究发现，许多儿童患者（受检者）会接受 CT 检查，尤其是头颅 CT 检查，但对儿童患者（受检者）的 CT 检查应用频率的研究在中国相对较少。苏垠平等曾经在一家医院[20]做过调查，国际原子能机构（IAEA）在 2011 年收集了三台 CT 设备的 2007—2009 年的频率数据[21]，但是这些儿童 CT 检查的频次数据依然是有限的。上海是中国最大的城市之一，其经济实力与大多数发达国家/城市相当，本研究在上海四家因儿科医学闻名的医院进行，其儿科诊断和治疗技术吸引了绝大多数父母和儿童，特别是那些处于严重/危急状况的孩子。因此，在上海大多数儿童 CT 检查都是在这些医院进行的，虽然这可能会引入选择性偏倚，但研究认为典型医院的调查依然可以反映某些重要结果。

调查样本患者（受检者）中，男孩（62%）接受 CT 检查的人次数比女孩（38%）多，在我国的另一项调查[6]也发现了有 68% 的病例为男孩。此外，在澳大利亚、英国、以色列、西班牙等发达国家调查[4,10-12]中也发现了男孩接受的 CT 检查多于女孩的情况。在上海中小学生中[22]，男生跌倒/坠落的伤害发生人次率（某人群发生伤害的人次数/同期该人群的人口数×100%）为 7.8%，而女生跌倒/坠落的伤害发生人次率为 6.5%；并且调查[23]也表明，男童的跌倒和坠落的比例高出女童 2 倍多，可能可以解释这种现象。

调查样本患者(受检者)年龄分布特征与瑞士的一项调查类似。瑞士的频率数据[24]显示,41%的CT检查在5岁以下的儿童中进行,27%的儿童CT检查的患者(受检者)年龄在5～10岁之间,其余检查的患者(受检者)年龄为10～15岁。本研究的样本患者(受检者)中,大多数CT检查的儿童年龄为1～5岁,占总人次数的40.3%;26.4%的CT检查的患者(受检者)为5～10岁儿童,约19.1%的CT检查的患者(受检者)为新生儿(略高于瑞士)。本研究收集到的数据中,只有2 741个CT检查(占所有CT检查案例的1%)案例的患者(受检者)年龄在15岁以上,可能是因为大多数年长的孩子会选择去其他的综合医院就诊。

对调查样本进行检查部位分布的分析可以发现,头颅CT检查的百分比高于胸部和腹部CT检查,这与其他发达国家的研究结果相似。本研究中,头颅CT检查在所有年龄组中都最常见,占所有检查的45.6%,在美国、德国和澳大利亚[25-26]的调查中也发现了类似的结果。本研究中胸部(18.8%)和腹部(13.0%)是另外两个主要的检查部位。在西班牙的加泰隆尼亚,最重要的三个检查部位是头/颈部(60.7%)、胸部(18.2%)、腹部/骨盆(10.6%)。此外,瑞士的调查[24]也发现,头颅检查占所有检查的62%,胸部和腹部CT检查分别占21%和17%。在美国,头部CT占的比例最高,其次是腹部和骨盆。

不同年龄的患者(受检者)CT检查部位的分布略有不同。观察各年龄组检查部位的构成可以发现,头颅、胸、腹、五官始终在最多的四种检查中。除新生儿外,各个年龄组最多的三个检查部位是头颅、胸和腹部,这在国内外研究中都已观察到。本研究发现新生儿心脏CT检查在占新生儿CT检查总频次的14.5%,占心脏CT检查总频次的63.0%。而早前日本的一项研究[27]也发现,新生儿心脏CT检查占儿童心脏CT检查总频次的54.9%。研究发现,头颅CT检查的百分比随着年龄的增长而下降,但四肢检查的占比随着年龄的增加而增大。5～15岁的儿童,四肢和五官CT检查始终是第四或第五位的检查类型。这可能与中小学生受伤的原因有关,据调查,上海市中小学生受伤的主要原因是跌倒/坠落,占所有伤害病例构成的59.2%,其次是刀/锐器伤和道路交通事故。

在重复检查的病例中,头颅、胸部和腹部仍然是主要的检查部位。与样本患者(受检者)中儿童CT检查部位分布略有不同,在重复检查的病例中,检查部位最多的是胸部。在重复检查的病例中,反复进行胸部CT检查的主要原因是肺部感染性疾病,多次头颅CT检查的原因是脑出血/外伤后的手术、脑积水的引流、肿瘤等,大多数人因腹部肿瘤或肿瘤手术而接受多次的腹部CT检查。

本研究无法获得上海地区儿童使用 CT 的频率,但上海 2009 年的调查结果得出,儿童 CT 检查占全市 CT 检查总频次的 18%。与 UNSCEAR 2000 年调查得出 15 岁以下的儿童 CT 检查的总频次占所有 CT 检查的 6% 相比,我们的数据相对较高,比德国等发达国家则要高出更多(约 1%)[25]。在 Muhogora 的研究[28]中,亚洲国家(没有中国)的儿童 CT 检查占比(16%)也高于东欧国家(5%)。另一项国际原子能机构的调查[21]显示,在亚洲(包括中国)部分医疗机构中儿童 CT 检查占比几乎是欧洲国家医疗机构的 2 倍。这都意味着在上海,儿童 CT 检查的使用频率相对较高,儿童 CT 检查的临床应用应该更加慎重。

CT 检查应用频率的计算通常会使用统计年鉴的人口学数据。依据上海市统计年鉴(2012—2015 年)中上海各区(县)户籍人口年龄构成,我们用获取的 CT 检查总人次数除以上海市当年的儿童人口总数,计算了 2011—2014 年样本中四家儿童医院数据得出的 CT 检查应用频率。从本研究结果可知,近年来上海市医疗机构儿童 CT 检查使用频率保持稳定,而 2009 年调查到儿童 CT 应用频率是 61.22 人次/千人口,假设 2011—2014 年上海市医疗机构儿童接受 CT 检查的频率与之相同,且计算儿童 CT 应用频率的分母即上海市儿童总人口数基本保持稳定,我们估算被调查四家医院儿童 CT 检查的总数约占上海市公立医疗机构儿童 CT 检查总频次数的 2/3。在上述假设的基础上,研究依据中国卫生和计划生育统计年鉴数据中上海市医院儿科门急诊人次数,用获取的检查总人次数除以门急诊人次数,再乘以校正系数 3/2,进一步估计了 2011—2014 年上海市医疗机构儿童门急诊 CT 检查应用频率,分别如下:8.7 人次/千门急诊人次(2011 年)、9.2 人次/千门急诊人次(2012 年)、9.0 人次/千门急诊人次(2013 年)、8.0 人次/千门急诊人次(2014 年)。

结果表明,上海医疗机构门急诊中儿童 CT 检查应用频率几乎保持稳定,且与其他发达国家的结果相近。在西班牙的加泰隆尼亚,在长达 23 年的研究期间(1991—2013 年),尽管前往医院就诊的儿童人数增加了,但就诊者使用 CT 检查的频率几乎没有变化,儿童门急诊 CT 检查应用频率一直维持在 8.3~9.4 人次/千门急诊人次。同样,一项美国研究[29]也发现,在 2005—2010 年期间,儿童 CT 检查的使用率相对稳定或者略有下降。

调查表明[30],2010—2012 年外来就医门急诊人次数约占全市总门急诊人次数的 4.5%,三级医院儿科的外来就医患者(受检者)比例可能较高,但是本研究计算的儿童门急诊 CT 检查应用频率既包括外来就医患儿也包括本地患儿,因此我们无须额外考虑外来就医患儿对上海市医疗机构儿童门急诊 CT

检查应用频率的影响。

国外研究已证实,如果在临床实践中引入更多的指南,特别是在轻微的头部外伤的情况下,可以避免更多头部CT检查。而上述结果,可能是因为我国很多医师和放射防护专家已经意识到头部CT检查是最常见的,并已经开始控制因头部受伤或疼痛为主诉的患儿的CT检查频率。本研究中头颅CT检查应用频率降低的另一个原因可能是2009年的研究没有将五官检查从头部CT检查中区分出来。本研究发现了儿童心脏和五官CT检查应用频率有很大的增长,可能也是因为以前没有详细数据。

研究也存在几点不足。第一,研究没有关于CT检查患者(受检者)的临床资料,因此无法评估所进行的检查的正当性。第二,研究没有估计CT检查所致的儿童患者(受检者)的有效剂量。第三,这项研究的数据是从四家典型的医院收集来的,这可能限制了我们的调查结果的外推性。

研究对从四家医疗机构获取的4年的儿童CT患者(受检者)的年龄、性别和检查部位的分布特征进行了描述,分析了样本患者(受检者)重复检查的结果,并对上海市儿童CT患者(受检者)应用频率进行了估计与分析,揭示了上海市儿童CT检查应用的部分情况。对样本的分析可以发现,儿童主要的CT检查部位是头颅,且头颅CT检查的百分比随着年龄的增加而减少。近年来,上海地区儿童CT检查使用率几乎保持稳定。在儿童CT检查实践中,我们需要对男孩、1~5岁儿童、新生儿心脏CT检查及重复的胸部CT检查给予更多的重视。为减少不必要的儿童CT检查,更多指南的建立与应用也刻不容缓。

2.7 上海市第三次医疗照射水平调查

为进一步掌握近十年来上海放射诊疗发展的实际情况,本次研究用典型抽样调查的方式,对上海市2016年度49家放射诊疗机构开展X射线诊断应用频次调查。

2.7.1 资料与方法

1) 调查对象

本次调查选取上海市全部16个区,每个区按照医疗机构级别,以典型抽样的方式,在开展放射诊疗的机构中抽取三级医院、二级医院、一级医院各1家,由于长宁区无三级医院,故抽样中增加2家二级医院。共计抽取49家医院作为调查对象,其中三级医院 15 家,二级医院 18 家,一级医院 16 家,调查范围覆盖每个被调查医疗机构 2016 年度(2016.1.1—2016.12.31)的全部 X 射线诊断活动。

2) 调查内容

内容包括被调查医疗机构的基本情况、各类型 X 射线诊断检查的频次。医疗机构的基本情况主要包括医疗机构级别、2016 年门急诊量、2016 年住院人数、开展 X 射线诊断检查科室的人员配置情况、放射诊疗设备配置情况(设备名称、生产厂家、设备型号、出厂编号、用途等)。

在调查 X 射线诊断频次的时候,按照 X 射线诊断的不同检查类型进行统计,并区分患者(受检者)性别和年龄组。X 射线诊断的类型主要包括胸部摄影、胸部透视、四肢及关节摄影、颈椎摄影、胸椎摄影、腰椎摄影、骨盆及髋关节摄影、腹部摄影、胃肠造影、牙科摄影、乳腺摄影、胆囊造影、尿路造影、输卵管造影、体外碎石、颅脑 CT、胸部 CT、腹部 CT、脊柱 CT、盆腔 CT、四肢 CT、血管 CTA、CT 介入、多部位 CT 等 25 类。年龄组按照国际通用的 UNSCEAR规定的三大年龄组划分,即 0～15 岁、16～40 岁、大于 40 岁。

3) 调查方法

依据国家方案的要求,制订上海的具体实施方案。全市 16 个区疾病预防控制中心相关人员召开项目启动会,宣传贯彻调查的目的和意义,解读调查方案,开展方法培训,统一布置工作任务。全市各区按照统一要求,负责所在辖区的调查工作。按照方案要求,首先从医疗机构信息系统读取检查频次数据,其次选择从人工记录中抄录(包括拍照后人工录入)。根据获取的原始数据进一步处理后,填入相应的调查表格。所有调查数据最终录入 Excel 表格进行计算和分析。

为提高调查数据质量,调查前开展技术培训,统一调查标准;调查实施过程中,强化沟通和协调,不定期召开项目工作会议,反馈存在的问题,及时提供解决方案;抽调技术骨干,组成质控小组,开展现场督导,对调查表进行质量控制,发现问题及时与调查员和被调查机构沟通确认。

4) 数据处理与分析

将所有调查数据录入 Excel 表格,并经双人核对。分析各检查类型的性别分布、年龄分布、不同级别医疗机构各检查类型的构成比。按照中国疾病预防控制中心辐射安全所的统一要求,分别以各医疗机构门急诊人次数、住院人数和工作人员数进行拟合,推算全市的医疗照射应用频率。

2.7.2 主要研究结果

1) 本次调查基本情况

调查的 49 家医疗机构,2016 年门急诊量共计 33 290 998 人次,住院人数共计 675 651 人。放射工作人员 1 414 人,其中放射诊断 816 人,介入放射学305 人,放射治疗 130 人,核医学 88 人,牙科放射学 71 人(见表 2 - 40)。X 射线诊断设备共 393 台,其中普通 X 射线机 1 台,计算机摄影设备(CR)3 台,数字摄影设备(DR)100 台,移动式 X 射线机 93 台,牙科 X 射线机 68 台,乳腺 X射线机 18 台,CT 机 42 台,数字减影血管造影设备(DSA)19 台,其他 X 射线诊断设备 49 台(见表 2 - 41)。

表 2 - 40 上海市 49 家调查样本医疗机构基本情况

级别	数量/家	门急诊量/人次	住院人数/名	放射工作人员数				
				放射诊断	介入放射学	放射治疗	核医学	牙科
三级	15	20 563 038	548 263	610	302	113	88	44
二级	18	6 995 790	122 643	172	3	17	0	22
一级	16	5 732 170	4 745	34	0	0	0	5
合计	48	33 290 998	675 651	816	305	130	88	71

表 2 - 41 上海市 49 家调查样本医疗机构 X 射线诊断设备配备情况

级别	设备数量/台									合计
	普通X射线机	CR	DR	移动式X射线机	牙科X射线机	乳腺X射线机	CT	DSA	其他	
三级	0	1	50	65	39	11	32	18	33	249
二级	1	1	31	26	20	7	10	1	16	113
一级	0	1	19	2	9	0	0	0	0	31
合计	1	3	100	93	68	18	42	19	49	393

2) 调查样本性别分布

本次调查的样本共计 4 442 662 人次,其中接受普通 X 射线诊断的男性患者(受检者)共计 2 233 831 人次,占 50.28%,女性患者(受检者)共计 2 208 831 人次,占 49.72%,患者(受检者)男女比例 1:0.99,性别分布较为平均(见图 2 - 7)。

检查项目	男性	女性
胸部摄影	52.22%	47.78%
胸部透视	48.97%	51.03%
四肢及关节摄影	50.36%	49.64%
颈椎摄影	43.84%	56.16%
胸椎摄影	38.04%	61.96%
腰椎摄影	45.39%	54.61%
骨盆及髋关节摄影	42.21%	57.79%
腹部摄影	59.33%	40.67%
胃肠造影	46.81%	53.19%
牙科摄影	44.57%	55.43%
乳腺摄影	0.03%	99.97%
胆囊造影	48.99%	51.01%
尿路造影	65.13%	34.87%
输卵管造影	0.00%	100.00%
体外碎石	71.70%	28.30%
颅脑CT	51.68%	48.32%
五官CT	55.31%	44.69%
胸部CT	53.94%	46.06%
腹部CT	54.77%	45.23%
脊柱CT	45.51%	54.49%
盆腔CT	54.33%	45.67%
四肢CT	53.42%	46.58%
血管CTA	53.91%	46.09%
CT介入	59.47%	40.53%
各部位CT	50.74%	49.26%
其他	47.33%	52.67%
合计	50.28%	49.72%

图 2-7　上海市 49 家调查样本医疗机构 X 射线诊断患者(受检者)性别比例

3) 调查样本年龄分布

表 2-42 结果显示,0～15 岁年龄组 438 039 人次,占比 9.86%,16～40 岁年龄组 1 314 642 人次,占比 29.59%,大于 40 岁年龄组 2 689 488 人次,占比 60.54%,各种检查类型的患者(受检者)分布均呈现随年龄增加的趋势,其中大于 40 岁年龄组所占比例最高。0～15 岁年龄组,以胸部摄影、四肢及关节摄影居多,占 39.27%、26.15%;16～40 岁年龄组,以 CT 扫描检查、胸部摄影居多,占 30.72%、25.17%;大于 40 岁年龄组,以 CT 扫描检查、胸部摄影居多,占 46.85%、18.15%。

表 2-42　上海市 49 家调查样本医疗机构 X 射线诊断患者(受检者)的年龄分布

检查项目	年龄组别				合　计
	0～15 岁	16～40 岁	>40 岁	未统计	
胸部摄影	172 026 (39.27%)	330 885 (25.17%)	488 272 (18.15%)	194 (39.35%)	991 377 (22.31%)

（续表）

检查项目	年龄组别				合 计
	0～15 岁	16～40 岁	>40 岁	未统计	
胸部透视	0 (0.00%)	1 880 (0.14%)	3 409 (0.13%)	0 (0.00%)	5 289 (0.12%)
四肢及 关节摄影	114 545 (26.15%)	221 556 (16.85%)	393 561 (14.63%)	115 (23.33%)	729 777 (16.43%)
颈椎摄影	4 193 (0.96%)	30 107 (2.29%)	55 897 (2.08%)	13 (2.64%)	90 210 (2.03%)
胸椎摄影	2 671 (0.61%)	7 786 (0.59%)	18 659 (0.69%)	1 (0.20%)	29 117 (0.66%)
腰椎摄影	3 712 (0.85%)	43 032 (3.27%)	87 694 (3.26%)	18 (3.65%)	134 456 (3.03%)
骨盆及 髋关节摄影	11 343 (2.59%)	15 771 (1.20%)	52 565 (1.95%)	1 (0.20%)	79 680 (1.79%)
腹部摄影	9 487 (2.17%)	6 587 (0.50%)	20 288 (0.75%)	2 (0.41%)	36 364 (0.82%)
胃肠造影	43 (0.01%)	1 414 (0.11%)	3 984 (0.15%)	0 (0.00%)	5 441 (0.12%)
牙科摄影	63 956 (14.60%)	220 282 (16.76%)	229 750 (8.54%)	18 (3.65%)	514 006 (11.57%)
乳腺摄影	3 (0.00%)	5 956 (0.45%)	24 132 (0.90%)	6 (1.22%)	30 097 (0.68%)
胆囊造影	23 (0.01%)	42 (0.00%)	872 (0.03%)	0 (0.00%)	937 (0.02%)
尿路造影	9 (0.00%)	1 825 (0.14%)	3 452 (0.13%)	0 (0.00%)	5 286 (0.12%)
输卵管造影	8 (0.00%)	1 157 (0.09%)	68 (0.00%)	0 (0.00%)	1 233 (0.03%)
体外碎石	4 (0.00%)	328 (0.02%)	501 (0.02%)	1 (0.20%)	834 (0.02%)
颅脑 CT	26 498 (6.05%)	104 566 (7.95%)	3 186 001 (1.85%)	2 (0.41%)	449 666 (10.12%)
五官 CT	3 312 (0.76%)	16 059 (1.22%)	36 620 (1.36%)	0 (0.00%)	55 991 (1.26%)

（续表）

检查项目	年龄组别				合　计
	0～15 岁	16～40 岁	＞40 岁	未统计	
胸部 CT	8 392 (1.92%)	126 296 (9.61%)	487 237 (18.12%)	3 (0.61%)	621 928 (14.00%)
腹部 CT	6 257 (1.43%)	86 643 (6.59%)	230 590 (8.57%)	3 (0.61%)	323 493 (7.28%)
脊柱 CT	683 (0.16%)	36 912 (2.81%)	83 126 (3.09%)	0 (0.00%)	120 721 (2.72%)
盆腔 CT	3 079 (0.70%)	8 259 (0.63%)	19 269 (0.72%)	0 (0.00%)	30 607 (0.69%)
四肢 CT	1 263 (0.29%)	14 445 (1.10%)	28 974 (1.08%)	0 (0.00%)	44 682 (1.01%)
血管 CTA	204 (0.05%)	3 971 (0.30%)	37 836 (1.41%)	86 (17.44%)	42 097 (0.95%)
CT 介入	18 (0.00%)	2 388 (0.18%)	9 628 (0.36%)	0 (0.00%)	12 034 (0.27%)
多部位 CT	120 (0.03%)	4 303 (0.33%)	8 236 (0.31%)	0 (0.00%)	12 659 (0.28%)
其他	6 190 (1.41%)	22 192 (1.69%)	46 268 (1.72%)	30 (6.09%)	74 680 (1.68%)
合计	438 039 (100.00%)	1 314 642 (100.00%)	2 689 488 (100.00%)	493 (100.00%)	4 442 662 (100.00%)

4）调查样本中各种检查类型的分布情况

表 2-43 结果显示，在各种检查类型的 X 射线诊断中以 CT 扫描检查、胸部摄影、四肢及关节摄影、牙科摄影等类型检查所占比例居高，分别达到38.58%、22.31%、16.43%、11.57%。三级医院的 CT 扫描检查、胸部摄影、四肢及关节摄影、牙科摄影在所有检查类型中所占比例为 43.58%、18.36%、16.49%、11.37%。二级医院的胸部摄影、CT 扫描检查、四肢及关节摄影、牙科摄影在所有检查类型中所占比例为 32.19%、25.41%、15.83%、13.51%。一级医院开展的检查类型主要以胸部摄影、四肢及关节摄影、腰椎摄影和颈椎摄影为主。所占比例最高的 CT 扫描检查中以胸部 CT 检查、颅脑 CT 检查、腹部 CT 检查所占比例居高，分别达到 14.00%、10.12%、7.28%。

表 2 - 43　X射线诊断患者(受检者)在不同级别医疗机构的检查类型分布情况

检查类型	三级医院		二级医院		一级医院		合　计	
	人次	构成比/%	人次	构成比/%	人次	构成比/%	人次	构成比/%
胸部摄影	621 554	18.36	302 250	32.19	67 573	57.15	991 377	22.31
胸部透视	0	0.00	19	0.00	5 270	4.46	5 289	0.12
四肢及关节摄影	558 172	16.49	148 625	15.83	22 980	19.43	729 777	16.43
颈椎摄影	59 339	1.75	24 333	2.59	6 538	5.53	90 210	2.03
胸椎摄影	18 924	0.56	9 453	1.01	740	0.63	29 117	0.66
腰椎摄影	91 155	2.69	33 816	3.60	9 485	8.02	134 456	3.03
骨盆及髋关节摄影	62 794	1.85	15 386	1.64	1 500	1.27	79 680	1.79
腹部摄影	30 119	0.89	5 977	0.64	268	0.23	36 364	0.82
胃肠检查	4 572	0.14	849	0.09	20	0.02	5 441	0.12
牙科摄影	384 961	11.37	126 825	13.51	2 220	1.88	514 006	11.57
乳腺摄影	10 782	0.32	19 315	2.06	0	0.00	30 097	0.68
胆囊造影	797	0.02	140	0.01	0	0.00	937	0.02
尿路造影	4 815	0.14	471	0.05	0	0.00	5 286	0.12
输卵管造影	330	0.01	903	0.10	0	0.00	1 233	0.03
体外碎石	659	0.02	175	0.02	0	0.00	834	0.02
颅脑CT	379 190	11.20	70 476	7.50	0	0.00	449 666	10.12
五官CT	51 676	1.53	4 315	0.46	0	0.00	55 991	1.26
胸部CT	555 379	16.41	66 549	7.09	0	0.00	621 928	14.00
腹部CT	290 393	8.58	33 100	3.52	0	0.00	323 493	7.28
脊柱CT	86 432	2.55	34 289	3.65	0	0.00	120 721	2.72
盆腔CT	23 350	0.69	7 257	0.77	0	0.00	30 607	0.69
四肢CT	32 963	0.97	11 719	1.25	0	0.00	44 682	1.01
血管CTA	41 356	1.22	741	0.08	0	0.00	42 097	0.95
CT介入	12 025	0.36	9	0.00	0	0.00	12 034	0.27
多部位CT	2 537	0.07	10 122	1.08	0	0.00	12 659	0.28
其他	61 072	1.80	11 950	1.27	1 652	1.40	74 674	1.68
合计	3 385 346	100.00	939 064	100.00	118 246	100.00	4 442 656	100.00

5) 全市 X 射线诊断的应用频率估算

根据 2016 年中央补助地方资金项目"医疗卫生机构医用辐射防护监测"的调查统计,2016 年上海市开展放射诊疗的三级医疗机构共计 59 家,二级医疗机构共计 118 家,一级医疗机构 1 387 家。2016 年上海市常住人口 2 419.7 万。按照点估算,2016 年全市接受 X 射线诊断约为 2 772.22 万人次,其中 CT 扫描检查 736.69 万人次,牙科摄影 253.80 万人次,则上海市 2016 年度 X 射线诊断应用频率估算值约为 1 228.34 人次/千人口,CT 扫描检查应用频率估算值约为 304.45 人次/千人口,牙科摄影应用频率估算值约为 104.89 人次/千人口。

2.7.3　分析和讨论

截至 2016 年底,上海市常住人口 2 419.7 万,拥有各种医疗卫生机构 5 011 家。全市共有卫生技术人员 178 170 人,平均 7.36 人/千人口。其中执业(助理)医师 65 519 人,平均 2.71 人/千人口。拥有床位 133 445 张,平均 5.51 张/千人口。以 UNSCEAR 划分 4 类医疗保健水平国家或地区相比较,属于 I 类地区水平。

分析本次调查的结果可见,随着国民经济的发展,医疗卫生事业也得到了飞速发展,全民对医疗保健的需求在不断增加,X 射线诊断检查的年频度也在持续增加。上海市 2007 年 X 射线诊断的总年频度为 745.55 人次/千人口。2016 年 X 射线诊断总频度估算值约为 1 228.34 人次/千人口,是 2007 年的 1.6 倍,公众平均每年接受 X 射线诊断检查的次数约为 1.2 次。据国外相关研究,同期欧洲 31 个国家平均 X 射线诊断频度达到 1 100 人次/千人口(包括牙科摄影)[31]。这些数据和趋势说明,上海市已经属于 I 级医疗保健水平,达到了发达国家的水平。正如 UNSEAR 等国际组织指出的,X 射线诊断的医疗照射不仅是最大的人工电离辐射照射来源,而且必将不断增加。本次的调查结果也印证了这点,同时凸显出在放射诊疗技术飞速发展的今天,医疗照射防护在放射防护领域的重要性。

近些年来,先进的放射诊疗技术在医疗卫生领域得到了广泛应用,数字化的放射诊疗设备正逐步取代传统设备。尤其在经济发达的上海地区,DR、CT 等数字化诊断设备已基本取代传统的普通 X 射线机和 CR 等过渡型计算机数字设备,并且高端设备也有增加的趋势,如双源 CT、能谱 CT 等越来越多在临床得以应用。调查结果也印证了这样的发展趋势,调查的 393 台放射诊断设备中,DR 占 25.45%,CT 占 10.69%,传统的普通 X 射线机和 CR 仅占 0.25% 和 0.76%。

技术的发展,数字化 X 射线诊断设备的增加,使得不同类型 X 射线诊断检查的频度发生了明显的变化。CT 检查的年频度显著增加,上海市 2007 年 CT 检查的年频度为 110.94 人次/千人口,占年总频度的 14.9%。2016 年 CT 检查的年频度估算值为 304.45 人次/千人口,占年总频度的 24.79%,是 2007 年的 2.74 倍。调查同时发现,三级医院 CT 检查频次占其检查总频次的 43.58%。ICRP 87 号报告指出,CT 的应用频度占 X 射线诊断总频度的 11% 的同时,其所导致的集体剂量却占 X 射线诊断的 67%[13]。CT 检查频度的显著增加,无疑会造成集体剂量的增加。CT 检查极大地提高了很多疾病的诊断质量,但其增加患者(受检者)个体和集体剂量的问题也不容忽视。在 CT 日益普及的今天,如何优化 CT 检查扫描条件,合理控制 CT 检查对患者(受检者)带来的照射剂量,其重要性和迫切性尤为突出。

另外值得关注的是,随着口腔医学的发展,近年来牙科 X 射线摄影明显增多,从 2007 年占比 4.70% 的 35.03 人次/千人口,上升至 2016 年的 104.89 人次/千人口,占比 8.54%,年频度增加了 1.99 倍。尽管牙科摄影单次检查所致患者(受检者)剂量不大,但受检人数的不断增加,同样会增加人群的剂量负担。

胸部透视检查比胸部摄影所致患者(受检者)剂量大得多,《放射诊疗管理规定》提出:"应当尽量以胸部 X 射线摄影代替胸部荧光透视检查"。经过多年的医疗照射防护宣传教育,临床上胸部摄影已基本替代胸部透视检查。调查结果显示,胸部透视频次仅占所有检查类型总频次的 0.12%。这是医疗照射防护在放射防护领域取得的可喜成果。

本次研究对掌握上海市 X 射线诊断医疗照射水平现状,分析预测新形势下 X 射线诊断医疗照射的发展趋势,起到了积极的作用。同时,也带来很多有益的启示,尤其是数字化 X 诊断技术带来好处的同时,如何优化照射条件,合理控制患者(受检者)剂量,将成为 X 射线诊断医疗照射防护工作的重点。

参考文献

[1] 国际原子能机构. 国际辐射防护和辐射源安全基本安全标准[S]. 国际原子能机构《安全标准丛书》第 GSR Part 3 号. 维也纳:国际原子能机构,2014.

[2] UNSCEAR. Sources and effects of ionizing radiation medical radiation exposures, annexes A[R]. UNSCEAR 2008 Report to the general assembly with annexes, New York: United Nations, 2010.

[3] ICRP. Radiological protection in medicine[R]. ICRP Publication 105, Oxford: Oxford University Press, 2008.

［4］　苏旭. 放射卫生进展报告(1949—2008)[M]. 北京：中国原子能出版社,2011.

［5］　郑钧正. 电离辐射医学应用的防护与安全[M]. 北京：原子能出版社,2009.

［6］　郑钧正,岳保荣,李述唐,等. 我国"九五"期间 X 射线诊断的医疗照射频率水平[J]. 中华放射医学与防护杂志,2001,20(增刊)：14 - 18.

［7］　高林峰,郭常义,郑钧正,等. 上海市"十一五"期间医疗照射水平调查[J]. 环境与职业医学,2009,26(6)：528 - 531.

［8］　高林峰,姚杰,郑钧正,等. 上海市 2007 年 X 射线诊断的医疗照射应用频度及其分布[J]. 环境与职业医学,2009,26(6)：532 - 536.

［9］　姚杰,郑钧正,高林峰,等. 上海市介入放射学应用现状的调查研究[J]. 辐射防护,2014,34(5)：281 - 287.

［10］　Wall B F. Ionizing radiation exposure of the population of the United States[R]. NCRP Report No. 160, Bethesda：NCRP, 2009.

［11］　Shrimpton P C, Hillier M C, Lewis M A, et al. National survey of doses from CT in the UK：2003[J]. Br J Radiol, 2006, 79(948)：968 - 980.

［12］　王彬,郑钧正,高林峰,等. 上海市医用 X 射线 CT 的应用频率及其分布研究[J]. 辐射防护,2013,33(2)：65 - 73,119.

［13］　Valentin J. Managing patient dose in multi-detector computed tomography（MDCT）[R]. ICRP publication 102, Oxford：Oxford University Press，2007.

［14］　高林峰,郑钧正,卓维海,等. 医用 X 射线 CT 主要检查类型所致成年受检者剂量研究[J]. 辐射防护,2013,33(2)：74 - 81.

［15］　国家质量监督检验检疫总局. 电离辐射防护与辐射源安全基本标准[S]. GB 18871—2002,北京：中国标准出版社,2002.

［16］　European Commission. European guidelines on quality criteria for computed tomography[R]. EUR 16262 EN, Luxembourg：European Commission，1999.

［17］　Muhogora W E, Ahmed N A, Beganovic A, et al. Patient doses in CT examinations in 18 countries：initial results from international atomic energy agency projects[J]. Radiation Protection Dosimetry, 2009，136(2)：118 - 126.

［18］　Healthcare Human Factors Group, Centre for Global eHealth Innovation，University Health Network. Computed Tomography Radiation Safety Issues in Ontario[EB]. 2006. http：//www. ehealthinnovation. org/files/CT radiation safety. pdf.

［19］　You J, Alter D, Iron K, et al. Diagnostic services in ontario：descriptive analysis and jurisdictional review[EB]. ICES Investigative Report, 2007. http：//www. ices. on. ca/file/Diagnostic Services Ontario Oct16. pdf.

［20］　苏垠平,陈俊波,肖国兵,等. 基于医院放射科信息系统的儿童 CT 检查频度调查[J]. 中华放射医学与防护杂志,2014,34(1)：41 - 44.

［21］　Vassileva J, Rehani M M, Al - Dhuhli H, et al. IAEA survey of pediatric CT practice in 40 countries in Asia, Europe, Latin America, and Africa：Part 1, frequency and appropriateness [J]. AJR Am J Roentgenol, 2012, 198（5）：1021 - 1031.

［22］　上海市疾病预防控制中心. 上海市中小学生伤害调查报告简明读本[R]. 上海,2015.

［23］ 上海疾控,喻彦. 别让孩子做"折翼天使",你要学会这几招! ［EB］. https：//mp. weixin. qq. com/s/1XvjBk7LyFiagzWNVtaC6A.

［24］ Verdun F R, Gutierrez D, Vader J P, et al. CT radiation dose in children：a survey to establish age-based diagnostic reference levels in Switzerland［J］. European Radiology, 2008, 18(9)：1980 - 1986.

［25］ Galanski M, Nagel H D, Stamm G. Paediatric CT exposure practice in the federal republic of Germany. Results of a nation-wide survey in 2005/06［R］. Hannover：Hannover Medical School, 2006.

［26］ Miglioretti D L, Johnson E, Williams A, et al. Pediatric computed tomography and associated radiation exposure and estimated cancer risk［J］. JAMA Pediatr, 2013, 167(8)：700 - 707.

［27］ Nakada Y, Fujiwara M, Yakami M, et al. Optimised paediatric CT dose at a tertiary children's hospital in Japan：a 4-y single-centre analysis［J］. Radiation Protection Dosimetry, 2016, 168(1)：61 - 71.

［28］ Muhogora W E, Ahmed N A, Alsuwaidi J A, et al. Paediatric CT examinations in 19 developing countries：frequency and radiation dose［J］. Radiation Protection, 2010, 140(1)：49 - 58.

［29］ Townsend B A, Callahan M J, Zurakowski D, et al. Has pediatric CT at children's hospitals reached its peak? ［J］. AJR Am J Roentgenol, 2010, 194（5）：1194 - 1196.

［30］ 张晗. 上海市外来就医现状及住院患者满意度分析［D］. 上海：第二军医大学,2015.

［31］ European Commission. Medical radiation exposure of the European population ［R］. Luxembourg：Publications office of the European Union, 2015.

第 3 章

放射防护原则在 X 射线诊断中的应用

电离辐射技术在医学领域尤其是在 X 射线诊断中的应用遍布全世界。据估计,全世界每天接受 X 射线诊断的患者(受检者)数在 1 000 万以上。以 X 射线诊断为主的医疗照射所导致的人均有效剂量呈快速增长趋势,在有些国家甚至已经达到或超过环境本底的剂量贡献。联合国原子辐射效应科学委员会(United Nations Scientific Committee on the Effects of Atomic Radiation,UNSCEAR)的统计数据显示,医疗照射导致的人均有效剂量由 1993 年的 0.30 mSv 增加到 2008 年的 0.62 mSv[1]。上述数据表明医疗照射对全世界公众造成的剂量负担越来越大,并且随着医疗条件的提高迅速增加。与此同时,有证据显示,有一定比例的 X 射线诊断程序并不符合放射防护正当性和最优化原则,因此这类程序所导致的剂量负担是不必要的。

根据国际放射防护委员会(International Commission on Radiological Protection,ICRP)103 号报告[2],将电离辐射的照射情况分为计划照射情况、应急照射情况和既存照射情况。其中计划照射情况是指在照射发生之前可以对放射防护进行预先计划的,以及可以合理地对照射的大小和范围进行预估的照射情况。医疗照射属于计划照射的范畴。

放射防护的基本原则包括实践的正当性、防护与安全的最优化和个人剂量限值三个方面。ICRP 指出,个人剂量限值不适用于医疗照射防护。本章介绍正当性原则和防护最优化原则在 X 射线诊断中的具体应用。

3.1　正当性原则

正当性(justification)就是对于一项涉及放射性实践,只有在权衡利弊并考虑了社会等各种因素之后,凡对受照射个人或社会所带来的利益大于其可能付出的各种代价时,该实践才是正当的。对于不具备正当性的放射性实践不应当实施。

对于计划照射情况而言,正当性是确定某一实践在总体上是否有益即采用或继续进行该实践对个人和社会的预期益处是否超过该实践所致代价(包括潜在电离辐射危害)的过程。医疗照射在本质上是患者(受检者)知情同意情况下自愿接受的,患者(受检者)个人是直接健康利益的受益者,同时也是潜在电离辐射危险的承受者。确保对患者(受检者)利大于弊,即实现净利益为正,是医疗照射的首要目标,同时应恰当地考虑到对放射工作人员和其他人员的电离辐射照射危险。由于医用辐射实践的独特性质,对患者(受检者)的医疗照射,需要采取与其他计划照射情景不同的、更加细致的正当性判断方法。执业医师应保证为患者(受检者)提供有效的诊治,包括防止患者(受检者)受不必要的电离辐射照射,对特定个体患者(受检者)实施特定放射诊疗程序的正当性判断,是执业医师的职责所在,必须给予高度重视。

正当性判断过程是在电离辐射健康效应的风险和医疗照射对个人的临床利益之间进行平衡,它包括对替代诊断和治疗技术利弊的考虑。有关正当性判断的指导原则已经由许多国际组织加以规定,并且已定为基本安全标准的要求。在判断医疗照射的正当性时,应该确保医学专业学会的不断参与,因为有效医疗实践的问题对这些判断将是最重要的。

X 射线诊断中的正当性应该遵循基本安全标准和国际放射防护委员会的建议[3-4]。监管部门应该要求注册者和许可证持有者有程序确保,只有符合国家关于涉及医疗照射的处方程序的培训和经验要求的从业医师开出处方,患者(受检者)才能接受医疗照射。负责参与决定施行医疗照射的医师应该考虑替代技术的效果、利益和风险,例如超声、核磁共振成像和内窥镜检查等,应该就所进行程序的必要性和适当性咨询有经验的 X 射线诊断学家。在剂量可能很高(如对于 CT 检查、复杂的诊断程序和介入放射学程序)或风险可能很高(如在小儿 X 射线诊断学方面和在怀孕期间检查)的情况下,需要增加额外的考虑。

遵照基本安全标准,对涉及医疗照射的人群进行大规模的筛选应该是正当的;同时为了生物医学研究和临床研究而进行的人体照射应该特别予以正当性判断。为了保险目的或法医学目的的任何 X 射线诊断学检查都被认为是不正当的,除非它提供了关于个人保健的有用信息。

3.1.1 正当性原则的一般要求

1) 医疗照射正当性的三个层次

为使一项医用辐射实践正当化所需的分析,通常是以经验、专业判断和常识为依据,然而,现在已经存在量化的决策技术,在具备所需信息和数据时,也应予以考虑。国际放射防护委员会(ICRP)第 73 号出版物提出,在电离辐射的医学应用中,正当性原则适用于三个层次。ICRP 第 103 号、第 105 号出版物沿用了原有的层次划分,并补充了新的资料和例证。详见表 3-1[4]。

表 3-1 　 医疗照射正当性原则的三个层次

层　次	内　　　　容
第一	医疗活动中恰当地应用电离辐射被普遍地认为益处大于危害,当前已将其正当性视为理所当然
第二	针对特定对象的特定医疗程序已被认为是正当的。例如,对已有相应症状的患者以及对可被检出和治疗的某一疾病高危人群所做的胸部 X 射线摄影。本层次的正当性,旨在判断某种放射诊疗程序是否有助于改善诊断或治疗效果,是否可以提供受照者的必要医学信息
第三	应证明应用于患者(受检者)个体的特定放射诊疗程序是正当的(利大于弊)。应当由执业医师在考虑到照射的具体医疗目标和受照者个人特征的基础上,事先对所有个人的医疗照射的正当性做出明确判断

2) 一个放射诊疗程序的总体正当性

放射诊疗程序的一般正当性的确认,是国家专业机构的职责,需与国家卫生和电离辐射防护审管部门、相关国际组织配合进行。某一医疗程序的总利益,不仅包括对患者(受检者)带来的直接健康利益,而且包含患者(受检者)家庭和社会的受益。

应当注意,对一项程序的正当性判断,并非必然会得出在各种情况下都同样是最佳程序的选择。例如,对严重肺部疾病的诊断,X 射线透视的利益大于风险。但社会经济条件较好的国家则倾向于首选 X 射线摄影,因为其带来更大的利益与危险的比值。然而,在欠发达国家,如果透视仍能产生净利益,并且没有更好的替代方法,则仍可选择透视。与此类似,应用常规 X 射线诊断学手段筛查某些特定类型疾病的正当性,取决于特定地区的发病率和是否可对检出病例提供有效治疗服务。

电离辐射医学应用的主要受照对象是患者(受检者),但是,也应充分考量职业照射、公众照射、潜在照射和事故的可能性。患者(受检者)利益并非主要目的一些诊断检查,其正当性必须专门予以考虑。对于现有医疗程序和新技术的风险效能,可利用的信息在不断增多,因而应对所做决定进行适时的审议。

3) 某一医疗程序用于单个患者(受检者)的正当性

对每个人照射的正当性判断,应当核实所需信息是否已经存在,而避免不必要的重复检查,应考虑拟采取的检查对于提供所需临床信息是否是最合适的方法。当对一名有症状或适应证的患者(受检者)实施某一已公认其正当性的简单诊断性检查程序时,通常无须进行额外的正当性判断。

对于患者(受检者)可能受到较高电离辐射剂量和电离辐射风险的检查,如CT或介入放射学程序,总体正当性判断可能不够,执业医师应逐例分析判断其使用于具体患者(受检者)的正当性。预先确定参考规范和患者(受检者)类别有助于加快正当化判断进程。在进行正当性判断时,应考虑以下因素:

——拟定程序和备选程序的详细情况;

——患者(受检者)个人的特性;

——患者(受检者)预期受到的医疗照射剂量;

——既往或预期的检查、治疗资料的具备情况等。

由于CT的临床实用性和有效性,常常诱使人们频繁检查疾病的进程或进行筛查,应该慎重考虑避免重复检查。

3.1.2　正当性判断的责任

政府相关部门、注册者和许可证持有者、X射线诊断学医师、放射技术人员等在正当性判断中承担各自的责任。

1) 政府和监管机构

政府必须授权有关各方发挥其作用和承担责任,确保医疗照射的正当性。监管机构必须要求对医疗照射负有责任的卫生专业人员具有适当领域的专长,并且要求他们满足相关专业的教育、培训和能力的要求。注册者和许可证持有者(医疗机构)必须确保任何个人不会受到不必要的医疗照射。

2) 注册者和许可证持有者

注册者和许可证持有者必须确保任何患者(受检者),不论有无症状,除以下情况外都不会受到医疗照射:① 转诊医师已要求实施放射诊疗程序并提供了关于临床情况的资料,或者这是一个已核准的健康普查计划的一部分;② 适当时通过放射诊疗医师与转诊医师之间的协商确定医疗照射是正当的,或者这是一个已核准的健康普查计划的一部分;③ 放射诊疗医师已按照基本安全标准的相关规定承担规划和实施医疗照射方面防护和安全的责任;④ 患者(受检者)或其法定授权代表已被酌情告知放射诊疗程序诊断或治疗的预期利益以及电离辐射风险[3]。

为直观起见,现以表格形式描述注册者和许可证持有者在医疗照射正当性方面的责任。详见表3-2。

表 3 - 2　注册者和许可证持有者在医疗照射正当性方面的责任

责　任	内　　容
患者(受检者)告知	确保在公共场所、患者(受检者)候诊室、小隔间和其他适当地方以适当文字设置标示,并确保且还酌情采用其他通告方式,要求将接受放射诊疗程序的女性患者(受检者)如有以下情况,则告知放射诊疗医师、技师或其他工作人员:① 已怀孕或可能怀孕;② 正处在哺乳期而预定的放射诊疗程序需要施用放射性药物
胎儿保护	确保制定有关的规则,用于在进行可能导致给胚胎或胎儿带来大剂量的任何放射诊疗程序之前,确定有生育能力的女性患者(受检者)的妊娠状况,以便能够在确定放射诊疗程序的正当性和防护最优化措施时考虑到这种情况
研究对象保护	确保任何个人都不会作为生物医学研究计划的一部分受到医疗照射,除非照射已按照基本安全标准的相关要求经伦理审议委员会(或已被相关主管部门赋予类似职能的其他机构)核准并且放射诊疗医师已按照规定承担责任
照料者保护	确保任何个人都不会作为照料者受到医疗照射,除非照料者在向接受 X 射线诊断学程序的个人提供照料之前收到并且已表示理解关于电离辐射防护和电离辐射风险的相关信息

3.1.3　正当性判断方法

1) 一般原则

在考虑到可利用的不涉及医疗照射的替代技术(如超声波、磁共振等)的临床效能、利益和风险之后,必须通过权衡医疗照射预期产生的诊断或治疗效益与其可能造成的辐射危害,确定医疗照射的正当性。应当注意,获益方可能未必是受照者,显然对患者(受检者)来说情况是如此,但对于生物医学研究中志愿者的照射,预期的好处是对生物医学科学和未来的保健工作而言的。同样,照料者本身没有从照射中得到利益,但是可能成功实施了对一名儿童的诊断程序使该儿童得到极大利益。

医疗照射均应有足够的净利益,在能取得相同净利益的情况下,应尽可能采用不涉及医疗照射的替代方法,在无替代方法时也应权衡利弊,仅当证明医疗照射给受照个人或社会所带来的利益大于可能引起的电离辐射危害时,该医疗照射程序才是正当的。对于复杂的诊断与治疗,应当逐例进行正当性判断。随着医疗技术与水平的发展,对过去认为是正当的医疗照射,应当重新进行正当性判断。

所有新型医疗照射的技术和方法,使用前均应进行正当性判断;已判断为正当的医疗照射类型,当取得新的或重要的证据并需要重新判断时,应对其重新进行正当性判断。通过正当性判断的所有新型医疗照射技术和方法,使用时应严格控制其适应证范围,拟用于新的适应证时应另行实施正当性判断。

转诊导则(或合理应用指南)和诊断路径的确认有助于防止医用辐射程序的滥用和错误使用。

2) 对患者(受检者)照射的正当性判断

在判断X射线诊断学的正当性时,应掌握好适应证,并考虑有关的转诊准则,正确合理地使用诊断性医疗照射。应根据临床目的和患者(受检者)个人特征对其进行正当性判断。以下是最常见的未经过正当性分析的检查事例:

(1) 入院、手术或分娩前,在没有(或不充分)症状表明疾病累及心脏或肺部的情况下,进行常规胸部X射线摄影;

(2) 对无症状的事故伤员进行头颅X射线摄影或CT检查;

(3) 在第5腰椎稳定的退行性状态或生命的最后10年,进行低位腰骶椎X线摄影。

医疗机构应严格执行检查资料的登记、保存、提取、借阅和检查结果互认制度,执业医师和有关医技人员应尽可能使用与计划照射相关的患者(受检者)先前已有的诊断信息和医学记录,不得因资料管理、转诊等原因使患者(受检者)接受不必要的重复检查。

必要时,应当通过放射诊疗医师和转诊医师之间的磋商确定对个体患者(受检者)进行医疗照射的正当性,特别是对于孕妇、哺乳期妇女或儿童患者(受检者),要考虑到:① 请求的适当性;② 程序的紧迫性;③ 医疗照射的特性;④ 个体患者(受检者)的特征;⑤ 患者(受检者)以往接受放射诊疗程序的相关信息。表3-3归纳了妇女、儿童X射线影像诊断医疗照射正当性要求。

表3-3 妇女、儿童X射线诊断医疗照射正当性要求

对　象	要　　求
育龄妇女	进行腹部或骨盆部位X射线检查之前,首先应问明是否怀孕,了解月经情况。为减少胎儿受到意外照射的机会,应在放射诊疗科室候诊区醒目地张贴如下内容的告示:"如果您已经怀孕或可能怀孕,请您在进行X射线检查之前告诉医师或放射科技师"
月经过期妇女	必要时应做妊娠试验予以排除,除非有确实证据表明其未怀孕,均应当作孕妇对待

(续表)

对　象	要　　求
已怀孕或可能已怀孕的妇女	除非临床上有强有力的临床指征,应当尽力避免施行可能引起其腹部或骨盆受到照射的 X 射线检查,考虑其他采用不涉及电离辐射的替代方法的可能性 如果确需进行,应事先告知其健康影响,周密安排程序,采取最优化的防护措施,最大限度地避免或减少电离辐射对胚胎和胎儿的影响
患病儿童	优先考虑非电离辐射检查方法 严格掌握儿童 X 射线影像诊断适应证,是否进行 X 射线检查应根据临床实际需要和防护原则进行分析判断 确有正当理由方可进行,并采用专门适于儿童的设备和技术条件,对辐射敏感器官(如性腺、眼晶状体和甲状腺等)提供恰当的屏蔽

3) 无症状人群体检查的正当性判断

作为无症状公众健康普查(筛查)计划的一部分实施的 X 射线诊断学程序的正当性必须由卫生主管部门会同适当的专业机构来确定。

涉及医疗照射的群体检查的正当性判断,应考虑通过普查可能查出的疾病、对被查出的疾病进行有效治疗的可能性和由于某种疾病得到控制而使公众所获得的利益。只有在国家卫生部门认定,在特定年龄段有较高的发病率、早期疾病确诊有较高的效能、被筛查人员接受的照射水平较低以及早期治疗有效并易于进行,且具备较高的利益/风险比的情况下,才可对无症状的患者(受检者)进行筛查。正确运用的例子包括在疾病高发人群或社区进行 X 射线胸部摄影以发现结核病,对年龄超过 50 岁的妇女进行 X 射线乳腺摄影以早期发现乳腺癌,或在胃癌高发地区通过双重对比造影透视筛查胃癌。筛查中涉及的所有因素都必须定期审查与再评估。如果不再满足预定的标准,就不应继续实施筛查。

为早期探测疾病目的但并非作为已核准的健康普查计划的一部分拟实施的对无症状个人的任何 X 射线影像诊断学程序,必须要求由放射诊疗医师和转诊医师根据相关专业机构或卫生主管部门的导则来具体确定对该个人的正当性。作为这一过程的一部分,必须预先告知该个人这种程序的预期利益、风险和限制。

我国卫生行政部门规定:① 不得将 X 射线胸部检查列入对无症状儿童及婴幼儿体检的常规检查项目。② X 射线诊断的筛选性普查应避免使用透视方法,使用便携式 X 射线机进行群体透视检查,应当报县级卫生行政部门批准。③ 在省、自治区、直辖市范围内进行放射影像健康普查,应当报省级卫生行政部门批准。④ 跨省、自治区、直辖市或者在全国范围内进行放射影像健康普查,应当报卫生部批准[18]。

健康体检应用放射检查技术必须遵循正当性和防护最优化原则,在保证诊断质量的前提下,尽可能降低受照剂量,严格控制使用剂量较大、风险较高的放射检查技术。事先在体检方案或体检表中应告知患者(受检者)该项检查的目的和风险,并严格控制放射检查频次和受照剂量,一般每年在健康体检中应用放射检查技术不超过1次。健康体检应当优先使用普通X射线摄影、CR;有条件的地区,推荐使用DR取代普通X射线摄影和CR检查。健康体检不得使用直接荧光屏透视;除非有明确的疾病风险指征(如年龄在50周岁以上,并且长期大量吸烟,心血管疾病风险评估为中高风险等),否则不宜使用CT[5]。

4) 关于研究志愿者的照射

国家审管机构应要求注册者和许可证持有者,只有当研究按照《赫尔辛基宣言》的条款和国际医学科学组织理事会(CIOMS)与世界卫生组织(WHO)规定的准则进行时才能对生物医学研究的志愿者实施照射。

这种研究应符合国家法规和标准的要求,并接受伦理审查委员会的意见。伦理审查委员会应在权衡对社会的净利益或对该研究对象可能的净利益的情况下,考虑有效剂量和合适的器官剂量以及引起健康效应的风险。应该对受照个人有直接的健康利益。如果这种医疗照射没有对受照个人产生直接效益,就要求有作为个案适用的特定的剂量约束,只能由具有相应资格又训练有素的人员施行这种照射。必须对受试者如实说明照射带来的风险和可能的益处,取得书面的知情同意书,受试者能够完全自由地按自己的意志行事,有权同意或拒绝参加实验,在任何时候可自由退出实验。

健康儿童不应作为生物医学研究计划的受试者。实验必须考虑育龄妇女怀孕的可能性。禁止将孕妇作为涉及胎儿受照的研究项目的受试者,除非妊娠本身是研究的焦点,而且无法采用风险更小的其他手段。

5) 与临床指征无关的X射线诊断学检查的控制

政府必须确保为医学诊断、医疗或生物医学研究以外之目的利用电离辐射进行的人体成像须受防护和安全系统的约束。确定正当性过程必须考虑以下几方面:① 实施这类人体成像程序的利与弊;② 不实施这类人体成像程序的利与弊;③ 与采用这类人体成像程序有关的任何法律或伦理问题;④ 这类人体成像程序的有效性和适宜性,包括电离辐射设备对预期用途的适当性;⑤ 在整个预期的实践期间安全地实施人体成像程序所需充足资源的可获性。如果通过上述程序已确定电离辐射人体成像的特定实践是正当的,则这种实践须受监管控制。审管机构在适当时与其他相关主管部门、机构和专业机构合作，必须制定对该实践的监管控制要求以及正当性审查要求。

以下行为是不正当的：

（1）用作一种艺术形式或为宣传而利用电离辐射的人体成像；

（2）与临床指征无关的任何为职业、法律需要或健康保险目的而进行 X 射线诊断学检查（如在就业之前或就业期间定期进行的工作适任性评估、对某一职业或运动的生理适合性评估、运动员在选拔或转让之前的评估、为法律目的进行的年龄确定、为法律目的获取证据、探测人体内藏匿的毒品、移民或移居要求、保险前体检和为索赔目的的获取证据等）；

（3）为侦查盗窃目的而对个人进行的 X 射线诊断学检查。

为探测可能用于构成国家安全威胁的犯罪行为的隐蔽物体而进行的利用人体成像等实践活动，必须由政府确定其正当性。政府必须确保在相关主管部门、专业机构和审管机构之间协商的基础上制定关于这种人体成像的剂量约束。

3.1.4　医学影像检查合理应用指南

《国际电离辐射防护和辐射源安全的基本安全标准》[3] 要求，在确定 X 射线诊断学程序中个体患者（受检者）医疗照射的正当性时，必须考虑到相关的国家或国际转诊导则。

二十多年来，有关区域和国家组织已经发表了一系列关于合理使用医学影像检查的指南。英国皇家放射学会（RCR）1989 年出版了"临床 X 射线诊断学服务的最佳应用"导则，并在 2012 年第 7 版进一步升级为可在个人计算机、平板电脑和智能手机使用的电子化临床决策辅助工具[6]。美国放射学会（ACR）的"合理性标准"旨在帮助临床医师针对两百多项主题（超过 800 种变量）开出最合理的成像检查申请（尤其在针对某种临床状况使用不带有电离辐射的成像检查会更适合时），已经建立了复审和适时修订的机制，可在线免费获取[7]。欧盟 2000 年发表的指南名为"医学影像转诊导则"[8]。

这些指南大多基于循证医学的原理和方法，进行标准化的文献综述和证据表的汇总，由相关专业人士构成的专家组对每一指征的适合性进行评分，对包括各种诊断 X 射线诊断学程序、介入程序、核医学程序，超声、磁共振等方式在内的医学影像检查的临床指征进行了详细、全面的描述，可作为临床决策辅助工具，帮助执业医师针对特定的临床问题从众多可供使用的检查类型中快速选择最恰当的影像检查方式，从而导致更高的合理应用层次和更低的剂量。

在不带有电离辐射的替代成像方法也能得到临床价值类似的诊断信息的场合，这些指南鼓励避免应用电离辐射成像程序。

相当数量的X射线诊断学检查并不具有临床正当性，因而避免不必要的X射线诊断学检查，乃是最为有效的电离辐射防护措施。北欧国家调查发现，约有20%的X射线诊断学检查对患者（受检者）的诊疗而言没有任何价值；在美国一所急诊室的调查表明，45%的X射线诊断学检查没有任何重要价值[9]。在美国，CT检查的频率每年递增10%，从1980年的300万人次增加到目前的8 000万人次，其中44%的检查是不正当的[10]。

鼓励和敦促医疗机构和医师广泛使用这些指南，并对指南的符合情况进行定期核查，有助于减少不正当的医疗照射，促进放射诊疗的合理应用。核查可依次遵循下列步骤：选定一个标准；评估本地实践；与标准作比较；执行改进措施；再核查。然后重复上述步骤，做出改善或再保证。核查应包括自下而上的内审和自上而下的外审。

有研究表明，合理转诊指南的推行可使X射线检查数量减少20%～44%[11]。对于儿童头颅创伤的检查，通过实施转诊导则符合情况的定期核查，导致临床转诊实践的重大变化。头颅CT检查的频率降低到原来的1/8，头颅X射线摄影的使用频率也显著下降，儿童头部创伤检查转诊指南的符合性则得到显著改善。

牙科X射线诊断学程序相当普遍地由非放射科医师实施。英国、美国和欧盟分别发表了供口腔科医师使用的牙科X射线诊断学检查"患者（受检者）选择标准"。美国研究表明，基于对无症状患者（受检者）临床评估的选择标准，结合对有症状患者（受检者）选择性根尖摄片，可使牙科X射线摄影数量减少43%，而漏诊率没有增加[12]。

国际原子能机构（IAEA）和WHO发起的《波恩行动倡议书》[13]，对于加强全球范围内医疗照射正当性原则的实施提出了具体的倡议，详见表3-4。

表3-4 《波恩行动倡议书》关于实施医疗照射正当性原则的倡议

项　目	内　　容
"3A"行动	即提高认识（awareness）、合理性（appropriateness）和核查（audit），"3A"行动可作为促进和强化实践正当性的一个工具
循证标准	在所有利益相关方的参与下，制定协调一致的循证标准，以增进临床影像技术的合理应用

(续表)

项　目	内　　容
转诊导则	在充分考虑当地具体情况和地区差异的基础上,在全球实施临床影像转诊导则,并确保这些导则的定期更新、可持续性和可利用性
临床核查	加强与正当性相关的临床核查的应用,确保正当性成为 X 射线诊断学日常实践的一个有效的、透明的和可问责的组成部分
信息技术	引入信息技术解决方案,如临床影像决策支持工具,并确保在医疗实践中能方便地获取和免费使用这些方案
健康筛查	进一步制订无症状人群健康筛查计划(如 X 射线乳腺摄影筛查)的正当性标准,制订并非作为已核准健康筛查计划参与者的无症状个人接受医学影像检查(如 CT 用于个人健康监护)的正当性标准

3.1.5　过度检查的原因

据 IAEA 2007 年对放射诊断成像检查正当性所作的国际咨询中,可能高达 50% 的检查是不必要的。执业医师应注意这一问题,采取行动避免并非患者(受检者)临床情况所必需的一些医学放射成像检查。导致过度检查的可能原因详见表 3-5。

表 3-5　导致过度检查的可能原因

原　因	具　体　内　容
患者(受检者)意愿	一些患者(受检者)将医疗质量与所做检查项目(尤其是"高精尖"设备的检查)的数量挂钩,或者基于由网络资源获得的不可靠信息,可能主动要求医师开具更多检查项目的申请单
经济利益	收费标准较高的一些 X 射线诊断学检查项目(如 CT 等)可能是医院或医师收入的一个重要来源,导致为商业利益驱动而滥用 X 射线影像诊断学检查 频繁进行重复的检查,对不具备适应证的患者(受检者)进行检查,对"自我转诊"的患者(受检者)进行不必要的检查
自卫性医疗	为了避免自己陷入可能的医疗纠纷,一些医师过度依赖包括 X 射线诊断学程序在内的种类繁多的检查手段
传媒影响	公众对一些议题的看法会受到许多社会因素的影响甚至"塑形",传媒是其中之一。例如,对医疗差错夸大渲染(甚至歪曲)的公开报道,可能导致公众对医疗安全的敏感度和关切度剧增

（续表）

原　　因	具　　体　　内　　容
行业影响	新技术研发和技术改进都需要时间，研究团体在利益/代价比分析的基础上对这些技术的了解和评估也需要时间。虽然已经进行了许多研究，但有时需要较长时期才能取得成果。这就产生了一个窗口期，可能出现由于知识匮乏而不当使用这些新技术和新设备的情况
贪图方便	患者（受检者）已经做过某项检查了，但就诊时忘带影像胶片或光盘。有时医师为了节省个人时间，就不去调阅病历（或电子病历）的记录，而让患者（受检者）重做检查
其他因素	临床非放射科专业医师往往本专业知识负荷和工作负荷过重，还需要不断了解本专业医疗和技术的新进展，相当一部分人没有接受过（或不愿主动申请）正式的辐射防护培训，对于医疗照射中患者（受检者）辐射剂量的认知水平很差。在医疗中经常希望用最短的等待时间获得最快的检查结果，而喜欢开具 CT 检查处方。不同来源的导则之间可能传递互相矛盾的信息，使得医师无所适从而盲目地开具 X 射线影像诊断学检查处方

3.1.6　避免或减少不必要检查的方法

正当性判断是电离辐射防护的第一步。医师所选择的检查方式应对特定的临床问题具有足够的灵敏性、特异性、准确度和可重复性，能达到预期诊断价值。当没有充分的临床指征时，无论影像质量多好，对患者（受检者）实施 X 射线诊断学程序都是不正当的。

执业医师在考虑开具 X 射线诊断学检查申请单时，可通过自问表 3-6 中的问题避免患者（受检者）受到不正当的辐射照射。

表 3-6　执业医师开具申请单前应当自问的问题

问　　题	意　　义
是否已经做过检查？	如果近期已经做过检查，应当尽力避免不必要的重复检查。有时无法准确追踪患者（受检者）的检查史，患者（受检者）也可能不告诉医师自己最近做过类似检查。因此应尽可能检索患者（受检者）既往检查程序及其报告或检查史，电子化数据库中存储的数字影像数据有利于这一检索。为避免重复检查，有必要建立 X 射线影像诊断学检查和患者（受检者）剂量的追溯系统，可参考 IAEA 的"智能卡"（Smart-Card）
是否需要进行检查？	应当避免不大可能产生有用结果的检查。仅在检查结果（无论是阳性还是阴性）能改变患者（受检者）管理或增加临床诊置信度时，才能认为该项检查是有用的。医师应确认检查结果产出与患者（受检者）临床状况的关联性

（续表）

问 题	意 义
是否现在就需要进行检查？	应当避免在没有考虑安全、资源效用和诊断产出的最佳贡献的情况下进行检查。与影像专家的讨论有助于转诊医师选择合适的检查方式和成像技术
这是最合适的检查方式吗？	应当避免在检查申请单上既未提供适当临床信息又未强调成像检查需要回答问题的情况。这一缺陷可能会导致在检查时使用错误的技术，如忽略必要的投照方位
检查是否过多？	一些医师倾向于过多依赖各种检查，一些患者（受检者）也乐于接受检查，尤其是所谓"高精尖"设备的检查

表 3-7 给出了一些减少不必要检查的方法，供读者参考。

表 3-7 一些减少不必要检查的方法

项 目	内 容
转诊	转诊医师与 X 射线诊断学医师的相互讨论可以增加检查的正当性，减少不必要的放射成像。应告知患者（受检者）并与其讨论检查的风险及利益。在日常工作中谨记并使用转诊导则
儿童	应当特别注意避免不适当的儿童 X 射线诊断学检查（尤其是 CT 检查）。儿童的某些组织对辐射更加敏感，他们有较长寿命期，潜在辐射致癌风险更易表现出来
CT	CT 扫描中 X 射线致癌的风险非常低，但有证据表明多次 CT 扫描会轻度增加儿童致癌的风险。应当减少不必要 CT 扫描的次数（尤其对于儿童）
育龄妇女	育龄妇女进行腹部或骨盆部位 X 射线检查之前，应询问和确认其是否怀孕。必要时应做妊娠试验予以证实
患者（受检者）要求	如果临床医师认为没有必要，要拒绝患者（受检者）提出 X 射线影像诊断学检查的请求
检查记录	应尽量获取历史检查记录。因为之前的检查记录不易获得而对患者（受检者）进行重复检查并不是好的做法

3.1.7 国内外标准对医疗照射正当性判断的要求

1）国际基本标准的要求

《国际电离放射防护和辐射源安全的基本安全标准》2014 年版第 37 项要求是专门针对医疗照射的正当性提出的。其具体内容如下：

有关各方必须确保医疗照射是正当的。

在考虑到可利用的不涉及医疗照射的替代技术的好处和风险之后,必须通过权衡医疗照射预期产生的诊断或治疗好处与其可能造成的辐射危害,确定医疗照射的正当性。

必须由卫生主管部门会同适当的专业机构确定放射程序的一般正当性,并且必须考虑到知识进步和技术发展对放射程序进行不时审查。

必要时,必须通过放射从业医师和转诊从业医师之间协商确定对个体患者进行医疗照射的正当性,特别是对于已怀孕或哺乳婴儿的患者或儿童患者,要考虑到:① 请求的适当性;② 放射程序的紧迫性;③ 医疗照射的特性;④ 个体患者的特征;⑤ 患者以往接受放射程序的相关信息。

在确定放射程序中个体患者医疗照射的正当性时,必须考虑到相关的国家或国际转诊导则。

作为无症状民众健康普查计划的一部分实施的放射程序的正当性必须由卫生主管部门会同适当的专业机构来确定。

为早期探测疾病目的但并非作为已核准的健康普查计划的一部分拟实施的对无症状个人的任何放射程序必须要求由放射从业医师和转诊从业医师根据相关专业机构或卫生主管部门的导则来具体确定对该个人的正当性。作为这一过程的一部分,必须预先告知该个人这种放射程序的预期好处、风险和限制。

部分志愿者(生物医学研究计划)所受的医疗照射被认为是不正当的,除非这种照射:① 符合《赫尔辛基宣言》的条款并考虑到国际医学科学组织理事会公布的导则以及国际放射防护委员会的建议;② 由伦理委员会(或被相关主管部门赋予与伦理委员会类似职能的公共机构)核准,遵守可能规定的任何剂量约束并遵守可适用的国家条例和地方条例。

2) 我国国家标准的要求

国家标准《医用 X 射线诊断受检者放射卫生防护标准》(GB 16348—2010)[19]对 X 射线诊断中正当性判断的要求如下:

(1)应用 X 射线检查应经过正当性判断。职业医师应根据患者的病史、体格检查、临床化验等判断是否需要采用 X 射线检查,掌握好适应证。

(2)应考虑优先选用非 X 射线的检查方法,根据临床指征确认 X 射线检查是最合适的检查方法时方可申请 X 射线检查。

(3)群体 X 射线检查,应根据有关疾病的流行情况、预期检查效果和 X 射线检查远期效应的危险度等进行正当性判断,以确定该群体 X 射线检查是否值得进行及可进行的范围。

（4）以医学监护为目的的群体 X 射线检查,应针对不同群体实际,恰当控制 X 射线检查人数、部位和频率。不应将胸透列为群体体检的必检项目。

（5）应特别加强对育龄妇女和孕妇、婴幼儿 X 射线检查的正当性判断。

（6）在无法使用固定设备且确需进行 X 射线检查时才允许使用移动式设备。使用移动式设备在病房内做 X 射线检查时,应采取防护措施减少对周围患者的照射,不允许将有用线束朝向其他患者。

（7）对不符合正当性判断的,不应进行 X 射线检查。

3.2　医疗照射防护的最优化

最优化(optimization)就是对于来自任意电离辐射源的照射,在考虑了社会等各种因素之后,个人受照剂量的大小、受照射人数以及受照射的可能性均保持在合理的尽可能低的水平。这种最优化应该以个人所受剂量和潜在照射危险分别低于剂量约束和潜在照射危险约束为前提条件。因为 X 射线诊断是由于个人医疗保健需要而有意识让患者(受检者)接受的照射,其防护最优化相对比较复杂,不一定意味着只着眼于减少对患者(受检者)的照射剂量,而优先考虑获得可靠的诊断信息和达到治疗效果。

防护最优化的过程,可以从直观的定性分析到使用辅助决策技术的定量分析,但均应以某种适当的方法将一切有关因素加以考虑,以实现下列目标:相对于主导情况确定出最优化的防护与安全措施,确定这些措施时应考虑可供利用的防护与安全选择以及照射的性质、大小和可能性;根据最优化的结果制定相应的准则,采取预防事故和减轻事故后果的措施,从而限制照射剂量的大小及受照射的可能性。

医疗照射通常旨在使受照射患者(受检者)个人直接获益,如果此项实践具有正当性,而且防护是最优化的,患者(受检者)剂量将会是符合医疗目标的尽可能低的水平,任何进一步单纯减少照射的做法可能会对患者(受检者)有害。因此,个人剂量限值不适用于医疗照射,但是对慰问、照料患者(受检者)的人员或生物医学研究中的志愿者应给予剂量约束。

鉴于为数众多的人群受到来自医疗实践的电离辐射照射,而且医疗照射所致个人剂量可能高于其他人工辐射源导致的个人剂量,患者(受检者)的防护应受到特别关注。消除那些不必要的、不正当的或导致与实现临床目标不相称剂量的照射,已成为医疗实践中的一个重要任务。

大多数可造成医疗照射的医学程序显然是正当的,而且这些医疗过程通常是为了受照人的直接健康利益,因此,人们对医疗照射中防护最优化的注意就稍逊于其他使用辐射源的情况。除了正当性判断的方法外,在 X 射线诊断学和介入放射学中尚有很大的余地可以降低剂量。

放射防护的最优化通常用于两个层次上:① 设备和设施的设计、合理的选择和建造;② 日常工作方法(包括相应的质量保证措施)。在医疗照射中,必须突出强调工作程序中的防护最优化,因为工作程序对患者(受检者)的剂量有直接的影响。

3.2.1 总体要求

注册者、许可证持有者、放射医师和放射技师必须确保对每次医疗照射实现防护与安全的放射防护最优化。X 射线诊断学的总体目的是在现有的资源限度内在使患者(受检者)受到最小照射的条件下获得所要求的诊断信息。在 X 射线诊断学中,必要时应有医学物理师的参与,为防护最优化,包括患者(受检者)剂量测定和质量保证提供咨询。目前全球范围内医学影像物理学方面的合格专家的匮乏可能妨碍了法人在每一授证申请时对此类专家的提名,然而,审管机构应当要求注册者和许可证持有者寻求适当的、切实可行的咨询,并促进对此类专家的培训工作。

3.2.2 设备与设施

1) 医用辐射设备的通用要求

医疗照射防护最优化过程应包括设备的选择,除考虑经济和社会因素外,应对便于使用、质量保证、患者(受检者)剂量评估和管理等诸方面进行考查,使之能得到足够的诊断信息。

审管机构在设备管理方面的职责如表 3-8 所示。

表 3-8　审管机构在设备管理方面的职责

职　责	内　　　容
监督管理	所有使用中的医用辐射设备均应处于电离辐射防护监督管理之下
设备更新	各种电离辐射装置的设备更新清单应上报审管机构

（续表）

职　责	内　　　容
质量保证	电离辐射装置的所有者应执行适当的包括质量控制在内的质量保证程序以及患者(受检者)剂量测量和评估
设备性能	批准使用的电离辐射设备,应在设备故障和人为失误及性能规格方面符合基本安全标准的要求
设备检测	在设备首次用于临床之前应对其进行验收检测,其后进行状态检测和稳定性检测,在大修操作后也应对其进行验收检测
操作细则	对于使用中的设备,应该制定特别的细则以指明在何种情况下应该采取补救行动,包括必要时使该设备退役

　　医疗照射所使用的辐射源应符合基本安全标准对辐射源的安全所规定的有关要求;尤其应将医疗照射所使用的系统设计成可及时发现系统内单个部件的故障,以使对患者(受检者)的任何非计划医疗照射减至最小,并有利于尽可能避免或减少人为失误。

　　在使用时,注册者和许可证持有者与供方合作,必须确保医用辐射设备和可能影响实施医疗照射的软件只有在其符合国际电工委员会(IEC)和国际标准化组织(ISO)的可适用标准或符合监管机构采用的国家标准时才可使用。在设备供方的合作下,许可证持有者在设备管理通用要求方面的职责如表 3-9 所示。

表 3-9　许可证持有者在设备管理通用要求方面的职责

职　责	内　　　容
设备性能	所使用的设备不论是进口的还是国产的,均应符合国家有关标准及规定
说明书	备有设备性能规格和操作及维修说明书,特别应备有防护与安全说明书
操作显示	现实可行时,将操作术语(或其缩写)和操作值显示于操作台上
出束控制	设置电离辐射束控制装置,这类装置应包括能清晰地并以某种故障安全方式指示射线束是处于"开"或"关"状态的部件
射束准直	设备带有射束准直装置,以便将照射尽可能限制于被检查或治疗的部位
辐射场均匀性	在没有任何辐射束调整装置的情况下,使诊治部位的电离辐射场尽可能均匀,并由设备供方说明其不均匀性
非诊断部位保护	使电离辐射泄漏或散射在非诊断部位所产生的剂量率保持在可合理达到的尽量低水平

2) 放射诊断设备的专用要求

对于放射诊断设备,许可证持有者在设备管理专用要求方面的职责如表3-10所示。

表3-10　许可证持有者在放射诊断设备管理专用要求方面的职责

职　责	内　　容
设计和制造	电离辐射发生器及其附属部件的设计和制造便于将医疗照射保持在能获得足够诊断信息的可合理达到的尽量低水平
操作参数	对于电离辐射发生器,能清晰、准确地指示各种操作参数,如管电压(kV)、滤过特性、焦点位置、X射线源与影像接收器的距离(SID)、照射野的大小,以及管电流(mA)与曝光时间(s)或两者的乘积(mA·s)等
照射停止装置	X射线摄影设备配备照射停止装置,在达到预置的时间、管电流与曝光时间乘积(mA·s)或剂量后该装置能自动使照射停止
透视控制	X射线透视设备配备某种X射线管工作控制开关,只有将此开关持续按下时才能使X射线管工作,并配备有曝光时间指示器和(或)入射体表剂量监测仪

在采购或更新放射诊断设备时,应尽可能选择能在检查程序实施时为操作者提供电离辐射剂量信息的设备。

对于使用X射线诊断学设备的授证,审管机构应当遵守基本安全标准提出的与设备故障、人为失误及性能规格有关的要求。应该特别注意符合IEC和ISO的相关标准或使用国家认可的同等标准。我国有关X射线诊断设备的国家标准和行业标准大多等同或修改采用IEC标准。一些X射线诊断学程序,如介入放射学、牙科X射线影像诊断学和乳腺摄影程序,应当用特殊设计的X射线系统来实施。

在任何可行的情况下,X射线摄影装置应当配备自动曝光控制(AEC)系统;X射线透视装置应当配备自动亮度控制(ABC)或自动剂量率控制、脉冲X射线系统和终末影像保存功能。这些装置如果有适当的维护和质量保证,将有助于促进患者(受检者)剂量的最优化。

在仍使用直接荧光屏透视的国家,应该鼓励使用带有影像增强器的透视装置替代直接透视装置的策略。

3) X射线设备机房防护设施的技术要求

X射线设备机房(照射室)应充分考虑邻室(含楼上和楼下)及周围场所的人员防护与安全。

每台 X 射线机(不含移动式和携带式床旁摄影机与车载 X 射线机)应设有单独的机房,机房应满足使用设备的空间要求。对新建、改建和扩建的 X 射线机房,其最小有效使用面积和最小单边长度应不小于表 3 - 11 所示的要求[14]。

表 3 - 11　X 射线设备机房使用面积及单边长度

设 备 类 型	机房内最小有效使用面积/m²	机房内最小单边长度/m
CT 机	30	4.5
双管头或多管头 X 射线机①	30	4.5
单管头 X 射线机②	20	3.5
透视专用机③、碎石定位机、口腔 CT 卧位扫描	15	3
乳腺机、全身骨密度仪	10	2.5
牙科全景机、局部骨密度仪、口腔 CT 坐位扫描/站位扫描	5	2
口内牙片机	3	1.5

① 双管头或多管头 X 射线机的所有管球安装在同一间机房内;
② 单管头、双管头或多管头 X 射线机的每个管球各安装在 1 个房间内;
③ 透视专用机是指无诊断床、标称管电流小于 5 mA 的 X 射线机。

X 射线设备机房屏蔽防护应满足如下要求:

(1) 不同类型 X 射线设备机房的屏蔽防护应不低于表 3 - 12 的要求,医用诊断 X 射线防护中不同铅当量屏蔽物质厚度的典型值参见 GBZ 130—2013 的附录 D。

表 3 - 12　不同类型 X 射线设备机房的屏蔽防护铅当量厚度要求

机 房 类 型	有用线束方向铅当量/mm	非有用线束方向铅当量/mm
标称 125 kV 以上的摄影机房	3	2
标称 125 kV 及以下的摄影机房、口腔 CT、牙科全景机房(有头颅摄影)	2	1
透视机房、全身骨密度仪机房、口内牙片机房、牙科全景机房(无头颅摄影)、乳腺机房	1	1

机 房 类 型	有用线束方向 铅当量/mm	非有用线束方向 铅当量/mm
介入 X 射线设备机房 CT 机房	2 2(一般工作量)[1] 2.5(较大工作量)[1]	2

[1] 按 GBZ/T 180 的要求。

(2) 应合理设置机房的门、窗和管线口位置,机房的门和窗应有其所在墙壁相同的防护厚度,设于多层建筑中的机房(不含顶层)顶棚、地板(不含下方无建筑物的)应满足相应照射方向的屏蔽厚度要求。

(3) 带有自屏蔽防护或距 X 射线设备表面 1 m 处辐射剂量水平不大于 2.5 μGy/h 时,可不使用带有屏蔽防护的机房。

在距机房屏蔽体外表面 0.3 m 处,机房的辐射屏蔽防护应满足下列要求:

(1) 具有透视功能的 X 射线机在透视条件下检测时,周围剂量当量率控制目标值应不大于 2.5 μSv/h;测量时,X 射线机连续出束时间应大于仪器响应时间。

(2) CT 机、乳腺摄影、口内牙片摄影、牙科全景摄影、牙科全景头颅摄影和全身骨密度仪机房外的周围剂量当量率控制目标值应不大于 2.5 μSv/h;其余各种类型摄影机房外人员可能受到照射的年有效剂量约束值应不大于 0.25 mSv;测量时,测量仪器读出值应经仪器响应时间和剂量检定因子修正后得出实际剂量率。

机房应设有观察窗或摄像监控装置,其设置的位置应便于观察到患者(受检者)状态。

机房内布局要合理,应避免有用线束直接照射门、窗和管线口位置;不得堆放与该设备诊断工作无关的杂物;机房应设置动力排风装置,并保持良好的通风。

机房门外应有电离辐射警告标志、电离辐射防护注意事项、醒目的工作状态指示灯,灯箱处应设警示语句;机房门应有闭门装置,且工作状态指示灯和与机房相通的门能有效联动。

4) 个人防护用品和辅助防护设施

每台 X 射线设备根据工作内容,现场应配备不少于表 3 - 13 所示的基本种类要求的工作人员和患者(受检者)防护用品与辅助防护设施,其数量应满足开展工作需要,对陪检者应至少配备铅防护衣;防护用品和辅助防护设施的铅当量应不低于 0.25 mmPb;应为不同年龄儿童的不同检查配备有屏蔽相应组织和器官的防护用品,防护用品和辅助防护设施的铅当量应不低于 0.5 mmPb。

表 3 – 13　个人防护用品和辅助防护设施配置要求

检查类型	工作人员		患者(受检者)	
	个人防护用品	辅助防护设施	个人防护用品	辅助防护设施
隔室透视、摄影	—	—	铅橡胶性防护围裙(方形)或方巾、铅橡胶颈套、铅橡胶帽子	或可调节防护窗口的立位防护屏,固定特殊患者(受检者)体位的各种设备
口内牙片摄影	—	—	大领铅橡胶颈套	—
牙科全景体层摄影、口腔 CT	—	—	铅橡胶帽子、大领铅橡胶颈套	—
同室透视、摄影	铅橡胶围裙选配:铅橡胶帽子、铅橡胶颈套、铅橡胶手套、铅防护眼镜	或铅防护屏风	铅橡胶性防护围裙(方形)或方巾、铅橡胶颈套、铅橡胶帽子	或可调节防护窗口的立位防护屏,固定特殊患者(受检者)体位的各种设备
CT 扫描(隔室)	—	—	铅橡胶性防护围裙(方形)或方巾、铅橡胶颈套、铅橡胶帽子	—
床旁摄影	铅橡胶围裙选配:铅橡胶帽子、铅橡胶颈套	或铅防护屏风	铅橡胶性防护围裙(方形)或方巾、铅橡胶颈套、铅橡胶帽子	—
骨科复位等设备旁操作	铅橡胶围裙选配:铅橡胶帽子、铅橡胶颈套、铅橡胶手套	移动铅防护屏风	铅橡胶性防护围裙(方形)或方巾、铅橡胶颈套、铅橡胶帽子	—
介入放射学操作	铅橡胶围裙、铅橡胶颈套、铅橡胶帽子、铅防护眼镜选配:铅橡胶手套	铅悬挂防护屏、铅防护吊帘、床侧防护帘、床侧防护屏选配:移动铅防护屏风	铅橡胶性防护围裙(方形)或方巾、铅橡胶颈套、铅橡胶帽子、阴影屏蔽器具	—

个人防护用品与辅助防护设施的性能应符合有关标准的要求。应根据工作场所 X 射线的能量和强度的差异或按相关标准的要求，选用不同类型和铅当量的防护材料及用品。

使用中的个人防护用品及材料每年应至少例行检查 2 次，防止因老化、断裂或损伤而降低防护效能。个人防护用品及材料的正常使用年限为 5 年，经检查并符合防护要求时可延至 6 年。

3.2.3 操作方面的要求

1）一般要求

对于 X 射线诊断学和介入放射学程序，患者（受检者）防护的最优化有赖于放射医师（或介入医师）、放射技师和医学物理师的密切合作。许可证持有者应保证：

（1）开具或实施放射诊断申请单的执业医师和有关医技人员所使用的设备和软件是合适的，在考虑了相应专业机构所制定的可接受影像质量标准和有关诊断参考水平（或医疗照射指导水平）后，确保患者（受检者）所受到的照射是达到预期诊断目标所需的最小照射，并注意查阅以往的检查资料以避免不必要的额外检查。

（2）执业医师和有关医技人员应认真选择并综合使用下列各种参数，以使患者（受检者）所受到的照射是与可接受的成像质量和临床检查目的相一致的最低水平，对于儿童患者（受检者）和施行介入放射学程序更应特别重视对下列参数的选择处理：① 检查部位，每次检查的摄片次数（或 CT 扫描层数）和范围或每次透视的时间；② 影像接收器的类型；③ 防散射滤线栅的使用；④ 初级 X 射线束的严格准直；⑤ 管电压（kV），管电流（mA）与曝光时间（s）或两者的乘积（mA·s）；⑥ 影像存贮方法；⑦ 适当的影像处理因素等。

（3）只有在把患者（受检者）运送到固定 X 射线诊断学检查设备是不现实的情况或在临床上不可接受的情况下，在采取了严格的辐射防护措施的前提下，方可使用可携式或移动式 X 射线诊断学检查设备。

（4）除临床上有充分理由证明需要进行的检查外，避免对怀孕或可能怀孕的妇女施行会引起其腹部或骨盆受到照射的 X 射线影像诊断学检查。

（5）周密安排对有生育能力的妇女的腹部或骨盆的任何诊断检查，以使可能存在的胚胎或胎儿所受到的剂量最小。

（6）尽可能对辐射敏感器官（如性腺、眼晶状体、乳腺、甲状腺和儿童骨骺等）提供恰当的屏蔽。

（7）患者（受检者）不应在机房内候诊；非特殊情况，检查过程中陪检者不应滞留在机房内。

2）技术规范

国际原子能机构（IAEA）、泛美卫生组织（PAHO）和世界卫生组织（WHO）共同倡议，审管机构应当要求提供详细说明用于常见的 X 射线诊断学程序的操作参数的规程，规程中应包括电离辐射产生器的参数值（如管负荷、kV 和 mA·s 的范围）、焦点大小、屏/片组合类型和胶片处理条件（如使用的化学药品、显影时间和温度），根据临床目的和患者（受检者）因素（年龄、体重、身高或厚度等）选定照射条件的技术参考图表等。CT 扫描的剂量可能较高，因此应该提供对 CT 扫描和其他复杂的数字化 X 射线诊断学程序的专用规程。

要求提供此类文件的目的不是为了评价选择的充分性，而是为了保证研发针对每一类型的标准 X 射线诊断学程序和规程。

对一些从未参加质量保证（QA）程序的设施而言，符合上述要求可能是困难的，存在这种情形的国家或地区，审管机构可能请求（放射医师、技师、物理师和工程师）专业学会开发可能更适合当地情况的一整套标准。在随后的核查中，审管机构可能寻求防护最优化与产生足够的影像相一致而且在持续改进的基础上得到积极实施的保证[7]。

3）胎儿受照的管理

对于孕妇的防护最优化需要给予特殊考虑。一旦做出实施某一具体 X 射线诊断学程序的决定，应确保防护最优化。专门拟定合适的检查程序和减少胎儿受照剂量最常用的方法如下：把射束准直到一个非常特定的感兴趣区（ROI），严格限制照射野；在可能时卸除防散射滤线栅；如果不会对获取影像造成干扰，选择使用合适的器官屏蔽用具；减少摄影数量；增加管电压也可降低胎儿剂量，特别是胎儿直接受照的情况下。然而这些技术上的变更不应过分损害检查的诊断价值[15]。

除非在高剂量程序中胎儿处于主射束中或非常接近主射束，在检查完成之后一般不需要专门估算胎儿剂量。如果接受腹部或骨盆部位的高剂量 CT 扫描、X 射线透视或介入程序，则需要评估胎儿剂量。由于涉及多方面的不确定性，胎儿剂量评估并非易事，需要在有资质的诊断放射物理专家的帮助下实施。

对胎儿的任何照射都可能引发对潜在胎儿健康影响的担心。虽然绝大多数诊断性 X 射线摄影检查中胎儿吸收剂量通常很小，这种担心往往会导致医务人员不恰当地建议推迟或取消必要的诊断程序,甚至考虑终止妊娠。ICRP第84号出版物认为:终止妊娠应是一个受多种因素影响的按个人情况做出的一项谨慎的决定。小于100 mGy的胎儿剂量不应该当作终止妊娠的理由;大于这个水平的剂量,可能会对胎儿造成损害,损害的程度和类型与剂量和妊娠的时期有关[16]。

X射线诊断学中胎儿剂量通常远低于50 mGy,除非胎儿处于直射束照射的一些高剂量程序。英国常用X射线诊断检查所致的胎儿剂量近似值列于表3-14[16]。

表3-14 英国常用X射线诊断检查所致的胎儿剂量近似值

检 查	平均值/mGy	最大值/mGy
普通X射线检查		
腹部	1.4	4.2
胸部	<0.01	<0.01
静脉尿路造影	1.7	10
腰椎	1.7	10
骨盆	1.1	4
头颅	<0.01	<0.01
胸椎	<0.01	<0.01
X射线透视检查		
钡餐(上消化道)	1.1	5.8
钡灌肠	6.8	24
CT检查		
腹部	8.0	49
胸部	0.06	0.96
头部	<0.005	<0.005
腰椎	2.4	8.6
骨盆	25	79

3.2.4 辐射源和剂量测定系统的校准

基本安全标准要求医学物理师必须确保:① 对能产生医疗照射的所有辐射源采用国际上认可的或国家认可的方案,按适当的量值校准;② 临床使用之前调试设备、任何重大维修程序有可能对剂量测量产生影响以及按审管机构核准时间间隔时,都要进行校准;③ 用于患者(受检者)剂量测定的所有剂量计的校准和辐射源的校准可追溯到一个标准剂量学实验室。为达此目的,应该用在诊断放射学范围内的 X 射线谱和剂量率对剂量测量仪器进行恰当的校准,并按规定保存校准测量和相关计算的记录。

剂量计的校准通常是在注册者和许可证持有者可以利用的标准剂量学实验中实施的。理想的情况是,剂量学的校准应可追溯到所在国的国家一级标准剂量学实验室(PSDL),应使注册者和许可证持有者能够直接利用或通过一个被充分认可的二级校准实验室加以利用。当前,只有 IAEA/WHO 网络系统中的一些二级标准剂量学实验室(SSDL)能够提供使用诊断放射学谱的校准服务。由于诊断放射学照射中的剂量学准确性并不严格,用兼容的半值层来校准应当是可以满足要求的。在制造商经营着一个得到公认的官方注册的认证机构校准设施的前提下,审管机构可以选择接受由仪器制造商安排的校准证书中标明的校准值。证书应说明校准因素的总不确定度。为保证仪器之间的一致性,审管机构可能要求用户参加定期剂量测量仪器之间的对比。

在诊断放射学中,辐射源的校准可解释为如下:在标准条件下离辐射源规定距离处的辐射野中央位置上(沿 X 射线束的轴线)吸收剂量(或 X 射线透视检查中的剂量率)的监测。在 X 射线透视检查中这些条件将包括管电压(以 kV 计)和管电流与曝光时间乘积(以 mA·s 计)的典型数值;在 X 射线摄影中将包括管电压(以 kV 计)和管电流与曝光时间乘积(以 mA·s 计)的典型数值。两者所包括的量程应该是临床实践中使用的范围。应该说明校准剂量(即用于校准的照射量或者空气比释动能)是在空气中测量的,还是在代表患者(受检者)的模体表面上测量的。在后一种情况下将包括反散射。

3.2.5　医疗照射质量保证和质量控制

1) 质量保证

质量保证(quality assurance,QA)是指对履行规定要求建立信心的管理系统职能,更为确切的定义是为了对某一物项、过程或服务能够满足如许可证中规定的特定质量要求建立充分的信心所需采取的有计划的系统的行动。对于 X 射线诊断学而言,质量保证大纲旨在建立某种程序,以便定期或持续监测放射设施的性能,力求以最小的代价和患者(受检者)个人接受最小的辐射剂量来获得最佳的诊断信息。

监管部门应该要求按照基本安全标准的规定,在有这方面适当的合格专家参加的情况下,同时考虑泛美卫生组织和世界卫生组织规定的原则,制订X射线诊断设施的全面质量保证大纲。注册者和许可证持有者必须确保医疗照射质量保证大纲包括(对医用辐射设施适宜时)表3-15和表3-16所列的内容。

表3-15　医疗照射质量保证大纲框架(通用)

项　目	质量保证大纲框架
物理参数测量	由医学物理师或在其监督下在以下时间进行医用X射线诊断学设备的物理参数测量:在设备临床用于患者(受检者)之前对设备进行验收和调试时;此后定期进行;在可能影响患者(受检者)的防护和安全的任何重大维护程序之后;在可能影响患者(受检者)的防护和安全的任何新软件安装后或对现有软件修改之后
纠正行动	如果上述物理参数测量值超出既定的控制标准,则实施纠正行动
程序核验	对X射线诊断程序中采用的适当物理因素和临床因素进行核验
记录	保存相关程序和结果的记录
定期检查	定期检查剂量测定设备和监测设备的校准和运行状况

表3-16　医疗照射质量保证大纲框架(X射线诊断专用)

序号	质量保证大纲框架
1	图像质量评定
2	胶片报废分析
3	患者(受检者)剂量估计
4	在调试的时候和其后定期进行的辐射发生器物理参数(如千伏电压、毫安秒、波形波动和焦点大小)测量和成像器件(如胶片冲洗机)的检查
5	用于患者(受检者)诊断的适当的物理和临床因子的验证
6	有关程序和结果的文字记录
7	剂量测定和监测设备的适当校准及其操作状态的验证
8	用于补救行动、后续工作和结果评价的程序

审管机构应该要求注册者和许可证持有者将制订一个质量保证大纲作为取得授证的一项前提条件。质量保证大纲的结构和范围则视各项设施的需要和复杂程度而定。

只有一台X射线机、一间暗室或一台洗片机的单位,至少要求主管的放射技师对质量保证的大部分要求都能应付，或可与从外单位来的质量保证专家临时商议。拥有多台不同类型复杂的放射装置的医院，在辐射安全或质量保证委员会的通用指南指导下建立比较正规的质量保证大纲是有益的，可授权若干人员负责对主要设备执行该大纲，如授权质量保证技术人员或放射技师负责大部分的常规性能监测工作，授权质量保证工程师或医学物理师负责影像增强器、乳腺 X 射线摄影设备、介入专用设备、CT 机、影像存档与传输系统（PACS）、X 射线影像诊断学信息系统（RIS）以及其他复杂设备或系统的性能检测和评估。

注册者和许可证持有者必须确保对医疗照射质量保证大纲进行定期独立核查，并确保核查的频度与实施的 X 射线诊断学程序的复杂性及相关风险相适应。

质量保证大纲应当包括内部听证和外部听证，以及持续改进的制度安排。这些原则应与辐射防护大纲结合起来实施，以期在强化防护与安全的同时改善临床诊断质量和效能。

2）质量控制检测

质量控制（quality control，QC）是通过对 X 射线诊断设备的性能检测和维护，对 X 射线影像形成过程的监测和校正行动，保证影像质量的技术。质量控制检测包括验收检测（acceptance tests）、状态检测（status tests）及稳定性检测（constancy tests）。这三类检测的定义如表 3-17 所示。

表 3-17 质量控制检测相关概念

术 语	定 义
验收检测	指 X 射线诊断设备安装完毕或重大维修后，为鉴定其性能指标是否符合约定值而进行的质量控制检测
状态检测	是对运行中的设备，为评价其性能指标是否符合要求而定期进行的质量控制检测
稳定性检测	是为确定 X 射线设备或在给定条件下获得的数值相对于初始状态的变化是否符合控制标准而进行的质量控制检测

质量控制一般采用非介入检测方法。质量控制检测中任何时候都不应超过 X 射线管组件的最大功率额定值。检测用的计量仪器应根据有关规定进行检定，检测结果应有溯源性。用于检测的模体尺寸应至少大到在所选用检测条件下足以使全部有用线束得到衰减。验收检测、状态检测和稳定性检测的

基本要求如表 3 - 18 所示。

表 3 - 18　质量控制检测基本要求

检测类型	检测机构	检 测 要 求
验收检测	有资质的第三方机构	检测前应有完整的技术资料,包括订货合同或双方协议、供货方提供的设备手册或组成清单、设备性能指标、使用说明书或操作维修规范 应按照相关标准,或按照购买合同所约定的技术要求进行检测 涉及对设备所有规格和性能的验证,尤其是辐射防护性能 在通过验收之后,设备调试应由合格医学物理师或在其监督下实施,对期望临床用途的所有参数和使用条件均应仔细调试,并确定稳定性检测的基线值
状态检测	有资质的第三方机构	X 射线诊断设备应每年进行状态检测 稳定性检测结果与基线值的偏差大于控制标准,又无法判断原因时也应进行状态检测 验收检测合格的 X 射线诊断设备在一段试运行期后进行状态检测,并建立相关参数的基线值
稳定性检测	设备所在机构	每次稳定性检测应尽可能使用相同的设备并做记录 各次稳定性检测中,所选择的曝光参数及检测的几何位置应严格保持一致

评价各类检测结果时应与相应的标准或合同进行比较。检测结果不符合相应标准或合同时按照如下程序处理:任何一项检测结果不符合相应标准或合同时,应立即重复该项检测;重复检测结果仍不符合相应标准或合同时,应认真检查检测设备及检测方法的可靠性;如有必要,应采用进一步的检测方法进行验证。

经验证确实不符合相应标准或合同时,应采取以下措施:可校正的电器参数及几何条件应立即进行校正;涉及系统部件性能或可能涉及部件性能时,应增加检测频率,进一步判断不符合标准的原因。

检测中被查明的可能影响影像质量和患者(受检者)剂量的问题必须加以校正。如无法校正,应考虑更换部件、限制使用范围或更换设备。

X 射线诊断设备的各类检测结果、发现的问题、采取的措施及其效果的记录,应在设备使用期间长期保存。设备转让时,记录应随同设备一起转移。设备淘汰时,应根据记录的利用价值决定处理措施。X 射线诊断部门保存有关 X 射线诊断设备的资料,当设备的整套资料存放在负责设备管理或维修部门时,使用部门必须有设备使用说明书。从事 X 射线诊断工作的医技人员应能随时见到所用设备的质量控制最新检测结果。

对于各类 X 射线诊断设备的质量控制检测的具体要求,详见本书相关章节内容。

3.2.6　诊断参考水平

在对患者(受检者)的防护中,危害和利益均由同一个体[患者(受检者)]所接受,其受照剂量主要由医疗需要来确定。因此,对患者(受检者)使用剂量约束值是不恰当的,这与剂量约束值在职业照射和公众照射中的地位正好相反。但是,在诊断性医疗照射中恰当的患者(受检者)剂量管理仍具有重要性,在 X 射线诊断学、介入放射学及核医学诊断程序中常使用诊断参考水平(diagnostic reference levels,DRL)来达到放射防护最优化之目的,这一机制是通过管理患者(受检者)剂量使其与临床目的相适应。

诊断参考水平,或称医疗照射指导水平(guidance levels for medical exposure),是电离辐射医学成像中使用的一个水平,在正常情况下用于指明某一特定程序对患者(受检者)造成的剂量(与随机性效应相关的量)或施与的活度对这一程序来说是否异乎寻常地高或低。

基本标准规定,政府必须确保作为卫生主管部门、相关专业机构和监管机构之间协调的结果,制订一套关于医疗成像引起的医疗照射的诊断参考水平(DRL)。在制订这类 DRL 时,必须考虑对适当影像质量的需求,并尽可能基于广泛的调查或基于已发表的适合本地情况的数值。注册者和许可证持有者必须确保:① X 射线诊断学和介入放射学患者(受检者)的典型剂量,由医用物理师或在其监督下,使用经校准的剂量计并遵循国际上认可的或国家认可的方案进行并形成文件。② 在剂量测量基础上,按核准的时间间隔对诊断参考水平已经制订的那些 X 射线诊断学程序进行当地评定。③ 进行审查以确定对患者(受检者)的防护和安全最优化是否充分,或对于特定的 X 射线诊断学程序,在以下情况下是否需要采取纠正行动,即典型剂量超过相关 DRL;或典型剂量明显低于相关 DRL,并且照射未提供有用的诊断信息。

关于诊断参考水平的具体内容,详见本书的第 5 章。

3.2.7　照料患者(受检者)人员的剂量约束

政府必须确保作为卫生主管部门、相关专业机构和审管机构之间协调的结果,对接受 X 射线诊断学程序的患者(受检者)的照料者的照射制订剂量约束。照料者剂量约束的选择是一个复杂的过程,其中必须考虑一些因素,如个人的年龄、妇女怀孕的可能性等问题。

注册者和许可证持有者必须确保将相关剂量约束用于患者(受检者)照料人员,以达到防护和安全最优化。

审管机构应该要求注册者和许可证持有者具有对那些在 X 射线诊断学检查期间照料患者(如年迈者、病情严重者或婴儿)人员的个人防护和安全最优化措施的书面程序。程序应该包括下列内容:避免因扶持患者(受检者)而受照的方法,例如,给予镇静剂(特别是对于像 CT 检查这样的耗时程序)或使用婴儿限动器;规定什么人被允许扶持和照料患者(受检者)的准则,如患者(受检者)的朋友和亲属,而不允许让诸如护工或护士之类的雇员去扶持患者(受检者);使照料者受到的照射是可合理达到的尽可能低水平的适当位置和防护方法,如保证照料者不处于辐射装置的直接射线束之内及使用相应的个人防护装置(如规定铅当量的铅围裙或辅助屏蔽)。放射医师和(或)放射技师应当采取措施以避免造成重复照射。

注册者和许可证持有者应该能够表明,通过应用这些程序,照料或抚慰患者(受检者)的人员受到的有效剂量不大可能超过国家规定的剂量约束。

3.2.8　教育培训

《放射工作人员职业健康管理办法》[17]对于培训的要求如下:① 放射工作人员上岗前应当接受放射防护和有关法律知识的培训,考核合格方可参加相应的工作。培训时间不少于 4 天。② 放射工作单位应当定期组织本单位的放射工作人员接受放射防护和有关法律知识培训。放射工作人员两次培训的时间间隔不超过 2 年,每次培训时间不少于 2 天。③ 放射工作单位应当建立并按照规定的期限妥善保存培训档案。培训档案应当包括每次培训的课程名称、培训时间、考试或考核成绩等资料。④ 放射防护及有关法律知识培训应当由符合省级卫生行政部门规定条件的单位承担,培训单位可会同放射工作单位共同制订培训计划,并按照培训计划和有关规范或标准实施和考核。放射工作单位应当将每次培训的情况及时记录在《放射工作人员证》中。

《放射诊疗管理规定》[18]第十九条要求医疗机构应当配备专(兼)职的管理人员,负责放射诊疗工作的质量保证和安全防护,其主要职责包括组织本机构放射诊疗工作人员接受专业技术、放射防护知识及有关规定的培训和健康检查等。第二十三条要求医疗机构应当按照有关规定和标准，对放射诊疗工作人员进行上岗前、在岗期间和离岗时的健康检查，定期进行专业及防护知识培训，并分别建立个人剂量、职业健康管理和教育培训档案。

对所有涉及为诊断目的对人使用 X 射线的人员都需要培训。应该遵照审管机构在与有关专业机构磋商后酌情规定或批准的培训准则，对下列人员提供培训，培训的程度取决于其工作类型和职责等级：对个人照射的正当性判断和实施照射负有责任的医师；在上述医师的监督和负责下实施程序的正在接受培训的医师；放射技师或相当的工作人员。

电离辐射的医学应用除了涉及职业照射和公众照射的防护之外，还涉及患者（受检者）的防护与安全、诊断和治疗的质量保证等需要高度重视的一些内容，因此，在医学放射工作人员的防护培训中，应强调患者（受检者）的防护，医疗照射的正当性判断、防护最优化分析和质量保证等相关专题必须列为防护培训的重要内容。

培训内容应该包括放射物理学、设备工程学、放射生物学和辐射防护，培训程度应该让受训者获得的知识水平达到能够胜任委派给他们的职责，对影响诊断质量及患者（受检者）剂量的决定因素有很好的了解，并且在遇到紧急情况时能做出有效处置。工作人员也应该具备参加操作所需要的适当资格和经验。

培训的水平取决于个人的专业、学术背景和以往的经验。涉及 X 射线程序的人员所需的医学知识范围各不相同，可以包括 X 射线诊断的整个领域（如放射医师），也可以只涉及一个分支专业（如整形外科医师、创伤科医师和心脏病医师）。卫生专业人员在 X 射线诊断学方面的培训应该包括具体的医学和电离辐射防护主题。应当为实施诸如 X 射线透视、小儿 X 射线诊断学或介入放射学等专门程序的工作人员安排辐射防护方面的专门培训。

监管机构应该鼓励卫生主管部门、大学和专业协会，为诊断和介入放射学专业人员制订和实施辐射防护与安全方面的教育培训计划。教育培训计划的制订、实施和考核评估应结合实际情况，并认真考虑国际原子能机构（International Atomic Energy Agency，IAEA）、WHO 和国际辐射防护委员会（International Commission on Radiological Protection，ICRP）等组织机构编写的有关指南和建议，IAEA 的患者（受检者）电离辐射防护专网也提供了大量的免费在线课程。

在设备、仪器、实践、监测方法、标准和法规方面发生的改变，要求涉及电离辐射医学应用中所涉及的全部人员，不仅必须接受初始教育和培训，而且要接受适时的、有针对性的继续教育和培训。这种培训的范围可以从参加非正式的部门间的会议,到完成结构性的和承认资格的继续教育大纲。由注册者和许可证持有者定期进行的事件和事故演练,可以属于培训计划的一部分。应该记录进修教育和培训计划的内容、讲义、参加者和结果。一份申请授证的申请书必须描述所提交的达到这些培训目标的机制。

3.2.9 国内外标准对医疗照射防护最优化的要求

3.2.9.1 国际基本标准的要求

《国际电离放射防护和辐射源安全的基本安全标准》2014 年版第 38 项要求是专门针对医疗照射防护最优化提出的。其具体内容如下:

注册者和许可证持有者及放射从业医师必须确保对每次医疗照射实现防护和安全的最优化。

1) 设计考虑

在适用时,注册者和许可证持有者与供应方合作,还必须确保医用放射设备和可能影响实施医疗照射的软件只有在其符合国际电工技术委员会和国际标准化组织的可适用标准或符合监管机构采用的国家标准时才能使用。

2) 运行考虑

对于诊断放射程序和图像引导介入程序,放射从业医师与医疗辐射技师和医学物理师合作并在适当时与放射性药物学家或放射化学家合作,必须确保使用:① 适当的医用放射设备和软件,以及对核医学而言适当的放射性药物;② 适当的技术和参数,以便对患者实施达到该放射程序的临床目的所需的最低限度的医疗照射,同时考虑到相关专业机构制订的可接受的图像质量相关规范和相关诊断参考水平。

对于治疗放射程序,放射从业医师与医学物理师和医疗辐射技师合作,必须确保对每位患者除计划靶体积以外的照射量在符合所要求的公差范围内,对计划靶体积施用的处方规定剂量情况下保持合理可行且尽量低。

对于施用放射性药物的治疗放射程序,放射从业医师与医学物理师和医疗辐射技师在适当时与放射性药物学家或放射化学家合作,必须确保对每位患者选择和施用具有适当活度的适当放射性药物,以使放射性主要局限于有关器官,而身体其他部分的放射性保持合理可行且尽量低。

注册者和许可证持有者必须确保在有关以下方面的最优化过程中考虑到医疗照射的具体问题:① 须接受医疗照射的儿童患者;② 作为已核准的健康

普查计划的一部分须接受医疗照射的个人;③ 作为生物医学研究计划的一部分须接受医疗照射的志愿者;④ 对患者的相对高剂量;⑤ 对胚胎或胎儿的照射,特别是就孕妇患者的腹部或骨盆受到有用的辐射束照射或可能以其他方式接受大剂量的放射程序而言;⑥ 作为女性患者接受使用放射性药物的放射程序的结果,对哺乳婴儿的照射。

3) 校准

医学物理师必须确保:① 采用国际上认可的或国家认可的方案,按适当的量值校准产生医疗照射的所有辐射源;② 在可能影响剂量测定的任何维护程序之后于临床使用之前调试装置时进行校准,并按监管机构核准的时间间隔进行校准;③ 辐射治疗装置的校准在临床使用之前须接受独立核验;④ 用于患者剂量测定的所有剂量计的校准和源的校准可追溯到标准剂量学实验室。

4) 患者的剂量测定

注册者和许可证持有者必须确保患者的剂量测定由医学物理师或在其监督下使用经校准的剂量计并遵循国际上认可的或国家认可的方案进行并形成文件,包括确定以下方面的剂量测定:① 对于放射诊断程序,普通程序患者的典型剂量;② 对于图像引导介入程序,患者的典型剂量;③ 对于放射治疗程序,由放射从业医师确定接受外射束治疗和(或)近距疗法治疗的每位患者计划靶体积的吸收剂量,以及相关组织或器官的吸收剂量;④ 对于非密封源放射治疗程序,患者的典型吸收剂量。

(1) 诊断参考水平。注册者和许可证持有者必须确保:① 在前述要求的测量基础上,按核准的时间间隔对诊断参考水平已经制订的那些放射程序进行当地评价;② 进行审查以确定对患者的防护和安全最优化是否充分,或对于特定的放射程序,在以下情况下是否需要采取纠正行动:典型剂量或活度超过相关诊断参考水平;或典型剂量或活度明显低于相关诊断参考水平,并且照射未提供有用的诊断信息或未对患者产生预期的疗效。

(2) 医疗照射的质量保证。注册者和许可证持有者在适用本标准有关管理体系的要求时,必须在医学物理师、放射从业医师、医疗辐射技师及放射性药物学家和放射化学家(对于复杂的核医学设施)的积极参与下,并在适当时会同其他卫生专业人员制订一个全面的医疗照射质量保证大纲。必须考虑到世界卫生组织、泛美卫生组织和相关专业机构制定的各项原则。

注册者和许可证持有者在医疗辐射设施适宜时必须确保医疗照射质量保

证大纲包括如下几方面。① 由医学物理师或在其监督下在以下时间进行医用放射设备的物理参数测量：在设备临床用于患者之前对设备进行验收和调试时；此后定期进行；在可能影响患者的防护和安全的任何重要维护程序之后；在可能影响患者的防护和安全的任何新软件安装后或对现有软件修改之后。② 如果上述①项中提及的物理参数测量值超出既定的容许限度，则实施纠正行动；③ 对放射程序中采用的适当物理因素和临床因素进行核验；④ 保存相关程序和结果的记录；⑤ 定期检查剂量测定设备和监测设备的校准和运行状况。

注册者和许可证持有者必须确保对医疗照射质量保证大纲进行定期独立审核，并确保审核的频度与实施的放射程序的复杂性及相关风险相适应。

（3）剂量约束。注册者和许可证持有者必须确保将相关剂量约束用于有个人作为照料者和抚慰者的任何放射程序的防护和安全最优化。

注册者和许可证持有者必须确保由伦理委员会（或由相关主管部门赋予与伦理委员会类似职责的另一公共机构）规定或核准的剂量约束，作为生物医学研究建议的一部分在个案基础上用于作为生物医学研究计划的一部分须接受照射的人员的防护和安全最优化。

3.2.9.2 我国国家标准对防护最优化方面的要求

国家标准《医用 X 射线诊断受检者放射卫生防护标准》（GB 16348—2010）[19]对 X 射线诊断中防护最优化方面的要求如下：

（1）各种 X 射线诊断检查设备应通过质量控制检测（包括验收检测、状态检测和稳定性检测），符合质量控制要求后才能使用，质量控制检测应按照有关标准和要求进行。

（2）应避免受检者同一部位重复 X 射线检查，以减少受检者受照剂量。

（3）除了特殊需要以外，应尽量采用 X 射线摄影检查，避免使用直接荧光透视检查。

（4）应选择合适的 X 射线检查方法，制订最佳的检查程序和投照条件，力求在能够获得满意的诊断信息的同时，又使受检者所受照射减少至最低限度，在不影响获得诊断信息的前提下，一般应以"高电压、低电流、厚过滤"为原则进行工作。

（5）X 射线摄影应配备能够调节有用线束矩形照射野的准直系统，使用时注意准确对位，并恰当调节。控制使用最小照射野，照射野一般不应超过接收器面积的 10%。

（6）应根据投照方向恰当选择受检者体位，应尽量使受检者采取正片的体位。注意对受检者的非投照部位进行屏蔽防护，避免非检查部位受到有用线束的照射，以减少眼睛、甲状腺、乳腺、活性骨髓、卵巢等放射敏感器官的受照。

（7）应根据具体诊断要求尽可能选用感光度较高的屏片组合或数字接收器，并配合使用合适的滤线栅及摄影技术。

（8）X 射线透视检查应尽量缩短曝光时间。没有条件使用带影像增强器并遥控操作的设备进行透视时，操作者事先要经过充分的暗适应。应注意及时更换性能不符合要求的荧光屏。

（9）需要借助 X 射线透视进行骨科整复和取异物时，不应连续曝光，并要尽可能缩短累积曝光时间。

（10）施行 X 射线检查前，X 射线工作者应认真检查各种设备和用品性能，仔细复核检查方法和工作条件，注意受检者的正确定位和固定等，避免发生错误的照射。同时应十分注意胶片冲洗技术，避免技术失误造成的重复摄影，降低废弃率。

（11）受检者需要转科或转院就诊时，其已有的 X 射线检查结果应作为后续诊疗的依据，避免受检者接受不必要的重复检查。

参考文献

［1］ UNSCEAR. Sources and effects of ionizing radiation，Annex A：medical radiation exposures［R］. UNSCEAR 2008 report to the general assembly，with scientific annexes，New York：United Nations，2010.

［2］ ICRP. The 2007 recommendations of the international commission on radiological protection［R］. ICRP Publication 103，Oxford：Pergamon Press，2007.

［3］ 国际原子能机构.国际辐射防护和辐射源安全基本安全标准［S］.国际原子能机构《安全标准丛书》第 GSR Part 3 号，维也纳：国际原子能机构，2014.

［4］ ICRP. Radiological protection in medicine［R］. ICRP Publication 105，Oxford：Oxford University Press，2008.

［5］ 刘长安，陈肖华.放射诊断中的医疗照射防护［M］.北京：军事医学科学出版社，2014：1-195.

［6］ Royal College of Radiologists(RCR). Making the best use of clinical radiology［EB］. Ref No：BFCR（12）2. http：//www. rcr. ac. uk/publication. aspx? PageID＝310&PublicationID=362.

［7］ American College of Radiology（ACR）. ACR Appropriateness Criteria［EB］. http：//www. acr. org /Quality-safety/ Appropriateness-Criteria.

［8］ European Commission（EC）. Referral guidelines for imaging［R］. Radiation protection 118. Luxembourg：Office for Official Publications of the European Communities，2000.

［9］ HENRIQUES S. 针锋相对：国家原子能机构正在起草关于正确使用诊断成像技术的导则［J］. 国际原子能机构通报，2009,50(2)：36‐37.

［10］ Remedios D. Justification：how to get referring physicians involved［J］. Rad Prot Dostimetry，2011，147(1‐2)：47‐51.

［11］ Remedios D. Referra guidelines：why，how and whom？//Justification of medical exposure in diagnostic imaging：proceedings of an International Workshop on Justification of Medical Exposure in Diagnostic Imaging［M］. Vienna：IAEA，2011，37‐41.

［12］ American Dental Association Council on Scientific Affairs. The use of dental radiographs：Update and recommendation［J］. J Am Dent Assoc，2006，137(9)：1304‐1312.

［13］ IAEA，WHO. Bonn call‐for‐action. Joint Position Statement by the IAEA and WHO［EB］. http：//www. who. int/ionizing_radiation/medical_exposure/Bonn_call_action. pdf.

［14］ 国家质量监督检验检疫总局. 医用 X 射线诊断放射防护要求［S］. GBZ 130—2013，北京：中国标准出版社，2013‐12‐11.

［15］ IAEA，ILO，ISRRT，et al. Applying radiation safety standards in diagnostic radiology and interventional procedures using X rays［R］. Safety Reports Series No. 39，Vienna：IAEA，2006.

［16］ ICRP. Pregnancy and medical radiation［R］. ICRP Publication 84，Ann. ICRP 30 (1)，2000.

［17］ 中华人民共和国卫生部. 放射工作人员职业健康管理办法［S］. 卫生部令第 55 号，2007 年 6 月 3 日发布.

［18］ 中华人民共和国卫生部. 放射诊疗管理规定［S］. 卫生部令第 46 号，2006 年 1 月 24 日发布.

［19］ 中华人民共和国卫生部，中国国家标准化管理委员会. 医用 X 射线诊断受检者放射卫生防护标准［S］. GB 16348—2010，北京：中国标准出版社，2011‐01‐14.

第 4 章
X 射线诊断中的剂量测量

医疗照射是最大的人工辐射源,其中大部分剂量负担来自 X 射线诊断(高于 95%)。造成这种情况的原因是每年进行大量的 X 射线检查。普通 X 射线摄影(包括乳腺摄影)导致的器官剂量范围为 1~20 mGy,但 CT、透视、介入等导致的器官剂量为 10~100 mGy。尽管该剂量通常低于产生确定性效应所需的水平,但所有 X 射线诊断过程都可能产生随机效应,即诱发肿瘤或遗传效应。荧光透视机在正常模式下的入射空气比释动能率通常小于 0.02 Gy/min,但在高剂量率模式下可达到 0.2 Gy/min。在高剂量率模式长时间使用,可导致皮肤剂量高于 2 Gy,这是一些确定性效应的阈值水平。CT 透视也可达到如此高的剂量水平。皮肤损伤的可能性和严重程度取决于特定皮肤的剂量。

医用 X 射线照射是最大的人工辐射源,需要优化 X 射线成像系统以控制剂量。一般认为,即使将患者(受检者)剂量减少 10%也是有价值的。测量患者(受检者)剂量的主要目的是确定和建立使用指导水平以及开展剂量定量风险评估。剂量定量风险评估即通过测定器官和组织的平均剂量来评估危险。剂量测量的另一个目的是评估设备性能质量保证。在实际工作过程中,可采用标准体模模拟患者(受检者)进行测量,以比较并优化不同系统的技术参数[1-2]。

由于对诊断和介入放射学中剂量测量的需求增加,在该领域中提供可追溯性的测量变得重要。国际原子能机构通过 IAEA/WHO 二级标准剂量学实验室网络(SSDL)确保辐射测量的可追溯性。

4.1 剂量相关量

过去已经使用各种测定量来定义剂量,但不同的测定量使用了相同的名称,因此存在歧义。一般遵循 ICRU 第 74 号报告中规定的医学 X 射线成像中使用的患者(受检者)剂量测定量,它将剂量测定量分为基本量和特定应用量。基本量是在 ICRU 第 60 号报告中定义的。特定应用量是用于 X 射线诊断测量的实际剂量测定量。符号 K_i 和 K_e 替代 $K_{a,i}$ 和 $K_{a,e}$,用于表示入射空气比释动能和入射表面空气比释动能。

4.1.1　基本量

1) 注量

注量是指通过单位面积的粒子数。在空间一给定点处射入以该点为中心的小球体的粒子数 dN 被球体的最大截面积 da 除所得的商,用 Φ 表示。它的国际单位制单位是 m^{-2}。

$$\Phi = \frac{dN}{da}$$

2) 能量注量

能量注量 Ψ 是指描写一段时间 T 内,到达辐射场某一位置 r 的粒子能量密集程度的辐射场物理量。其中 dR 是 T 时间内进入到以辐射场 r 点为球心、截面积为 da 的小球的粒子数带来的辐射能。单位为 J/m^2。

$$\Psi = \frac{dR}{da}$$

3) 空气比释动能和空气比释动能率

空气比释动能 K 是指在自由空气中的比释动能,其中 dE_{tr} 是质量 dm 材料中由不带电粒子释放的所有带电粒子的初始动能之和。单位为 J/kg,专用单位为戈瑞(Gy)。

$$K = \frac{dE_{tr}}{dm}$$

空气比释动能率 $\dot{K}$ 是 K 对时间 t 的一阶导数,其中 dK 是时间间隔 dt 中的空气比释动能的增量。单位为 $J \cdot kg^{-1} \cdot s^{-1}$,专用单位为 Gy/s。

$$\dot{K} = \frac{dK}{dt}$$

4) 授与能

授与能 $\bar{\varepsilon}$ 的定义是电离辐射授与某体积中物质的能量,表示式为

$$\bar{\varepsilon} = R_{in} - R_{out} + \sum Q$$

式中,R_{in} 为入射在该体积的辐射能,即进入该体积内的所有带电的和不带电的致电离粒子的动能总和(不包括粒子的静止质量能);R_{out} 为离开该体积的辐射能量,即离开该体积的所有带电的和不带电的致电离粒子的动能总和(不包括粒子的静止质量能);$\sum Q$ 为在该体积内发生的任何核变化中,所有的核和基本粒子静止质量的变化总和。单位为 J。

5) 吸收剂量

吸收剂量即电离辐射给予质量为 m 的物质的平均授予能量 $\bar{\varepsilon}$ 对 m 的一阶导数,用符号 D 表示,单位为 Gy。

$$D = \frac{d\bar{\varepsilon}}{dm}$$

在 X 射线影像诊断中,低原子序数材料中的韧致辐射可忽略不计。对于给定的材料和辐射场,当建立二次电子平衡时,吸收剂量和比释动能在数值上相等。在没有建立二次电子平衡的情况下(如靠近不同材料之间的界面),两个量之间将存在重要的数值差异。

4.1.2　特殊应用量

4.1.2.1　X 射线诊断中吸收剂量的不确定度

一般情况下,韧致辐射不会大于 1%,因此可以忽略不计,但带电粒子平衡条件在放射诊断剂量学中却存在很大的问题。在这种情况下,由于缺乏次级电子平衡条件,吸收剂量不容易进行测量,因而此时用吸收剂量是不合适的。图 4-1 表示 3 种诊断辐射质时,空气比释动能和聚甲基丙烯酸甲酯(PMMA)比释动能的变化。这里假定一个扩展的平行射线束从左向右入射。为了简单起见,假设忽视(相对较小质量元)在空气中阻止本领与聚甲基丙烯酸甲酯的差异。每个光子在 PMMA 或在空气中的相互作用替换为具有初始光子性质的新的相互作用。按这种方式,初始线束中不发生减弱或散射,同时次级电子按通常的方式产生。

在图 4-1 中,左面的纵坐标为空气吸收剂量 D_a,右面的纵坐标为空气介

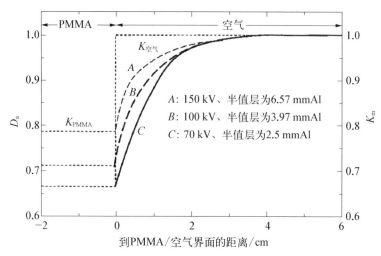

图 4‑1　在 PMMA/空气界面附近的空气吸收剂量(实线)和 m 介质空气比释动能的变化(虚线)

质中的比释动能 K_m,所有的量均按 $K_{空气} = 1$ 归一化。图中的实线 C 是不同品质射线的空气吸收剂量随到空气与电离室壁界面的距离的变化曲线。虚线 A、B 是两种不同介质(空气和 PMMA)的比释动能随射线能量的变化,对同一能量,同一介质的空气比释动能是一恒定的值,只是在 PMMA 与空气界面处比释动能不连续,从一种介质的比释动能变为另一介质的比释动能。其中实线 C 为 70 kV、半值为 2.5 mmAl 的 X 射线;不连续粗线 B 为 100 kV、半值层为 3.97 mmAl 的 X 射线;不连续细线 A 为 150 kV、半值层为 6.57 mmAl 的 X 射线。

从图 4‑1 中可以看出,用电离室测量的 PMMA 比释动能要转化为空气比释动能,对同一能量时是一个恒定的转换系数;但要用 PMMA 比释动能的测量值转换为空气吸收剂量,即使同一能量时,在离 PMMA 与空气界面的 4 cm 以内,其转换系数是一个随距离变化的值。以 70 kV、半值层为 2.5 mmAl 的诊断 X 射线为例,界面上的吸收剂量仅为达到带电粒子平衡条件时的 66%,要用电离室测量的 PMMA 比释动能转换为吸收剂量,在未达到带电粒平衡条件的这段距离内(约为 4 cm)是一个变化的值。由此可以看出,对诊断 X 射线,吸收剂量是随离电离室界面距离变化的量,难以用电离室空气比释动能的测量来确定界面附近的空气吸收剂量,要确定必须要让带电粒子平衡条件得到满足。

　　这时空气吸收剂量是一个仅有物理意义的剂量学量。在界面开始,空气吸收剂量显示逐渐上升。上升区的宽度主要决定于光子相互作用产生的电子在空气中的射程。假如选用有效原子序数比空气高的物质代替聚甲基丙烯酸甲酯,空气吸收剂量会随离界面的距离越来越减少。不论相邻材料的类型,即使使用最先进的设备和技术,如外推电离室或电子能谱技术法,过渡区域的某点空气吸收剂量是用实验方法测定,这类信息的价值不高,相反测定空气吸收剂量的实验费用较高。由于空气吸收剂量的不确定性(在界面附近),对于确定的 X 射线摄影,它是无法转换的。

　　举例来说,照通常做法从空气比释动能测量开始,仅仅通过单一的换算系数来确定器官剂量是十分困难的。

　　应当指出,在离界面附近的吸收剂量也有一些例外的情况,例如一个金属植入物周围组织的剂量。鉴于空气吸收剂量的复杂性,世界各地的初级剂量标准实验室(PSDL)都建立和保存空气比释动能的量值,PSDL 和二级剂量标准实验室(SSDL)为在放射诊断学使用的剂量计进行校准的主要标准是空气比释动能。因此,按 ICRU 第 74 号报告的建议,把空气比释动能用作所有直接测量应用的具体量值的基准。

　　在测量入射空气比释动能时,IAEA 第 457 号技术报告中建议使用美国设备仪器与放射健康中心(The Center for Devices and Radiological Health, CDRH)的胸、腹和腰椎模体。

　　对于 CT 剂量,自由的空气和模体测量都用"CT 剂量指数"表示。但这一术语容易引起误解。实际上,用一个空气比释动能校准的电离室去进行模体测量,测量的量是空气比释动能。如前所述,要对模体中的空气腔的吸收剂量进行测量,当未达到二次电子平衡条件时会升高,测量很困难,而且意义不大。基于这些原因,"CT 空气比释动能指数"在这里既用于自由空气,也用于模体的测量。所有相关的 CT 空气比释动能直接测量可以用到 CT 剂量指数相关的量,而测量方法没有改变。

　　在过去,使用照射量已经淘汰的旧单位伦琴(R),当时没有使用空气比释动能。照射量的伦琴值可以转换为空气比释动能(Gy),转换系数为 0.876×10^{-2} Gy/R。

4.1.2.2　X 射线诊断剂量学常用量

　　为直观起见,IAEA 第 457 号技术报告给出了各相关量测量的示意图。如图 4-2 所示。

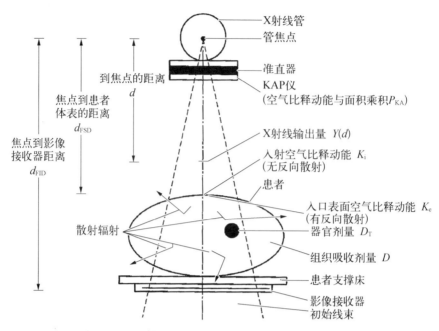

图 4-2　X射线诊断剂量学中各相关量测量的示意图

1）入射空气比释动能

入射空气比释动能 K_i 是通过在患者（受检者）模体表面线束中心轴上测量得到的由入射线束产生的空气比释动能。仅指在患者（受检者）或模体的入射辐射，不包括反向散射辐射。

2）入口表面空气比释动能

入口表面空气比释动能 K_e 是在患者（受检者）或模体表面位置中心线束轴上测量的空气比释动能，包括入射到患者（受检者）及模体表面的辐射及其反向散射辐射。入口表面空气比释动能与入射空气比释动能的关系如下式。

$$K_e = BK_i$$

式中，B 为大于1的反向散射修正因子。

3）X射线管输出量

X射线管输出量 $Y(d)$ 定义为到X射线管焦点特定距离 d 处的空气比释动能除以管电流与时间乘积 P_{it} 所得的商，即

$$Y(d) = K(d)/P_{it}$$

X射线管输出量的单位是 Gy/C 或 $Gy \cdot A^{-1} \cdot S^{-1}$。管电流与时间乘积 P_{it}

在日常工作中也称为球管的负荷。

4) 空气比释动能与面积乘积

空气比释动能与面积乘积 P_{KA} 是空气比释动能在垂直于 X 射线束轴的一个平面上的积分,即

$$P_{KA} = \int_A K(x, y) \mathrm{d}x \mathrm{d}y$$

空气比释动能与面积乘积的单位是 $Gy \cdot m^2$。空气比释动能与面积乘积有一个很有用的性质:它基本上不随 X 射线管焦点距离改变(在空气中的相互作用和焦外辐射可以忽略不计),只要测量与计算的平面不要太靠近患者(受检者)或模体,因为在患者(受检者)或模体表面反向散射严重。

5) 空气比释动能与长度乘积

空气比释动能与长度乘积 P_{KL} 是空气比释动能沿整个长度 L 的积分,即

$$P_{KL} = \int_L K(L) \mathrm{d}L$$

空气比释动能与长度乘积的单位是 $Gy \cdot m$。在实际应用中,这个量主要用于 CT 剂量学和牙科全景检查中。在文献中,有的也把牙科全景检查中的空气比释动能与长度乘积称为"剂量-宽度乘积"。

6) CT 剂量学量

目前国际上对 CT 剂量的量和测量方法(包括模体种类)比较混乱,ICRP 也指出:为避免混淆,应明确各种 CT 剂量指数定义的区别。IAEA 最新的技术报告中明确地指出,由于吸收剂量在空气和 PMMA 界面上的可变性,不可能对其进行测量,因而应用空气比释动能的指数量作为 CT 剂量学量,但目前国内大多还是使用 CT 剂量指数,因此对以吸收剂量为基础的 CT 剂量指数也进行了一些介绍。

(1) CT 剂量指数(computed tomography dose index,CTDI)。CT 剂量指数定义如下:沿着一条垂直于断层平面的直线上从 $-7T$ 到 $+7T$ 对剂量剖面曲线积分,除以标称层厚度 T 与一次轴扫描产生的断层数目 N 的乘积 NT,即

$$CTDI = \int_{-7}^{+7} \frac{D(z)}{NT} \mathrm{d}z$$

式中,$D(z)$ 为沿体层平面垂直线 z 的剂量分布,这个剂量用空气吸收剂量表示;T 为标称层厚度;N 为扫描层数,通常情况下一次扫描有很多层。

CT 剂量指数 100 通常表示为 $CTDI_{100}$。它的定义如下:沿着一条垂直于断层平面的直线—50 mm 到+50 mm 对剂量剖面曲线积分,除以标称层厚度 T 与单次轴扫描产生的断层数目 N 的乘积,即

$$CTDI_{100} = \int_{-50}^{+50} \frac{D(z)}{NT} \mathrm{d}z$$

空气中的 CT 剂量指数通常表示为 $CTDI_{air}$。它的定义如下:沿着一条垂直于断层平面的直线上从 $-\infty$ 到 $+\infty$ 对剂量剖面曲线积分,除以标称层厚度 T 与单次轴扫描产生的断层数目 N 的乘积,即

$$CTDI_{air} = \frac{1}{NT} \int_{-\infty}^{+\infty} D(z) \mathrm{d}z$$

以上定义了 3 个 CT 剂量指数量。从定义可以看出,它们的区别主要在于剂量曲线积分长度、有无模体及何种模体。相比而言,最后的在空气中(元模体)的定义在测量上更加简单方便,而前两个定义更接近患者(受检者)实际情况,即模体中的测量更有实际意义,因为它更好地考虑了预过滤和异形过滤器的影响。另外,与标准模体相比,由水当量塑料制成的模体,其横断面接近人体状态,这样也就能更真实地评估剂量。对于积分长度,主要在于实际应用和基本概念两方面的问题。积分上下限变量由层厚确定,由此上下限是变化的,但电离室的长度是固定的,通常使用 10 cm 长的电离室进行测量,这就需要对测量数据进行校准,它的工作量之大令人难以接受。此外,积分上下限变量由层厚确定,薄层扫描的散射容积比厚层扫描要小,这样就会错误地低估薄层扫描的剂量,所以采用固定的积分长度 100 mm 更为实用。

(2) CT 空气比释动能指数(CT air-kerma index)。这个量是与 CT 剂量指数类似的一个物理量。目前国内的大多专业书籍中使用的是"CT 剂量指数",但这个术语容易引起误解。在实际测量中,要对模体中空气腔的吸收剂量进行测量,当未达到二次电子平衡条件时会升高,测量很困难,而且意义不大。因此,实际测量时往往用一个空气比释动能校准的电离室去进行模体测量,测量的量是空气比释动能,因此,用 CT 空气比释动能指数这个术语较为合理。基于这些原因,"CT 空气比释动能指数"在这里既用于自由空气,也用

于模体的测量。

当用于空气测量结果剂量表述时，CT 空气比释动能指数表示为 C_{air}，这时它的定义如下：在空气中，沿着一条垂直于断层平面的直线上从 $-\infty$ 到 $+\infty$ 对空气比释动能分布曲线 $K_{air}(z)$ 的积分，除以标称层厚度 T 与单次轴扫描产生的断层数目 N 的乘积，即

$$C_{air} = \frac{1}{NT} \int_{-\infty}^{+\infty} K_{air}(z)\mathrm{d}z$$

当用于模体测量结果剂量表述时，CT 空气比释动能指数表示为 C_{PMMA}，这时它的定义如下：在由聚甲基丙烯酸甲酯（PMMA）制成的头部或体部 CT 剂量模体中沿着一条垂直于断层平面的直线上从 $-\infty$ 到 $+\infty$ 对空气比释动能分布曲线 $K_{PMMA}(z)$ 积分，除以标称层厚度 T 与单次轴扫描产生的断层数目 N 的乘积，即

$$C_{PMMA} = \frac{1}{NT} \int_{-\infty}^{+\infty} K_{PMMA}(z)\mathrm{d}z$$

（3）CT 空气比释动能指数 100。它是一个与 CT 剂量指数 100 类似的物理量。CT 空气比释动能指数 100 是一种特定积分区间的 CT 空气比释动能指数，通常用 $C_{a, 100}$ 表示，单位为 Gy。它是对一个 CT 扫描器的一次转动的自由空气中的单层扫描，是沿一条平行扫描器的旋转轴的线，在长度为 100 mm 的范围空气比释动能的积分除以标称层厚度 T 的商，在扫描时，积分范围应对称定位，即

$$C_{a, 100} = \frac{1}{T} \int_{-50}^{+50} K_a(z)\mathrm{d}z$$

应当注意的是，这里 $C_{a, 100}$ 的积分区间是 -50 到 $+50$，但在 ICRU 第 74 号报告中定义的 CT 空气比释动能指数的积分区间是从 $-\infty$ 到 $+\infty$。

对于多层（N）扫描仪同时取得标称层厚度（射线束标称宽度 NT），用下式计算 $C_{a, 100}$：

$$C_{a, 100} = \frac{1}{NT} \int_{-50}^{+50} K(z)\mathrm{d}z$$

与 CT 空气比释动能指数一样，也可在 PMMA 模体内测量 $C_{a, 100}$，这时可

定义为 $C_{\text{PMMA}, 100}$。

（4）加权 CT 空气比释动能指数（weighted CT air-kerma index）。加权 CT 空气比释动能指数也称为加权 CT 剂量指数（weighted CT dose index）。加权 CT 空气比释动能指数是由国际辐射单位与测量委员会推荐的一个 CT 剂量的量，用符号 C_w 表示，单位为戈瑞（Gy）。它的定义如下：在一个标准 CT 剂量学模体（PMMA 头部或体部模体）中心测量的 CT 比释动能指数，与在模体边缘测量的 CT 比释动能指数的合成，它用下式计算：

$$C_w = \frac{1}{3}(C_{\text{PMMA}, 100, c} + 2C_{\text{PMMA}, 100, p})$$

式中，$C_{\text{PMMA}, 100, c}$ 为标准 CT 剂量学模体中心测量的值；$C_{\text{PMMA}, 100, p}$ 为在同一模体四边缘测量值的平均值。

加权 CT 空气比释动能指数按单位管电流与时间乘积（P_{it}）归一化，称为归一化加权 CT 空气比释动能指数，通常表示为 $_nC_w$，单位为 $\text{Gy} \cdot \text{A}^{-1} \cdot \text{s}^{-1}$。计算公式如下：

$$_nC_w = \frac{C_w}{P_{it}}$$

（5）容积 CT 空气比释动能指数（volume CT air-kerma index）。也称容积 CT 剂量指数（volume CT dose index）。当考虑螺旋扫描或轴扫描间距的情况时，可以使用容积 CT 空气比释动能指数，其符号为 C_{vol}，它是在选择的 CT 运行条件下，扫描覆盖的总体积上的平均剂量。C_{vol} 定义如下：

对于轴向扫描有

$$C_{\text{vol}} = \frac{NT}{\Delta d}C_w$$

式中，N 为在 X 射线源的单次轴向扫描中产生的体层切片数；T 为标称体层切片厚度；Δd 为在相邻扫描之间患者（受检者）支架在 z 方向运行的距离；C_w 为加权 CT 空气比释动能指数。

对于螺旋扫描有

$$C_{\text{vol}} = \frac{C_w}{P}$$

式中，P 为螺旋容积 CT 空气比释动能指数按单位管电流与时间乘积（P_{it}）归

一化,称为归一化容积 CT 空气比释动能指数,其计算公式为

$$_{n}C_{vol} = \frac{C_{vol}}{P_{it}}$$

(6) CT 空气比释动能与长度乘积(CT air kerma-length product)。也称为 CT 剂量与长度乘积(CT dose-length product)。CT 空气比释动能与长度乘积是国际辐射与测量委员会推荐的一个 CT 剂量的量,用符号 P_{KL} 表示,单位为 Gy·m。P_{KL} 是空气比释动能沿整个长度 L 的积分,即

$$P_{KL} = \int_{L} K(L)\mathrm{d}L$$

对一次完整的 CT 检查,在聚甲基丙烯酸甲酯(PMMA)头部或体部 CT 剂量模体中所测量的 CT 空气比释动能长度乘积,用以下公式表示:

对轴扫描有

$$P_{KL} = \sum_{j} {_{n}C_{vol,j}} T_{j} N_{j} P_{it,j}$$

式中,j 为第 j 个轴扫描序列;$_{n}C_{vol,j}$ 为第 j 个轴扫描序列的归一化加权体积 CT 空气比释动能指数;N_{j} 为第 j 个轴扫描序列的层面数目;T_{j} 为第 j 个轴扫描序列中的每个标称体层厚度,mm;$P_{it,j}$ 为第 j 个轴扫描序列中的管电流照射时间乘积,A·s。

对螺旋扫描系列有

$$P_{KL} = \sum_{i} {_{n}C_{w,i}} T_{i} P_{it,i}$$

式中,i 为第 i 个螺旋扫描序列;$_{n}C_{w,i}$ 为第 i 个轴扫描序列的归一化加权体积 CT 空气比释动能指数;T_{i} 为标称体层厚度,mm;$P_{it,i}$ 为第 i 个轴扫描序列中的管电流照射时间乘积,A·s。

(7) 多层扫描平均剂量(multiple scan average dose, MSAD)。多层扫描平均剂量是表征 X 射线 CT 多层扫描所致患者(受检者)剂量的量。多层扫描剂量分布曲线由一系列单层扫描剂量分布曲线的重叠和累加形成的,当扫描的层面数目增加到某个数值时,则多层扫描剂量分布曲线的中央部分平均剂量达到一个极限值(此时第一个扫描层和最后一个扫描层对这个分布曲线的中央部分的剂量贡献可忽略不计),这个中央部分平均剂量极限值定义为多层扫描平均剂量,可用下式表示:

$$MSAD = \frac{1}{T} \int_{-mI/2}^{mI/2} D(z) \, \mathrm{d}z$$

式中，$D(z)$ 为多层扫描剂量分布；T 为每个标称体层厚度，mm；m 为总扫描层数；I 为层间的间隔，mm。

当 $m = 7$ 时 $CTDI$ 与 $MSAD$ 有以下关系：

$$MSAD = \frac{1}{T} CTDI$$

4.1.3　与确定性效应和随机性效应相联系的量

1）组织器官剂量

组织器官剂量是特定组织或器官中的平均吸收剂量（D_T）。它等于组织或器官所赋予的能量 $\bar{\varepsilon}_T$ 与组织或器官的质量 m_T 之比，公式如下：

$$D_T = \frac{\bar{\varepsilon}_T}{m_T}$$

平均腺体剂量：国际放射防护委员会和 ICRU 建议在乳腺内的腺体组织中使用平均剂量用于 X 射线影像诊断中的乳房剂量测定。该量在文献中也称为"平均腺体剂量"，符号为 D_G。

2）当量剂量

对于单一类型的辐射 R，它是辐射权重因子 w_R 与组织器官剂量 D_T 的乘积，公式如下：

$$H_T = w_R D_T$$

单位为 J/kg。专用单位为 Sv。辐射权重因子 w_R 反映在组织或器官中入射辐射相对生物有效性的差异。对于 X 射线影像诊断中使用的 X 射线能量，w_R 可认为是不变的。

3）有效剂量

有效剂量 E 为人体各组织或器官的等效剂量之和，即当量剂量乘以相应的组织权重因子的累加值。

$$E = \sum_T w_T H_T$$

器官或组织 T 的组织权重因子 w_T 表示该器官或组织对由全身均匀照射

的随机效应引起的总损害的相对贡献。单位为 J/kg,专用单位为 Sv。

4.2　剂量测量方法

IAEA 第 457 号技术报告以空气比释动能为基准进行剂量测量,该方法较过去以水的吸收剂量为基准更具有优势,因此建议采用该报告给出的测量方法。

4.2.1　基于 N_k 的测量

在缺少剂量测定设备时,在品质射线束的作用下空气中参考点的空气比释动能估算公式如下:

$$K = (M_{Q0} - M_0) N_{K, Q0}$$

式中,M_{Q0} 为在标准实验室中使用的参考条件下的剂量计的读数;M_0 为其他条件相同无射线束下的剂量计读数(零读数);$N_{K, Q0}$ 为标准实验室测得的剂量计空气比释动能的校准系数。校准系数是指在实验室中使用的参考条件,被测量的量的常规真值与所指示的值的比率。在这个方程中,K 代表的意义与其他文献中的 K_i、K_e、P_{Ka}、P_{KL} 或 CA 相同。

1) 参考条件

参考条件表示影响因素的一组值(参考值),在该条件下校准系数是有效的,不需要进一步校正。以空气比释动能为例,校准量的影响因素包括射线束品质、环境温度、气压和相对湿度、辐射入射方向等。因为测量条件通常不符合标准实验室中使用的参考条件,因此需要对实验室中使用的条件进行额外的修正,从而影响测量结果。

2) 影响因素

影响因素定义为不是测量对象的量,但可能对测量结果有影响。它们可能具有不同的性质,如环境压力和温度;它们可能来自剂量计(如泄漏、零点漂移、预热),或者它们可能是与辐射场有关的量(如射线束品质、剂量率、场大小、散射辐射的存在)。影响因素对不同类型的剂量计可能有不同的影响。例如,半导体探测器的剂量计的响应通常不受大气压力变化的影响,而电离室探测器则受大气压变化的影响。

在测量过程中,尽可能将影响因素保持在可控范围。然而,许多影响因素不可控(如空气压力)。可以通过应用校正因子来校正这些影响因素。假设影响因素彼此独立地作用,其校正因子的乘积可以应用于空气比释动能计算方程。

$$K = (M_Q - M_0)N_{K, Q0} \prod_i k_i$$

式中,M_Q 是射线束品质为 Q 时的仪器读数;因子 k_i 表示对第 i 个影响因素的影响校正。校准系数从严格角度上来说仅适用于参考条件。如果影响因素 i 一致,则 k_i 的值等于 1。在许多应用中,M_0 的数量可以忽略不计,以上方程变为

$$K = M_Q N_{K, Q0} \prod_i k_i$$

在所有情况下,建议在实际测量之前进行检查,以确定在计划的测量范围内零读数是否确实可以忽略不计。如果不是,则必须针对此效果校正仪器读数。

(1) 校正空气密度。在电离室测量中经常应用的一个校正因子是校正由于环境温度 T 和压力 P 的变化引起的空气密度变化的校正因子。假定电离室是常压的,这意味着它们的设计使得收集容积中的空气与进行测量的房间中的环境空气相通。由于电离室读数取决于收集容积中的空气质量,而空气质量取决于空气的温度和压力,如下所示:

$$k_{TP} = \left(\frac{273.2 + T}{273.2 + T_0}\right)\left(\frac{P_0}{P}\right)$$

式中,P_0 和 T_0 为参考压力和温度,P 和 P_0 均以 kPa 表示,T 和 T_0 的单位为℃。使用参考压力 $P_0 = 101.3$ kPa 和参考温度 $T_0 = 20$℃。原则上,还需要通过校正因子考虑空气的相对湿度与其参考值 50% 相对湿度的偏差。当然相对湿度范围在 30% 至 80% 之间时,这种修正可以忽略不计。

(2) 校正射线束的辐射品质。假设其他影响因素保持在其参考值,则在校准期间使用的射线束品质 Q 中测量的空气比释动能不同于参考射线束品质 Q_0,电离室空气比释动能需按照射线束品质 Q 与参考射线束品质 Q_0 的偏差进行。由下式给出:

$$K_Q = M_Q N_{K, Q0} k_{Q, Q0}$$

式中,因子 $k_{Q, Q0}$ 为在测量期间校正参考射线束品质 Q_0 与实际射线束品质 Q

之间的差异的影响。校正因子 $k_{Q,Q0}$ 通常由校准实验室提供,但是一些二级标准剂量实验室更喜欢报告所测量的所有射线束品质 Q 的校准系数 $N_{K,Q0}$。如果是这种情况,则校正因子 $N_{K,Q0}$ 可以计算为

$$k_{Q,Q0} = \frac{N_{K,Q}}{N_{K,Q0}}$$

K_Q 计算公式将变为

$$K_Q = \frac{M_Q}{R_Q}$$

式中 $R_Q = (N_{K,Q0} N_{K,Q0})^{-1}$ 为剂量计对射线束品质 Q 的响应。射线束品质校正因子 $k_{Q,Q0}$ 定义为射线束品质 Q_0 和 Q 的剂量计响应的比率。如下:

$$k_{Q,Q0} = \frac{R_{Q0}}{R_Q} = \frac{M_{Q0}/K_{Q0}}{M_Q/K_Q}$$

实际上,在射线束品质校正的符号中经常省略 Q_0 的下标,而是使用符号 K_Q。

（3）其他校正。还有许多其他数量会对测量结果产生影响。其中一些是所有测量方法的共同点（如测量组件的非线性,探测器的定位,辐射场非均匀性,辐射场尺寸等）,而另一些是技术特定的。例如,电离室的响应可能受到相反符号的电荷载流子的复合,电极的辐射散射或电缆中的微音的影响。根据照射后的评估时间、储存温度等,热释光探测器可能有不同的响应。

通常,应对与参考条件的偏差进行校正。在某些情况下,例如当影响因素的影响很小时,也可以计算在测量的不确定度中。建议选择应考虑的最小不确定度的值,并忽略小于该极限的值。0.1% 的值被认为是合理的选择。

4.2.2　剂量计之间的比对

通常剂量计在二级标准剂量实验室中校准,但一些用户自己校准其现场剂量计并用于实际测量,原因如下:

（1）在一些国家,这种做法在历史上已经建立,并在大多数机构中得到认可。

（2）一些用户服务于大量部门/医院,需要大量的剂量计来测量,二级标准剂量实验室校准成本太高。

（3）无法在二级标准剂量实验室中校准某些剂量计。作为 X 射线设备中剂量面积仪就是一个例子。

通常,现场仪器的交叉校准是指其在合适的用户质量 Q_{cross} 中与已在二级标准剂量实验室校准的参考仪器的直接比较。现场仪表的校准系数可写为

$$N_{K,\ Qcross}^{field} = \frac{M_{Qcross}^{ref}}{M_{Qcross}^{field}} N_{K,\ Q0}^{ref} k_{Qcross}^{ref}$$

式中上下标 field 和 ref 分别指的是现场和参考仪器。参考和现场仪器的读数值已经校正了除射线束品质之外的所有量的影响而获得的现场仪器的校准系数。

通过射线束品质的交叉校准,Q_{cross} 只能用于此射线束品质。如果射线束品质发生变化,则需要在新射线束品质中进行新的交叉校准。

如果用户选择采用交叉校准方法,强烈建议进行检查以确保交叉校准程序能够产生正确的结果。一种检查方法包括将校准电离室和现场仪器的探测器在测量平面中暴露在离测量点每侧约 5 cm 的位置。使用辐射质量 Q_{cross},应取两个剂量计三次曝光的读数 M_i^{ref} 和 M_i^{field}, $i = 1,2,3$,交换两个电离室的位置,读数 $i = 4,5,6$ 三次进一步曝光。使用现场仪器测量空气比释动能的结果应与校准剂量计测量的结果偏差小于 1%。

$$K^{field} = N_{K,\ Qcross}^{field} \sum_{i=1}^{6} M_i^{field}$$

$$K^{ref} = N_{K,\ Q0}^{ref} k_{Qcross} \sum_{i=1}^{6} M_i^{ref}$$

对于 X 射线诊断中使用的电离室（未密封型）,在此过程中不需要对空气密度的可能变化进行校正。如果现场仪器具有固态探测器,则在快速温度或压力变化的情况下可能需要校正参考电离室的读数以获得空气密度的变化。当条件稳定但不是参考条件时,也需要进行校正。

值得注意的是,交叉校准程序通常不会导致测量的可追溯性。除了不间断的比较之外,可追溯性还包括许多其他基本要素,如测量不确定度声明、能力证据、文档等。当在医院中交叉校准剂量计时,可能无法满足所有这些要求。

4.3　设备选择

X 射线诊断检查的剂量很小,通常距离确定性效应的阈值较远。心脏介入剂量较大,特别是患者(受检者)皮肤的剂量较高,已有记录出现严重的皮肤损伤。即使不考虑介入手术的高剂量,也需要认识到人群接触人工电离辐射的最大来源是 X 射线诊断。因此,应准确确定 X 射线诊断程序导致的剂量,以便在图像质量和患者(受检者)暴露之间保持合理的平衡。

在 X 射线诊断中采用各种检查技术,包括透视、介入放射学、乳腺摄影检查、CT、牙科和普通放射学等,使用管电压为 20～150 kV 的 X 射线束。X 射线源的阳极材料通常是钨。乳腺摄影检查管电压在 22～40 kV 之间,使用不同的阳极和过滤材料,最常见的材料是钼靶和钼过滤。准确的剂量测量需要在已知特性的辐射场中正确校准仪器。在 X 射线诊断中,辐射质量的规范是重要的,因为所有剂量计的响应在一定程度上取决于所用 X 射线的光谱分布。辐射质量通常由 X 射线管电压和半值层决定。

4.3.1　剂量计

按照剂量计的原理,大体上可以分为电离室和固体剂量计两大类。

4.3.1.1　电离室

电离室包括空气电离室、圆柱体和平面平行电离室、CT 电离室、透射电离室等。

1) 空气电离室

在现有能量范围内,空气电离室是以 Gy 为单位实现空气比释动能定量测定的标准化剂量计。剂量学基准实验室和某些二级标准剂量实验室使用空气电离室来确定 X 射线束中的空气比释动能(率)。来自不同机构的空气电离室测量结果偏差通常在 0.5% 以内。

2) 圆柱体和平面平行电离室

用于诊断放射设备空气比释动能测量的最常见类型的电离室是平面平行电离室。平面平行电离室(也称为平行板电离室)使用两个平行的扁平电极,相隔几毫米。它们的板校准垂直于射线束轴。这些电离室中的一些具有不同的入口和出口窗口,这时,入口窗口面向 X 射线焦点是重要的。另一方面,圆柱形电离室的响应相对于电离室轴线对称。它们通常以电离室的圆柱轴垂直于 X 射线束定向。无论其几何设计如何,X 射线影像诊断中使用的电离室应为通气型,即它们的敏感气体体积应与大气连通。

3) CT电离室

CT电离室通常称为笔状电离室,其有效体积为长度为100 mm或更长的薄圆柱体。虽然大多数电离室为在均匀射线束中测量而设计,但CT电离室设计用于从单次扫描或多次扫描中进行非均匀曝光。通常将电离室插入体模内(通常也是圆柱形),用于衰减主射线束并产生散射的X射线,模拟患者(受检者)在现场时的状况。对于空气比释动能与长度乘积(P_{KL})的测量,电离室平行于扫描仪的旋转轴定位,或者在空气中或在圆柱体模内。对于单次扫描,主射线束通常不会覆盖电离室全长的10%以上。同时,CT室通过主射线束检测体模中产生的散射辐射,从而允许量化患者(受检者)的总剂量。CT室的这种独特使用要求活动体积的响应沿其整个轴向长度是均匀的。

4) 透射电离室

在使用X线透视检查中,照射几何参数(视野大小、焦点皮肤距离、投射)和照射时间因患者(受检者)而异。如果安装在管头上的探测器对X射线是"通透的",那么聚焦和焦外辐射都将通过其敏感体积。如果可以忽略空气中的衰减,则通过探测器传输的那些X射线将垂直于射线束下游的射线束中心轴通过每个平面。如果空气比释动能在射线束区域上的积分在整个平面上延伸则空气比释动能面积乘积与X射线管的距离不变,射线束将被KAP监测仪包含。在这种情况下,空气比释动能面积乘积为监测患者(受检者)剂量提供了方便。具有这种特性的探测器称为透射电离室。

透射电离室通常由涂有导电材料的聚甲基丙烯酸甲酯层组成。石墨适合低能量空气比释动能的测量,是一种常用的涂层材料。然而,石墨涂层对光是不通透的,不方便电离室中的传输。因此主要使用透光材料。这些材料含有高原子序数的元素,如铟和锡,与石墨涂层室相比,具有相对强的能量依赖性。透射电离室用作获取剂量与面积乘积的探测器。除透视外,KAP测量仪还广泛用于一般X射线摄影,并且越来越多地安装在现代牙科摄影设备上。

4.3.1.2 固态剂量计

除电离室之外的剂量计,包括热释光和半导体探测剂量计等也用于诊断设备的剂量测量。用半导体剂量计可以方便实时测量。小尺寸的热释光剂量计(TLD)可用于患者(受检者)剂量测量。这些剂量计的主要缺点是它们的能量响应依赖性与电离室的能量相关性很大。这些类型的剂量计常应用于医院常规临床测量。此类剂量计不用于二级标准剂量学实验室对其他剂量计的校准。

1) 热释光剂量计

一些吸收辐射的材料由于晶格缺陷,在亚稳态下可吸收能量,被捕获的电子保持在亚稳状态,直到它们被激发以重新组合并以光的形式发射能量。如果激发方法是加热,则该过程称为热释光。发射的光量与材料中吸收的辐射成比例,因此与存在的活性磷光体的质量成比例。

热释光在剂量测定中广泛使用,热释光剂量计有各种形式(如粉末、片状、棒状、带状)并由各种材料制成。最常用于医疗应用的剂量计掺杂镁和钛的锂氟化物($LiF：Mg,Ti$),还有其他材料如 $LiF：Mg,Cu,P$;$Li_2B_4O_7：Mn$;还使用 $CaSO_4：Dy$ 和 $CaF_2：Mn$。表 4-1 给出了这些材料的基本特征。

表 4-1　几种热释光材料的基本特征

材　料	性状	峰值温度/℃	发射最大波长/nm	Z_{eff}	相对灵敏度	线性范围/Gy	衰　减	退火条件
$LiF：Mg,Ti$	粉末,片状,棒状,带状	210	425	8.14	1	5×10^{-5} ~1	每年<5%	400℃,1 h + 80℃,24 h
$LiF：Mg,Ti,Na$	粉末,片状	220	400	8.14	0.5	NA	NA	5 400℃, 0.5 h
$LiF：Mg,Cu,P$	粉末,片状	232	310 (410)	8.14	15~30	10^{-6} ~10	每年<5%	240℃,10 min
$Li_2B_4O_7：Mn$	粉末	210	600	7.4	0.15~0.4	10^{-4} ~3	每 2 个月 5%	300℃, 15 min
$Al_2O_3：C$	粉末,片状	250	425	10.2	30	10^{-4} ~1	每年 3%	300℃, 30 min
$CaSO_4：Dy$	粉末,片状	220	480 (570)	15.3	30~40	10^{-6} ~30	6个月 7%~30%	400℃,1 h
$CaF_2：Dy$	粉末	200 (240)	480 (575)	16.3	16	10^{-5} ~10	每 4 周 25%	600℃,2 h
BeO	片状	330	330	7.13	0.7~3	10^{-4} ~0.5	每 2 个月 7%	600℃, 15 min

许多过程会影响热释光测量,如退火方案,其是用于消耗捕获的电荷群或改变阱结构以准备材料以再利用的方法,可以影响剂量测量。一些热发光材料具有指定的退火方案以消除低温辉光峰值而不影响较高温度峰值。这可以通过在读取之前进行低温预热来实现,其从低温阱中去除电荷,同时对高温阱

中的电荷具有不显著的影响。只应使用成熟的退火循环。它们的重现性对于准确的剂量测定很重要。

捕获的电荷也在室温下缓慢释放。这个过程称为衰减,在照射后长时间评估 TLD 时必须纠正其影响。必须特别注意剂量计在较高温度下储存的情况。对 TLD 进行邮递时可能会出现这种情况。

在测读期间,热释光剂量计发射的光的强度与照射期间沉积的能量成比例。从发射光中获得的电信号必须转换为 X 射线影像诊断中感兴趣的量之一。对于给定的 X 射线束,可以通过校准该类型的射线束中的剂量计来克服该问题。值得注意的是,有许多因素会影响热释光测量的最终结果。这些因素包括与仪器性能有关的因素以及与剂量计制备和处理程序有关的因素。在校准剂量计时,必须全面考虑。

2) 半导体剂量计

小尺寸的热释光剂量计适合对患者(受检者)进行测量,但它们不提供患者(受检者)暴露的实时信息。半导体探测器也很小并且瞬时响应辐射,因此结合了固态探测器的两个优点。它们通过适量的辐射产生信号,它们是刚性的并且不需要气压校正,这使得它们适合于一些临床应用。

最简单的半导体元件是二极管,其基于半导体的 p 型和 n 型部分之间的 p-n 结。当电离辐射撞击半导体时,诱发电子空穴对。这导致 p-n 结变得导电并且电流随着离子产生的速率而增加。产生的信号大小取决于辐射的电离特性和其穿透结的能力。到达 p-n 结的电离量还可以取决于结的横截面积相对于射线束的入射。因此,可能存在一些能量依赖性和对这些装置的一些方向敏感性。制造商主要使用金属过滤器来补偿固态探测器信号的能量依赖性。另一种是以电子方式补偿这种影响。

停止照射时,离子产生终止并且二极管恢复到其原始状态,除了 p-n 结的结构外,没有发生其他改变。研究表明,半导体探测器反复暴露于放射治疗用辐射可能导致探测器结构的损坏,从而导致一段时间内灵敏度的变化。由于 X 射线诊断中的剂量远小于放射治疗中的剂量,并且由于 X 射线诊断中的放射能量低于治疗中使用的射线能量,因此用于 X 射线诊断的仪器不太可能发生结构损伤。但是,还是应当定期检查剂量计响应。

4.3.2 剂量计能量依赖性

在剂量计的使用能量范围内应确定响应的能量依赖性。诊断 X 射线束的辐射质完全由其光谱决定。然而,X 射线光谱测定需要相当多的专业知识,此处以简单的方法来评价射线束质。如管电压、第一和第二半值层(HVL$_1$ 和 HVL$_2$)、总过滤及其组合。所有探测器都显示出一些随 HVL 变化的响应变化。例如,图 4 - 3 显示了两个电离室的相对响应的能量依赖性,其中室壁厚度对于低能量辐射特别重要。一种是圆柱形设计,有厚壁,另一种是平面平行设计,有一个薄的入口窗。如果没有考虑响应的变化,则会导致空气比释动能测量值的误差。平均腺体剂量是乳腺 X 射线摄影中的量,将空气比释动能值乘以转换系数即得到平均腺体剂量,转换系数本身取决于 HVL。由于响应的能量依赖性也导致 HVL 测量中的误差,因此确定平均腺体剂量的结果取决于所用探测器响应的能量依赖性。还有一种剂量计存在能量依赖电子补偿,需要定期检查这种剂量计的电子补偿。

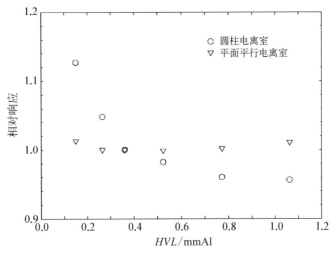

图 4 - 3　平面平行电离室和圆柱电离室的相对响应
随低能 X 射线束第一半值层的变化

4.3.3　其他考虑

探测器和测量组件都需要校准,通常进行系统校准。如果探测器和测量组件单独校准,则整个系统的校准系数是探测器和组件的校准系数的乘积。前面讨论的剂量测定形式假设在校准实验室建立了参考条件下的校准系数 N_{K, Q_0} 和射线束品质校正因子 K_Q。还讨论了二级标准剂量学实验室为不同射线束质提供校准系数 $N_{K, Q}$ 的情况。如果用户希望对二级标准剂量学实验室上的校准射线束以外的射线束使用单独的校准系数,则应当对射线束品质Q执行$N_{K,Q0}$和K_Q或$N_{K,Q}$的插值。对于KAP仪表,可能有必要考虑使用总过滤、管电压和(或)HVL作为射线束品质指示器。应使用相同类型光谱的数据(钨或钼阳极)。$N_{K,Q}$与$N_{K,Q0}$的关系是通过K_Q得出的:

$$N_{K,Q} = N_{K,Q0} K_Q$$

在电离室测量时所处的温度和压力也很重要。有一些剂量计可以测量温度和压力,并自动校正它们的影响。建议定期检查自动校正的准确性以确保测定结果可靠。

在X射线诊断中使用剂量计进行测量需要正确的设置,以便进行自由空气比释动能测量。在实际情况中,测量几何结构可能远离用于自由空气测量的几何结构。散射辐射对剂量计的能量响应的影响通常不是众所周知的,这可能导致测量中较大的不确定度。

4.3.4　对剂量设备使用者的要求

当使用剂量计时,用户应确保剂量计符合IEC 61674[3]。由于IEC 61674适用于配备电离室和半导体探测器的仪器,因此用户应考虑哪种类型的仪器最适合所需的测量类型。在IEC 61674中,给出了影响因素对整个剂量计响应的变化。使用这些数据,可以建立与"测量中的不确定度表达指南"一致的不确定度预估。

为了在二级标准剂量学实验室校准用户的剂量计,应使用参考类仪器。电离室的主要优点是它们可以以这样的方式构造,即它们在不同的辐射能量下仅表现出很小的响应变化。此外,它们具有良好的长期稳定性。但是,需要注意的是,并非所有符合IEC 61674的仪器都被视为参考级仪器。表4-2给出了关于参考级剂量计的性能要求。

表4-2　参考级剂量计的性能要求

应　用	探测器类型	管电压范围/kV	固有误差	最大能响范围	空气比释动能率范围	
					未衰减束/(Gy/s)	衰减束/(Gy/s)
普通X射线摄影	圆柱型或平面平行型	60~150	3.2	±2.6	1 m~500 m	10 μ~5 m

（续表）

应　用	探测器类型	管电压范围/kV	固有误差	最大能响范围	空气比释动能率范围 未衰减束/(Gy/s)	空气比释动能率范围 衰减束/(Gy/s)
透视	圆柱型或平面平行型（最好）	50～100	3.2	±2.6	10 μ～10 m	0.1 μ～100 μ
乳腺摄影	平面平行型	22～40	3.2	±2.6	10 μ～10 m	—
CT[①]	圆柱型（笔形）	100～150	3.2	±2.6	0.1 m～50 m	—
牙科摄影	圆柱型或平面平行型	50～90	3.2	±2.6	1 μ～10 m	—

① 探测器活性长度内的灵敏度变化应小于±3%。

4.3.5　对次级标准实验室剂量设备的要求

用户在二级标准剂量学实验室校准剂量计，应使用参考类仪器。

4.4　临床实际应用

本节提供了一般 X 射线摄影、X 射线透视、乳腺 X 射线摄影、CT 和牙科 X 射线摄影中的临床剂量测量方法。对于每种类型设备，首先描述进行体模测量的程序，然后介绍针对患者（受检者）进行测量的程序。方法描述之前，先介绍剂量测定量和检测设备。每种诊断设备均有工作示例，工作表和实验不确定度分析。表 4-3 总结了不同类型诊断设备的推荐测量参数和方法。

表 4-3　不同类型诊断设备的推荐测量参数和方法

设备类型	测量对象	测量参数	注　　释
普通 X 射线摄影	模体	入射空气比释动能	给出了使用胸部、腹部/腰椎模体测量的方法
		入射空气比释动能	通过曝光参数和测量输出量计算
	患者（受检者）	入口表面空气比释动能	在患者（受检者）皮肤表面测量
		空气比释动能与面积乘积	与透视的测量方法一样

(续表)

设备类型	测量对象	测 量 参 数	注　　释
透视	模体	入口表面空气比释动能率	直接在模体上测量,或根据入射空气比释动能率和散射分数计算得到
	患者(受检者)	空气比释动能与面积乘积	也测量皮肤最大剂量
乳腺摄影	模体	入射空气比释动能	首要感兴趣的指标是平均腺体剂量。该指标通过测得的入射空气比释动能计算得到
		入口表面空气比释动能	使用 TLD 测量,通过散射因子计算入射空气比释动能
	患者(受检者)	入射空气比释动能	首要感兴趣的指标是平均腺体剂量。通过曝光参数计算入射空气比释动能,再计算平均腺体剂量
CT	模体	CT 空气比释动能指数	在空气或 PMMA 头部和体部模体中测量
	患者(受检者)	CT 空气比释与长度积	通过曝光参数和模体测量数据计算得到
牙科摄影	患者(受检者)	入射空气比释动能	对于口内片机,通过曝光参数和测量输出量计算
		空气比释动能与长度乘积	对于全景机,通过计算得到

对于个体患者(受检者)的测量,除非使用多个剂量计(如 TLD),通常只能进行一次读数。对于使用模型的单独测量,有时仅获得单个读数是可行的。例如,在有限的时间内进行质量控制程序测量时,获取一系列不同但相关的测量数据。由于 X 射线多次曝光的不确定度以及测量设备的精度引起的不确定度,简化测量将引入额外的不确定度。不确定度的大小必须使用放射科质量保证计划中描述的程序进行估算。对于用户希望进行额外的测量,规范的工作表可能需要相应地调整。

剂量计应由校准实验室校准。仪器定期校准之间的时间应在国家法规规定的期限内。如果不存在此类规定,则时间间隔应根据仪器属性、频率和使用条件、制造商建议、重新校准成本、漂移可能性和稳定性检查的使用等因素确定,包括剂量计的交叉校准,但通常不应超过 2 年。校准实验室通常为三种射线束品质指定诊断剂量计的校准系数。用户有责任使用插值为所使用的射线束品质建立校准系数。这需要了解射线束的 HVL。它的值不必每次都测量，如果使用质量控制过程中测量的值就足够了。

4.4.1　选择患者(受检者)

用模型进行剂量测量对于质量控制和实现与"标准患者(受检者)"的比较很有效，但该方法不能直接估计给定区域患者群体的平均剂量。由于患者(受检者)存在个体特征差异，导致放射诊断检查过程中剂量相关参数差异较大。群体平均剂量只能通过患者(受检者)剂量的抽样调查或从设备诊断过程中曝光参数推算。但抽样调查需考虑样本量的大小，确保样本数量可反映研究区域人群个体差异。可按照解剖学参数(体重、乳房厚度等)确定可反映研究区域普通人群的标准化人体特征。如男性(70 ± 5)kg，女性(60 ± 5)kg[4]。调查相应区间样本的剂量，则可反映该区域普通人群的典型剂量。又如乳房压缩厚度(50 ± 5)mm 对应的剂量，亦可作为乳房压缩厚度 40～60 mm 人群的剂量均值[5]。应选择最能代表所研究人群的样本。样本量应足够大，以避免由少数患者(受检者)引起的统计波动和测量剂量的变化。如果患者(受检者)总量不足以覆盖解剖学参数所计算的样本，则可通过解剖学参数范围对缺失患者(受检者)剂量进行插值，来实现标准剂量的计算。

4.4.2　剂量测量的不确定度

IAEA 的第 457 号技术报告作为直接测量空气比释动能为特定量的基础。

1) 大批量直接测量剂量计的不确定度

剂量计在 X 射线影像诊断中的测量的不确定度取决于许多因素，如所用剂量计的种类、辐射质以及剂量计测量点等。这些信息确定后在一般的辐射测量过程中能确定 K_Q 值的准确性。

IAEA 建议，在实践中根据检测任务选择需要的不确定度水平，然后进行适当的测量和计算。表 4-4 给出了诊断剂量计直接测量不确定度的参考水平，指出用户确定不确定度的三种情况[3]。

表 4-4　诊断剂量计测量不确定度示例

影响因素	IEC 61674 $L/\pm\%$	不确定度$(k=1)/\%$		
		情况 1	情况 2	情况 3
固有误差，$N_{K,Q}$ 或 $N_{K,Q_0}K_Q$	5	2.89	1.6	1.6

(续表)

影响因素	IEC 61674 $L/\pm\%$	不确定度($k=1$)/%		
		情况1	情况2	情况3
射线值,如 SSDL 和使用者之间的差别	5	2.89	1.5	0.5
比释动能率	2	1.15	0.5	0.5
射线方向	3	1.73	1.0	0.5
气压	2	1.15	0.5	0.5
温湿度	3	1.73	0.5	0.5
电磁相容性	5	2.89	1.5	1.0
射野大小和形状	3	1.73	1.0	1.0
操作电压	2	1.15	1.0	0.5
相对合成标准不确定度 ($k=1$)		6.3	3.5	2.7
相对扩展不确定度 ($k=2$)		12.6	7.0	5.4

情况 1 对应 IEC 61674,指用户使用符合 IEC 61674 要求的仪器(见表 4-4 第二列)。IEC 61674 中制订了设备性能最低水平的要求,"好"仪器可能会大大超过这一要求。在 IEC 场景中,通过将剂量计读数乘以校准系数来获得测量参数的值。在这种情况下,基于在进行测量的位置处的海拔高度处的正常压力和测量房间中的平均温度来应用空气密度校正就可以了。因为当影响因素偏离其相应的参考值时,剂量计的响应的变化范围存在上限,将上限除以 $\sqrt{3}$,即转换为标准偏差。

情况 2 描述了使用参考级剂量计的情况,其性能超过了 IEC 61674 的要求。在这种情况下,需要使用测量时的压力和温度的实际值来进行空气密度校正。除此之外,情况 2 中的过程与情况 1 的过程相对应。情况 1 到情况 2 的不确定度的降低是通过二级标准剂量学实验室校准和使用响应能量依赖性小的探测器减少内在误差来实现的。

情况 3 描述了严格控制曝光条件(即在辐射质量、辐射入射方向、空气密度等方面)以及对相关影响因素进行校正的情况。例如,从围绕用户射线束品质的质量值内插校准系数或 K_Q,然后考虑剂量计的能量响应。在这种情况下,参考类剂量计用于测量。

情况 2 和情况 3 要求使用降低影响因素不确定度,所使用的实际值必须得到其证据的支持。这可以通过使用制造商指定的值来实现,或者通过从测量设备上的质量控制测试实现。

2) 直接测量的不确定度

临床剂量的测定需要考虑不同因素带来的不确定度对结果的影响。例如,通过模体或患者(受检者)表面测量入射空气比释动能,需要考虑与比释动能相关的因素和反向散射辐射。将入射空气比释动能的测量结果乘以主要条件(即管电压、过滤、射野尺寸、阳极材料和角度)系数和反向散射因子即可得到入射空气比释动能结果。但无论采用何种方法检测,都需要考虑表 4-4 中给出的不确定贡献。反向散射辐射的量与入射辐射的光谱和角度分布有关。剂量计对反向散射组件的响应可能与入射组件的响应也存在差异,即反向散射因子也存在某些不确定度。

由于测量不确定度的来源很广,不可能穷举,因此 IAEA 第 457 号技术报告也只是给出了主要的不确定度来源。如果用户在实际测量中,发现有超过表 4-4 给出的比较大的不确定度来源,则应予考虑。

3) 热释光测量的不确定度

Zoetelief 等[6]建议在 X 射线影像诊断中进行热释光测量,相对合成标准不确定度优于 12.5%。这使得相对扩展不确定度($k=2$)为 25%。由于影响 TLD 测量的因素很多,因此给出产生不确定度的具体数字并不是一件简单的事情。除了与测量技术有关的因素外,还应考虑与仪器性能、剂量计准备和处理程序有关的因素。在校准 TLD 时,必须考虑整个系统。

TLD 校准系数的标准不确定度必须高于参考仪器的不确定度,参考仪器通常是电离室。对于 TLD 校准的相对组合标准不确定度($k=1$),可实现 3% 的值。另外的不确定度来源来自各种校正因子,如 TLD 响应的能量依赖性、剂量计衰减、响应的线性等。

Zoetelief 等举例显示了热释光测量的不确定度的计算。对于来自各种来源的不确定度的典型值,导出了约 5% 的相对组合标准不确定度($k=1$)。它用于估算本实践规范中热释光测量的相对组合标准不确定度。热释光测量的相对扩展不确定度($k=2$)为 10%。只要测量得到很好的控制,这个值是被认可的。

4.4.3　普通 X 射线摄影的剂量测量

普通摄影影像诊断程序的范围广泛,涵盖的头、胸部、腹部、四肢等 X 射线成像，由于基于广泛成像，普通摄影患者（受检者）接受剂量范围也广泛。同一影像诊断程序患者（受检者）接受剂量可能差一个数量级。下面的讨论提出了普通摄影剂量模体的选择，用模体或在患者（受检者）身体上进行剂量测量的有关的背景材料。

4.4.3.1 模体

不同的复杂程度和准确解剖位置的模体已用于普通摄影。IAEA推荐使用CDRH模体，图4-4所示为CDRH后前位胸部模体和CDRH前后位腹部/腰椎模体的照片和示意图。常用的胸部的CDRH模体，它是基于后前位照射（225 mm厚），自动曝光控制（AEC）下将探测器放在肺照射野的位置确定测量平均值。当照射野集中在探测器时，模体就太薄，而且可能低估患者（受检者）的受照时间。模体有一个可放置电离室的支撑体。它位于离模体表面220 mm处，以确保有足够距离，使反向散射的贡献不足2%。入射空气比释动能用平方反比公式计算。腹部的CDRH模体基于前后位照射（厚度为230 mm）。模体传输初始谱的重现精度已经在90～120 kV范围测试。通过与人的逼真模体（由人的骨架和组织当量塑料组成）的比对测量，软组织和脊椎区域的能谱传输取得了良好的匹配结果。这两个区域是我们关心的区域，

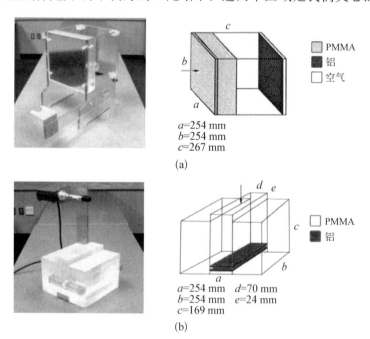

图4-4 CDRH后前位胸部模体(a)和腹部/腰椎模体(b)

AEC 探测器在整个区域检测。在两个模体后面(有和没有栅),在脊柱区域对不同的铝和 PMMA 组合,在宽束条件下测得的空气比释动能比较,都取得了好的一致性的结果。美国国家标准研究所(ANSI)研制了 PMMA 和铝两种模体组分[7]。用一个改进了的 ANSI 模体和 CDRH 模体进行了剂量测量,并比较了结果。发现 ANSI 模体测量的入射空气比释动能比 CDRH 胸部模体的高33%,但比 CDRH 腹部和腰椎模体低 15%[8]。

为了使 CDRH 胸部模体适用于头骨和胸椎(AP)检查,Servomaa 等[9]对其进行了改进,并与 Alderson-Rando 男性模体进行比对。只要调节 PMMA 和铝片的相对位置,可得出散射一致的结果,因此,两种模体所测出的规定位置的空气比释动能值是一致的。为了简便的目的,在实际应用中,仅考虑胸(PA)和腹(AP)两种通常的应用。在上述讨论的基础上,对这些操作而言,测量入射空气比释动能的模体是 CDRH 胸(PA)和腰椎(AP)两种模体。

4.4.3.2　用模体进行测量

测量普通 X 射线摄影入射空气比释动能时,在检查床上,胸部或腹部/腰椎模体集中在射线束中焦点到胶片的距离(FFD)上,将射线束的大小调整到模体的边缘。调节照射参数(AEC 和管电压)使其在临床上可适用于平均大小成年人的后前位(PA)胸部和前后位(AP)腹部/腰椎检查。为避免反向散射影响,一个诊断剂量探测器应放置在离模体表面足够远的距离,使用探测器位置的测量结果和平方反比定律计算入射表面的空气比释动能。测量的数据和照射的参数应同时给予记录。

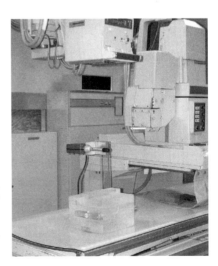

1) 入射空气比释动能的测量

入射空气比释动能测量程序如下:

(1) 按选择的检查和正常成年患者(受检者)设置设备条件,包括曝光参数的选择(AEC 和管电压)和栅格(或气间隙),焦点到皮肤的距离(SSD)和准直 X 射线设备。

(2) 适当设置模体,使之直接取决于对床上的前面板(见图 4-5)。

(3) 从左至右对准模体中心。

(4) 垂直放置模体(从头到脚),这样,

图 4-5　CDRH 腹部/腰椎模体在床上,电离室在模体上方的测量实验装置

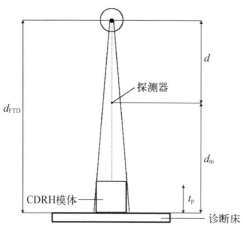

**图4-6 普通X射线摄影计算入射空气
比释动能的几何条件**

注：d_{FTD} 为管焦点到病床的距离，d 是剂量仪到管焦点的距离；d_m 是剂量仪到病床的距离；t_p 是模体模拟的患者（受检者）厚度，对标准胸检患者（受检者）为 225 mm，腹部和腰椎患者（受检者）为 230 mm。一般情况下 d_m 值通过测量得出。

所有有关 AEC 探测器都包括在内。模体可能因此不能在中心点垂直，但可略有上移，以涵盖 AEC 探测器。

（5）对于计算机 X 射线摄影和其他数字接收体，按模体的前边缘调节 X 射线照射野的大小（见图4-6）。

（6）测量和记录 X 射线管和床上面板间的距离 d_{FTD}。

（7）将剂量仪放在可移动的支架中，为降低其反向散射，剂量仪离模体表面应足够远。为了使模体反向散射响应可以忽略，建议剂量仪的距离为 240 mm。对一些对反向辐射不灵敏的探测器（如基于半导体探测器的很多剂量仪）应当取小些。将 AEC 探测器略微向外安装，这样可以减少对剂量仪的影响。为减少足跟效应（the heel effect）的影响，剂量仪应尽可能地靠近中心轴。

（8）测量和记录剂量仪参考点与床上面板间的距离 d_m。

（9）对屏胶片系统或计算机 X 射线照相接收器，获得适当大小和类型的转载盒，并将其插进安装架中。

（10）利用 AEC 对电离室进行 3 次照射或手动照射，记录剂量计的读数 M_1、M_2、M_3，以及所使用的照射参数（管电压、管负荷或管电流及曝光时间）。

（11）如果使用的是电离室剂量仪，还应记录温度和大气压。

2）HVL 的测量

测量 HVL 的程序如下：

（1）在手动模式下，按正常成年患者（受检者）诊断选择 X 射线检查设备的设置。

（2）为测量入射空气比释动能选择管电压。

（3）将剂量仪放在射线束中心。

（4）准直光束实现窄束几何条件，以减少散射辐射的影响。线束应正好覆盖探测器。

（5）选择一个管负荷,使剂量计读数在有和没有衰减器时,都在测量仪器的额定范围之内。

（6）照射探测器并记录测量值。为了实现更高的精度,可以进行多次照射,记录其平均值。

（7）对一组三种减弱器重复步骤(6),并在相同的管负荷情况下,在没有任何衰减器条件下也进行测量。选择铝衰减器的适当厚度,使其接近希望的 HVL。

（8）在没有减弱器的情况下,照射探测器[步骤(6)和步骤(7)],并记录测量值。

3）入射空气比释动能的计算

测量的几何条件如图 4 - 6 所示。用后前位胸厚 225 mm 或前后位腹部/腰椎厚 230 mm 照射标准患者(受检者),从剂量仪位置的空气比释动能,应用平方反比公式计算患者(受检者)入射空气比释动能。测量和计算程序如下:

（1）线束的 HVL 用图形内插的方法得到,或用减弱器不同厚度测量信号的数字解析方法求得。HVL 测量过程均要进行质量保证项目。

（2）应用剂量计读数值,计算出平均值 $\overline{M}$。

（3）用以下公式,基于剂量仪读数平均值 $\overline{M}$,在测量点计算空气比释动能 $K(d)$（离 X 射线焦点的距离为 d）。

$$K(d) = \overline{M} N_{\mathrm{k,\,Q0}} k_{\mathrm{Q}} k_{\mathrm{TP}}$$

式中,k_{TP} 为温度和大气压修正因子;$N_{\mathrm{K,\,Q0}}$ 为剂量仪校准系数;k_{Q} 为剂量仪校准时的射线品质(Q_0)与临床 X 射线品质(Q)不同引入的修正。射线品质用 HVL 描述。

（4）应用平方反比定律(公式如下),计算标准胸(或腹)时的入射空气比释动能 K_{i}。

$$K = K(d)\left(\frac{d_{\mathrm{FTD}} - d_{\mathrm{m}}}{d_{\mathrm{FTD}} - t_{\mathrm{p}}}\right)^{2}$$

式中,d_{FTD} 为管焦点到病床间的距离,单位为 mm;d_{m} 为剂量仪参考点到病床间的距离,单位为 mm;t_{p} 为一个标准胸部(腹部/腰椎)检查患者(受检者)的厚度,单位为 mm。

4）不确定度估算

一般摄影中胸部和腹部/腰椎检查的入射空气比释动能测量的不确定度可用表 4 - 4 给出的三种情况估算相对不确定度。对诊断剂量仪,测量相对扩展不确定度($k=2$)约在$5.6\%\sim12.6\%$之间,取决于选择的测量方法。表4-5给出了使用CDRH模体测量入射空气比释动能的不确定度。

表4-5　使用CDRH模体测量入射空气比释动能的不确定度

不确定度来源	不确定度($k=1$)/%		
	情况1	情况2	情况3
测量情况(见表4-4)	6.2	3.5	2.7
读数准确度	1.0[①]	0.6[②]	0.6[②]
测量位置不确定度	0.5	0.5	0.5
相对合成标准不确定度($k=1$)[③]	6.3	3.6	2.8
相对扩展不确定度($k=2$)	12.6	7.2	5.6

① 测量1次;② 3次测量的标准差;③ 对应于距探测器2 mm处。

5) 计算示例

假设使用胸部模型测量入射空气比释动能计量用于标准胸部模型的重复暴露的记录读数为0.293 mGy、0.291 mGy和0.290 mGy,因此,计算出的剂量计读数$\overline{M}$的平均值如下:

$$\overline{M}=(0.293\text{ mGy}+0.291\text{ mGy}+0.290\text{ mGy})/3=0.291\text{ mGy}$$

剂量计的校准系数$N_{\text{K,Q0}}$为0.988 mGy/mGy,射线束品质校正因子k_Q为0.99,温度和压力校正k_{TP}为1.00。因此,测量点处的空气比释动能$K(d)$由下式给出:

$$K(d)=0.291\text{ mGy}\times0.988\text{ mGy/mGy}\times0.99\times1.00=0.285\text{ mGy}$$

剂量计定位在离诊断床$d_m=509$ mm的距离处,并且焦点到患者(受检者)支撑距离d_{FTD}为1 000 mm。因此,入射空气比释动能为

$$K_i=0.285\text{ mGy}\times\left(\frac{1\,000-509}{1\,000-225}\right)^2=0.285\text{ mGy}\times\left(\frac{491}{775}\right)^2=0.114\text{ mGy}$$

对于情况3(参考类型探测器和所有应用的校正),测量的相对扩展不确定度($k=2$)为5.6%。入射空气比释动能为

$$K_i=(0.114\pm0.006)\text{mGy}$$

腹部和腰椎模型的计算类似。

4.4.3.3　患者(受检者)剂量测量方法

在普通 X 射线摄影检查中,基本的患者(受检者)剂量学量是入射空气比释动能、入射表面空气比释动能和空气比释动能与面积乘积。使用一个或多个量取决于用户的要求。

对每一个患者(受检者),用记录照射参数和测量管的输出量可以计算入射空气比释动能。入射表面空气比释动能用来直接评估患者(受检者)剂量,可以用 TLD 测量。有的 X 射线机已带有 KAP 仪,它用来记录空气比释动能与面积乘积的值。

1) 测量所需设备

剂量测量中所需设备如下：① 用普通摄影射线品质校准的诊断剂量仪；② 立式电离室支撑架；③ 用于 HVL 测量的铝减弱器和铅阑；④ 卷尺或直尺；⑤ 温湿度计和气压表；⑥ 秤。

用热释光测量(TLD)时,还应有以下附加的设备：① 热释光读出仪；② 经校准的剂量探测器,有灵敏度修正因子或灵敏度的范围可以供选择；③ 玻璃纸胶带。

2) 测量方法

两种方法用于确定入口表面空气比释动能。第一个方法使用记录曝光参数(管电压、管电流与曝光时间乘积、照射野大小等)来估计入射空气比释动能。为此,需要测量参考点的 X 射线管输出量,并用平方反比定律进行计算。也要求确定 HVL 的值。入口表面的空气比释动能是从反向散射因子与入射空气比释动能计算求得的。第二种方法是利用热释光探测器对患者(受检者)的测量来评估入射表面空气比释动能。

X 射线管输出量测量

对选定的过滤,从使用的有足够样本的患者(受检者)照射参数中,选定一组有代表性的管电压和管负荷进行 X 射线管输出量测量。一般管电压和管负荷都需要选择 3～4 个值进行测量。其他的管电压和管负荷的值用适当的内插方法得出。按如下程序进行测量：

(1) 选择 X 射线机的手动控制,选择一组管电压、管负荷和照射野代表临床使用的典型值,记录选择的参数。

(2) 在适当的距离(离 X 射线管焦点距离 d)和射线束中心定位探测器。为避免反向散射的影响,探测器应离诊断床足够远,测量并记录这一距离 d_m。

（3）照射电离室 3 次,记录剂量仪读数 M_1、M_2 和 M_3。

（4）选另外的管电压或管负荷重复步骤（3）的操作。

（5）如果选用的是电离室仪器,还应记录温度和大气压。

入射空气比释动能测量

基于对在选定距离和照射参数下测量的 X 射线管输出量,应用平方反比公式,可以间接地估算出入射空气比释动能。

进行如下的测量:

（1）选择开展的检查类型,调查体重范围和患者（受检者）人数。

（2）对选定的检查,定位 X 射线设备和患者（受检者）,选择一组适当的照射参数。

（3）测量位于线束中心的患者（受检者）厚度。

（4）记录设备和患者（受检者）数据。

（5）照射患者（受检者）,记录照射参数。

（6）收集 10 例患者（受检者）数据。

入口表面空气比释动能测量

入口表面空气比释动能可以由入射空气比释动能和反向散射因子间接估算,也可用 TLD 直接测量。

采用间接估算,对每一个患者（受检者）,评价入口表面空气比释动能测量应包括以下步骤:

（1）测量射线束的 HVL 和 X 射线管的输出量。

（2）利用患者（受检者）检查中记录的照射参数和平方反比公式估算入射空气比释动能。

（3）利用入射空气比释动能和适当的反向散射因子估算入口表面空气比释动能。

使用布放在患者（受检者）皮肤表面的 TLD 直接测量入口表面空气比释动能,在测量中应有测量本底的 TLD。按如下程序测量:

（1）选择开展的检查类型,调查体重范围和患者（受检者）人数。

（2）记录设备和 TLD 资料。

（3）测量本底 TLD 探测器。

（4）对于选择的患者（受检者）样本,完成步骤（2）～（4）。

（5）对于选定的检查,定位 X 射线设备和患者（受检者）,选择适当的照射参数。

（6）按图 4-7 的方式,将 TLD 放在患者（受检者）皮肤表面,用透明胶带固定,剂量探测器应放置在中心射线束内。

（7）照射患者（受检者）,移除剂量探测器,在特定记录单上记录照射参数、日期、患者（受检者）体重,将移除的剂量探测器贴在该记录单上。

（8）测量 TLD,并记录读数 M_1、M_2 和 M_3。

测读校准用剂量探测器,其值为 M_{01}、M_{02} 和 M_{03}。

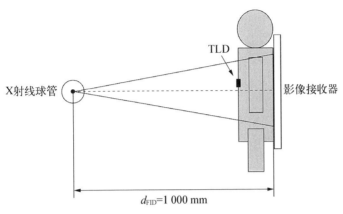

图 4-7　TLD 测量方法示意图

3）计算

X 射线管输出量

X 射线管输出量按如下方式计算:

（1）用图形内插计算 HVL 或用不同减弱器厚度测量的数据用数值解析求得,在质量保证中测量的 HVL 也可以使用。

（2）计算剂量计读数的平均值 $\overline{M}$。

（3）用以下公式计算测量点（到 X 射线焦点的距离 d ）的空气比释动能 $K(d)$:

$$K(d) = \overline{M} N_{k,\,Q0} k_Q k_{TP}$$

式中, k_{TP} 为温度和大气压修正因子; $N_{k,\,Q0}$ 为剂量计的校正系数; k_Q 为校准与临床使用时射线品质不同引人的修正,射线品质通常用 HVL 描述。

（4）用以下公式计算 X 射线管输出量 $Y(d)$:

$$Y(d) = K(d)/P_{it}$$

式中, P_{it} 为照射期间的管负荷。

入射空气比释动能的间接估计

基于 X 射线管输出量和患者（受检者）检查时的照射参数,用平方反比公式可以计算入射空气比动能：

（1）对每一个患者（受检者），用以下公式从患者（受检者）受照记录表中记录的参数［管电压、管负荷、射线管输出量测量位置的距离和患者（受检者）的厚度］计算入射空气比释动能。

$$K_i = Y(d)P_{it}\left(\frac{d}{d_{FTD} - t_p}\right)^2$$

式中，$Y(d)$ 为 X 射线管输出量；d 为 X 射线管输出量测量位置的距离（离管焦点）；P_{it} 为照射患者（受检者）时的管负荷；d_{FTD} 和 t_p 分别为焦点到病床的距离和患者的厚度。

（2）对需要计算的每一个患者（受检者），重复步骤（1）。

入口表面空气比释动能的估计

用入射空气比释动能的间接估算：

（1）对每一个患者（受检者），从患者（受检者）受照记录表中记录的参数计算入射空气比释动能。

（2）基于适当的水的反向散射因子计算，用以下公式计算入口表面空气比释动能，基于检查时测量的 HVL 和照射野选择适当的反向散射因子。

$$K_e = K_i B$$

式中，B 为选定 HVL 和照射野情况下的反向散射因子。

用 TLD 测量结果的直接计算：

（1）由本底读数 M_{01}、M_{02} 和 M_{03}，计算本底读数的平均值 $\overline{M}_0$。

（2）由剂量计读数 M_1、M_2 和 M_3 扣除本底后，用下式计算其平均值。

$$\overline{M} = \frac{\sum_{i=1}^{3} f_{s,i}(M_i - \overline{M}_0)}{3}$$

式中，$f_{s,i}$ 为对第 i 个剂量计灵敏度的修正。

（3）基于上式计算的 $\overline{M}$，再用以下公式计算入口表面空气比释动能。

$$K_e = \overline{M} N_{k,Q0} k_Q k_f$$

式中，k_f 是热释光剂量探测器从辐照到读数期间的衰退修正。

（4）如果需要，按步骤（2）和（3）计算其他患者（受检者）。

4）不确定度估算

在一般的摄影患者（受检者）检查中，测量入射空气比释动能的不确定度估算与模体测量时类似。对诊断剂量计,入射空气比释动能的相对扩展不确定度($k=2$)为$5.5\%\sim12.5\%$,随测量方案选择而变。在估算入口表面空气比释动能的不确定度时,应当附加反向散射因子的不确定度。反向散射因子的不确定度的最大值为3%,因而这时间测量的入口表面空气比释动能扩展不确定度($k=2$)为$6\%\sim13\%$。

热释光测量,在实际应用中,测量的相对扩展不确定度($k=2$)约为10%。外加TLD剂量探测器校准时和剂量计布放对不确定度的影响(约为5.9%),则合成的入射空气比释动能的相对扩展不确定度($k=2$)约为12%。

5)计算示例

入射空气比释动能和入口表面空气比释动能的间接估算

假设一个厚度为300 mm的患者(受检者)进行腹部检查,焦点到病床的距离为1 000 mm,机器设置为84 kV和60 mA•s,测量的HVL为3.5 mmAl,在距离$d=500$ mm处的输出量为$Y(d)=0.075$ mGy/mA•s。

入射空气比释动能为

$$K_i=0.075 \text{ mGy}(mA \cdot S)^{-1} \times \left(\frac{1\ 000-500}{1\ 000-300}\right)^2 \times 60 \text{ mA} \cdot S=2.296 \text{ mGy}$$

假设剂量计的总的相对扩展不确定度为5.6%($k=2$),则入射空气比释动能为

$$K_i=(2.30\pm0.36) \text{ mGy}$$

在检查区间,X射线束准直到200 mm×400 mm。反向散射因子随照射野变化不太大,因此,可以选用反向散射因子表中250 mm×250 mm的值,对于$HVL=3.5$ mmAl,用内插可以得到水的反向散射因子$B=1.43$,入口表面空气比释动能可以计算如下:$K_e=6.43$ mGy×1.43=9.19 mGy。如上所述,这时的相对扩展不确定度为6%($k=2$),因而,入口表面空气比释动能可以写为$K_e=(9.2\pm0.6)$ mGy。

入口表面空气比释动能的直接估算

在一个患者(受检者)的胸部检查后,若测读3次照射的TLD探测器和3个TLD本底探测器,患者(受检者)的平均值分别为776 nC,本底的平均值为7.70 nC。测量值扣除本底后,可以写为

$$\overline{M}=776 \text{ nC}-8 \text{ nC}=768 \text{ nC}$$

TLD的校正系数 $N_{k, Q_0} = 0.000\,35$ mGy/nC。

对同样的管电压和滤片设置 $k_Q = 1.005\,7$，这样，入口表面空气比释动能为

$K_e = 768$ nC $\times 0.000\,35$ mGy/nC $\times 1.005\,7 = 0.270$ mGy，这时的扩展不确定度为 $12\%(k=2)$，从而入口表面空气比释动能最终表示为 $K_e = (0.270 \pm 0.032)$ mGy。

4.5 普通透视设备剂量测量

在实际工作中，入口表面空气比释动能率是用模体测量透视剂量的最基本的量。在患者(受检者)剂量测量中，空气比释动能与面积乘积是一个与给予患者(受检者)能量和有效剂量都相关的量，因此推荐使用这个剂量学量。估算透视导引操作中，最大入口表面空气比释动能是一个极其重要的量。在这个操作中，患者(受检者)入口表面的位置不固定，需要用特定的方法确定其最大值。

4.5.1 模体测量

对于透视设备，用一个水模或其他PMMA模体进行入口表面空气比释动能率的测量。重要的是探测器对直接和反向散射辐射的响应，也就是说，探测器对反向散射辐射的响应与否，入口表面空气比释动能率通过测量入射空气比释动能率和一个适当的反向散射因子，半导体探测器可以用于这种测量。

4.5.1.1 测量方法

200 mm厚的水模代表标准成人。体型大的患者(受检者)还外加一个100 mm厚的水模。也可以用一个185 mm厚的PMMA模体，但这要进行水模和PMMA的反向散射因子不同的修正。

在自动照射控制的条件下打开透视机，在每次测量以前，要注意自动照射控制系统的稳定性。如果剂量率不稳定，应检查原因。对所有影像增强器照射野都应进行测量，剂量率和可自动照射控制设置应与临床应用的一致。测量中，选用的焦点到影像增强器的距离、焦点到电离室的距离、管电流、滤片在每次测量中都应当记录。测量X射线管、患者(受检者)入口表面和影像增强器的相对位置有很强的依赖关系。不同设备安装情况下，入口表面空气比释动能测量如图4-8所示。

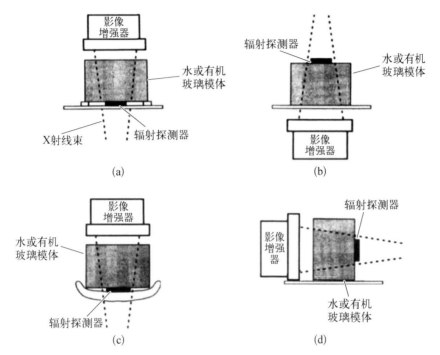

图 4 - 8 不同设备安装情况下,入口表面空气比释动能测量示意图

(a) X 射线管在床下;(b) X 射线管在床上;(c) 一种 C 形臂机;(d) 另一种 C 形臂机,临床少见

1) X 射线管在床下时入口表面空气比释动能率的测量

测量示意如图 4 - 8(a),其测量程序如下:

(1) 如果临床上使用了反散射栅格,确定它的位置。

(2) 将模体放在病床的支架上,在床和模体间必须要有足够的距离,以便放置探测器。

(3) 探测器背向模体,并放置在模体入口表面的中心。

(4) 定位病床,使其模体出口面与影像增强器底座间的距离为 100 mm。

(5) 模拟大体型患者(受检者)应外加 100 mm 厚的水到模体厚度(总厚度为 300 mm)中,使模体的出射面正好与影像增强器底座接触。

(6) 如果照射野不够大,应打开准直器使其与模体大小匹配。

(7) 测量和记录焦点到增强器,焦点到探测器的距离。

(8) 在自动照射控制条件下照射模体,记录剂量仪读数 M、管电压、管电流和影像增强器设置;重复测量 3 次并记录剂量仪读数 M_1、M_2 和 M_3。

(9) 对所有临床使用的影像增强器的照射野、剂量率和自动照射控制选择重复步骤(8)。

(10) 若使用的是电离室型剂量仪,还应当记录温度和大气压。

2) X射线管在床上时入口表面空气比释动能率的测量

测量示意如图4-8(b)所示,其测量程序如下:

(1) 如果临床上使用了反散射栅格,确定它的位置。

(2) 定位模体放在病床上。

(3) 定位与模体接触的探测器,并放置在模体入口表面的中心。

(4) 按临床使用情况设置焦点到病床的距离,如果使用标准条件,这时的距离可以选为1 000 mm,使其模体出口面与影像增强器底座间的距离为100 mm。

(5) 模拟大体型患者(受检者)应外加100 mm厚的水到模体厚度中(总厚度为300 mm)。

(6) 如果照射野不够大,应打开准直器使其与模体大小匹配。

(7) 测量和记录焦点到增强器,焦点到探测器的距离。

(8) 在自动照射控制条件下照射模体,记录剂量仪读数M、管电压、管电流和影像增强器设置,重复测量3次并记录剂量仪读数M_1、M_2和M_3。

(9) 对所有临床使用的影像增强器的照射野、剂量率和自动照射控制选择重复步骤(8)。

(10) 若使用的是电离室型的剂量仪,还应当记录温度和大气压。

3) C形臂机入口表面空气比释动能率的测量(固定和移动型)

测量示意如图4-8(c)所示,其测量程序如下:

(1) 如果临床上使用了反散射栅格,确定它的位置。

(2) 将模体放在病床的支架上,选择床位置,以便主要临床检查能够进行,对心血管机,以500 mm为宜。

(3) 在床和模体间必须要有足够的距离,以便放置探测器。

(4) 探测器背向模体,并放置在模体入口表面的中心。

(5) 如果距离可调,焦点到影像增强器的距离设置为1 000 mm。

(6) 模拟大体型患者(受检者)应外加100 mm厚的水到模体(总厚度为300 mm)中。

(7) 设置模体出射面与影像增强器的距离为100 mm。

(8) 测量和记录焦点到增强器,焦点到探测器的距离。

(9) 如果照射野不够大,应打开准直器使其与模体大小匹配。

(10) 在自动照射控制条件下照射模体,记录剂量仪读数M、管电压、管电流和影像增强器设置；重复测量 3 次并记录剂量仪读数 M_1、M_2 和 M_3。

（11）对所有临床使用的影像增强器的照射野、剂量率和自动照射控制选择重复步骤(10)。

（12）若使用的是电离室型的剂量仪，还应当记录温度和大气压。

4) C 形臂机(侧向照射)时入口表面空气比释动能率的测量

测量示意如图 4 - 8(d)所示，其测量程序如下：

（1）如果临床上使用了反散射栅格，确定它的位置。

（2）定位 X 射线管和影像增强器使线束水平。

（3）定位立式模体和探测器背向模体，与模体入射面中心接触。

（4）如果距离可调，焦点到影像增强器的距离设置为 1 000 mm。

（5）模拟大体型患者(受检者)应外加 100 mm 厚的水到模体(总厚度为 300 mm)中。

（6）设置模体出射面与影像增强器的距离为 100 mm。

（7）测量和记录焦点到增强器，焦点到探测器的距离。

（8）如果照射野不够大，应打开准直器使其与模体大小匹配。

（9）在自动照射控制条件下照射模体，记录剂量率仪读数 M、管电压、管电流和影像增强器设置；重复测量 3 次并记录剂量仪读数 M_1、M_2 和 M_3。

（10）对所有临床使用的影像增强器的照射野、剂量率和自动照射控制选择重复步骤(9)。

（11）若使用的是电离室型的剂量仪，还应当记录温度和大气压。

4.5.1.2　计算

1) 入口表面空气比释动能率

（1）从测量的 $\dot{M}_1$、$\dot{M}_2$ 和 $\dot{M}_3$ 计算其平均值 $\dot{M}$。

（2）基于上述均值，用以下公式计算入口表面空气比释动能率 $\dot{K}_e$：

$$\dot{K}_e = \dot{M} N_{k,Q0} k_Q k_{TP}$$

式中，k_{TP} 为温度和大气压修正因子；$N_{k,Q0}$ 为剂量计的校正系数；k_Q 为校准与临床使用时射线品质不同引入的修正。

（3）若用 PMMA 模体，则应用以下公式计算：

$$\dot{K}_e = \dot{M} N_{k,Q0} k_Q k_{TP} \frac{B_w}{B_{PMMA}}$$

式中，B_w 和 B_{PMMA} 分别为水和 PMMA 的反向散射修正因子。

(4) 如果所用探测器对反向散射不响应,测量入射空气比释动能率 $\dot{K}_i$,此时用以下公式计算入口表面空气比释动能率:

$$\dot{K}_e = \dot{M} N_{k,Q_0} k_Q B_w$$

(5) 如果需要修正探测器不同位置和模体不同位置的结果,可采用距离平方反比公式。

2) 不确定度估算

对于荧光透视设备,在估算入口表面空气比释动能率的不确定度时,除了考虑表 4-4 中所列的相对不确定度来源外,必须考虑探测器对反向散射能量和角度响应,以及剂量仪的有效测量点没有定位在表面上所引入的不确定度。在没有这种数据的情况下,但对大多数电离室测量(测量值标准偏差约为 3%)引入的不确定度为 5% 左右。半导体探测器的这类不确定度一般低于这个值,但可以认为 5% 是其不确定度的上限的一个好的估计。

表 4-6 列出了一个从每一个贡献计算不确定度的例子,不同方案的不确定度($k=2$)为 8%~14%。

表 4-6 透视入口空气比释动能测量不确定度估算举例

不确定度来源	不确定度($k=1$)/%		
	情况 1	情况 2	情况 3
表 4-4 中 10 项影响因素的贡献	6.3	3.5	2.7
测读精度	1.0	0.6	0.6
测量位置	0.6	0.6	0.6
探测器对反向散射的响应	3.0	3.0	3.0
相对合成不确定度($k=1$)	7.1	4.7	4.1
相对合成不确定度($k=2$)	14.2	9.4	8.2

4.5.1.3 计算示例

1) 入口表面空气比释动能测量

对 X 射线管在床下的入口表面空气比释动能率测量,水模厚度为 200 mm,模体的一个平面与电离室平行,焦点到影像增强器室的距离为 1 000 mm,用一个 100 mm 厚的支撑架将模体固定在床上,模体表面到影像增强器的距离为 100 mm。X 射线机设置为 70 kV,影像增强器照射野的大小为 230 mm × 230 mm,记录的剂量仪读数是 25.3 mGy/min、25.5 mGy/min 和 25.3 mGy/min。

2) 计算剂量仪读数的平均值 $\dot{M}$

$$\dot{M} = [(25.3 + 25.5 + 25.3)/3] \text{mGy/min} \approx 25.4 \text{ mGy/min}$$

剂量仪校准系数 $N_{k, Q0} = 0.936$,射线品质修正因子 $k_Q = 1$,温度和大气压修正因子 $k_{TP} = 1.03$,因此,在参考点的空气比释动能率 $\dot{K}$ 用下式计算:

$$\dot{K} = 25.37 \text{ mGy/min} \times 0.936 \times 1.00 \times 1.03 \approx 24.5 \text{ mGy/min}$$

剂量探测器贴在了离模体入口表面 5 mm 的窗口内,因此入口表面空气比释动能率为

$$\dot{K}_e = 24.5 \text{ mGy/min} \times \left(\frac{1\,000 - 100 - 200 - 5}{1\,000 - 100 - 200}\right)^2 \approx 24.2 \text{ mGv/min}$$

此时测量面相对不确定度 = 8.2%($k = 2$)。入口表面空气比释动能率表示为

$$\dot{K}_e = (24.2 \pm 2.0) \text{ mGy/min}$$

4.5.2 患者(受检者)剂量

在透视检查中,电离辐射束的几何条件和时间随患者(受检者)个体情况而异。这个问题使用空气比释动能与面积乘积 P_{KA} 可以得到解决,P_{KA} 通过一个平板传输电离室(KAP 计)进行测量,这个电离室安装在准直器室内。KAP 计不应干扰检查并提供实时的信息。这种信息将作为时间函数记录,而且提供检查过程的分析。

在实际工作中,对于包括荧光透视的检查,患者(受检者)剂量监测推荐用一个平板传输电离室(KAP 计)测量空气比释动能与面积乘积 P_{KA}。对每个 KAP 计应按使用情况校准。原则上,校准可以在现场,也可以在标准实验室。通常要求在一些机器中备有 KAP 计。每个仪器都到 SSDL 校准是不现实的,对 KAP 计几乎是不可能的。应注意的是,在仪器使用前应核查其校准条件与使用条件是否一致。

1) 空气比释动能与面积乘积 P_{KA} 的测量方法

空气比释动能与面积乘积 P_{KA} 一般用经校准后的可携式 KAP 计进行测量。测量程序如下:

(1) 将 KAP 计安装在 X 射线管准直室的出口面,如果是嵌入式 KAP 计就不用此步骤。

(2) 若可能,记录检查期间的管电压和其他机器参数(如操作模式、管电

流等)等。

(3) 记录 KAP 计的读数 M。

(4) 在检查过程中,若操作模式发生了变化,这时应记录下 KAP 计的读数和机器参数。

(5) 记录温度和大气压。

2)剂量估算

基于 KAP 计的读数 M,用以下公式计算空气比释动能与面积乘积 P_{KA}:

$$P_{KA} = MN_{KA, Q0}k_Qk_{TP}$$

式中,k_{TP} 为使用和校准温度大气压不同引入的修正系数;$N_{KA, Q0}$ 为仪器校正系数;k_Q 为使用和校准射线品质不同引入的 Q_0 修正系数,射线品质通常用 HVL 描述。

若缺乏 KAP 电离室对辐射品质(不同总过滤)的响应信息,KAP 计可用一个参考剂量计来确定。对所有的辐射品质,KAP 电离室用选定的固定照射野照射,其大小和指标同时用一个参考电离室放在测量平面中测量。对于辐射品质为 Q 时,KAP 计的校正系数为

$$N_{KA, Q} = N_{KA, Q0}K_Q^{KAP} = \frac{M_Q^{ref}}{M_Q^{KAP}}N_{K, Q0}^{ref}A_{nom}$$

式中,M_Q^{KAP} 和 M_Q^{ref} 分别为 KAP 计及参考电离室对辐射品质为 Q 的辐射的读数(已经空气密度修正);K_Q^{KAP} 为 M_Q^{KAP} 能量响应修正因子;$N_{KA, Q0}$ 为参考电离室的校正系数;A_{nom} 为测量平面中测量的正常射线束面积。

3)不确定度估算

按照 IEC 60580 标准,估算 KAP 计的扩展不确定度为 25%($k=2$)。即所有可能的剂量、剂量率和临床应用中 X 射线能量覆盖以下范围:

$$\dot{P}_{KA} \qquad 10^{-2} \sim 1.5 \times 10^4 \ \mu Gy \cdot m^2$$

$$X 射线谱 \qquad 50 \sim 150 \ kV、总滤过 2.5 \ mmAl$$

对控制整个不确定度,应当说明 KAP 计满足误差要求的温度和大气压的范围。若记录了管电压,对于床上 X 射线管和床下 X 射线管的校准系数分别确定和应用,可以降低不确定度。若仅有床上 X 射线管的校准系数,应当注意的是,在床上的 X 线束中插入一个床垫或滤片,减少入射到患者(受检者)的空气比释动能大约为 30%~40%,取决于射线束的 HVL 和角分布以及床的结构。

当管电压和滤片已知,并且考虑能量响应,校准系数的不确定度可以降低到 6%(95% 置信水平)。包括荧光透视和自动照射控制的检查中,管电压是变化的。获得实际管电压信息是很有用的,它可用来调节所用的校准系数,从而可以使不确定度低于 25%($k=2$)。在将来,X 射线就会根据 KAP 计的读数自动地应用修正系数。此外,当前的一些 X 射线机应用了 KAP 计,它是通过照射量和准直器设置确定的。

4)计算示例

用一台设置为 110 kV 的 X 射线机,进行了一个成年患者(受检者)的单一对比度的钡餐检查。整个检查显示的 KAP 值是 17.5 Gy·cm²;KAP 计在 SSDL 校准,射线品质 $HVL = 3.7$ mmAl,其校准系数为 1。在临床检查条件下测量的射线品质 $HVL = 4.0$ mmAl,这种情况下,$k_Q = 1.05$,而且温度和大气压修正系数为 $k_{TP} = 1.03$。因此空气比释动能与面积乘积为

$$P_{KA} = 17.5 \text{ Gy} \cdot \text{cm}^2 \times 1 \times 1.05 \times 1.03 = 18.9 \text{ Gy} \cdot \text{cm}^2$$

估计的测量相对扩展不确定度为 15%($k=2$),从而,测量的空气比释动能与面积乘积表示为

$$P_{KA} = (18.9 \pm 2.8) \text{ Gy} \cdot \text{cm}^2$$

4.6　乳腺 X 射线摄影剂量测量

ICRP 第 73 号出版物中建议用腺体组织平均吸收剂量作为乳腺 X 射线摄影引起的乳腺损伤的量。这个建议已被很多国际机构和国家所采用。直接对这个量进行测量是不可能的,而通常是测量入射空气比释动能再乘一个转换系数。IAEA 建议使用欧共体的一个方法进行测量和计算。

入射空气比释动能和转换系数都依赖于射线品质、受照部分乳房厚度和乳房腺体状况。乳房厚度随照射方式和人群而异。例如英国妇女平均压缩的乳房厚度为 54 mm,而马来西亚在同样条件下,均值为 46 mm。乳房的大小为 120 mm×14 mm～250 mm×174 mm,中值为 180 mm×81 mm。研究发现如果乳房面积减少 3 倍,平均腺体剂量将减少 2%;乳房面积增加 1.5 倍,平均腺体剂量仅增加 0.6%。因而断定,选择使用中型大小乳房进行剂量测量只限制了对乳房模体的断面的依赖性。

乳房腺体将随妇女的年龄、乳房的大小和内分泌状态变化,即使年龄、乳

房的大小相同,乳房腺体也有很多的差异。

4.6.1 使用模体测量

1) 模体的选择

选择使用的乳房模体,应是能近似地模拟初始和散射辐射对压缩乳房下层表面时的特性。如果用 TLD 测量入口表面空气比释动能,模体的反向散射特性就很重要。然而,PMMA 与乳房组织的反向散射因子基本类似,因此 IAEA 建议使用一种模体,它只需代表典型的患者。用乳腺模体的测量结果并不一定是患者(受检者)剂量的中值或平均值。组织当量材料通常是模仿乳房内的腺组织和脂肪细胞,以适当的比例来模仿任何腺体的乳房。例如,基于乳房内的腺组织和脂肪细胞的合成材料就已成为商业产品。50% 的腺组织含量被认为是平均厚度乳房的典型值,已广泛用作为乳腺剂量测量的标准组分。IAEA 建议利用上述的标准组分和一个 50 mm 厚、50% 的腺组织含量的标准乳房。这个标准乳房通常用一个 45 mm 厚的 PMMA 模体近似地模拟。从实用的角度,使用 PMMA 更为有利,它比特殊制造的组织替代品便宜且更加实用。在一定的靶/滤片组合范围和数字乳腺 X 射线摄影系统检验中,用 45 mm 的模体比用 42 mm 的模体更好些。IAEA 建议的 45 mm 厚的 PMMA 模体,其半球剖面的半径至少为 100 mm,或其长方形横断面不小于 150 mm×100 mm。图 4-9 是 IAEA 第 457 号报告推荐的标准乳腺模体。该模体有 4 个厚度为 10 mm 的半圆板和一个 5 mm 厚的板构成。这样的组成方式是为了便于测量。

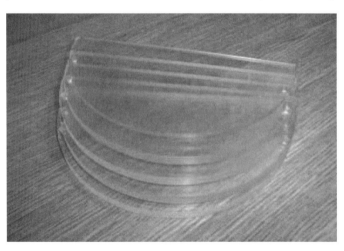

图 4-9　45 mm PMMA 标准乳腺模体

总的模体厚度应在正常厚度变化的 0.5 mm 以内,Faulkner 和 Cranley 发现,用英国建议,当测量的厚度变化 2%,估计的平均乳腺剂量在 $-4\%\sim+5\%$ 范围内变化。表 4-7 列出了英国 50～64 岁妇女人群不同 PMMA 厚度时的乳房当量厚度和当量乳房的腺体含量的实验研究结果[10]。

表 4-7　不同 PMMA 厚度时的乳房当量厚度和当量乳房的腺体含量

PMMA 厚度/mm	乳房当量厚度/mm	当量乳房的腺体含量/%
20	21	97
30	32	67
40	45	40
45	53	29
50	60	20
60	75	9
70	90	4
80	103	3

2）实际测量

可以用两种不同的方法测量入射空气比释动能。首选的方法是在没有模体时,用剂量计测量空气比释动能。另一种方法是用 TLD 测量入口表面空气比释动能。入口表面空气比释动能除以适当的反向散射因子就可以求出入射空气比释动能。此时空气比释动能将沿着 X 射线管的阳极-阴极轴变化。

Faulkner 和 Cranley[11] 的研究表明,当测量位置沿阳极-阴极轴移动时,这种变化可到 11.5%。因此,固定测量位置很重要,通常是定在离模体胸壁 40 mm、集中侧向,并在乳房支持架上高度为 45 mm 的位置。这个点就定义为乳房剂量测量的参考点。

4.6.2　患者(受检者)剂量

在患者(受检者)受照射时,应用一个诊断剂量计直接测量入射空气比释动能是不现实的。因此,常常是用 TLD 测量入射口表面空气比释动能,但这会在乳腺的影像中看到,因而,一些国家不接受这种方法。IAEA 也不推荐这种测量方法。推荐的是使用管电流与时间乘积,这个值可以从乳腺机直接得到。利用相关公式可以通过 X 射线管的输出量计算入射空气比释动能。每次照射的平均乳腺剂量可以用下文中的方法计算。

每次检查中,往往每个乳房不只接受一次照射,是整个乳房检查中每次接受剂量的总和。然而,当考虑损伤评价的器官剂量时,必须考虑乳房的平均腺体剂量。它应当是左右乳房的平均腺体剂量的平均值。在乳房很大时,在一次照射中,很难有整个乳房照射的影像,因此通常使用多次照射。在这种情况下,通过估计每次照射占整个乳房照射的次数,来近似估算每次照射的剂量。若认为每次受照的都是整个乳房,则估算结果会偏大。当得到乳腺 X 射线摄影放大视图或进行了立体定位,可能只有一部分的乳房受到照射,这时应估算平均腺体剂量。

4.6.3 乳腺 X 射线摄影的转换系数和剂量计算

1)转换系数和计算公式

平均腺体剂量 D_G 可以通过入射空气比释动能 K_i,用以下关系式计算:

$$D_G = c_{D_G, k_i} K_i$$

式中,K_i 为入射空气比释动能,可以用适当的模体进行测量,但通常是使用蒙特卡罗法的计算结果;c_{D_G, k_i} 为转换系数。转换系数的值依赖于估算模型和输入的参数,即使类似的模型,不同研究者的结果的差异也在 $10\% \sim 15\%$ 之间,甚至达到 50% 以上。剂量系数本身还是射线品质、乳房厚度和腺体状况的函数。

图 4-10 是用转换系数模拟计算的乳房模型。图(a)是乳房模型的一个水平横断面。中心区的阴影部分是不均匀的腺体组织和脂肪细胞,外面非阴影部分是"脂肪性屏蔽"。图(b)是一个垂直横断面图。

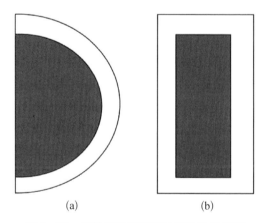

(a)　　　　　　　　(b)

图 4-10　用转换系数模拟计算的乳房模型

转换系数 c_{D_G, k_i} 随射线品质变化,射线品质一般用 X 射线谱的 HVL 表述。过去的乳腺 X 射线摄影机是用钼靶和钼过滤片,现在有的设备已使用了不同的阳极/滤片组合,如钼/铑、铑/铑、钨/铑组合。这时需要对过去的数据用一个修正因子 s 进行修正。对每一组合,这个修正因子不同,均按钼/钼组合归一化。对固定的组合,可以认为是个常数,这样的假设引起的误差不大于 3.6%。此时,计算公式变为

$$D_G = c_{D_G, k_i} s K_i$$

在实际工作中,考虑到转换系数随腺体组织含量 g 的依赖性,用以下公式计算转换系数:

$$c_{D_G, k_i} = c_{D_{G, 50}, k_i} c_{D_{Gg}, D_{G50}}$$

式中,因子 $c_{D_{G, 50}, k_i}$ 是乳房含有 50% 腺体组织时计算平均腺体组织剂量的转换系数,如表 4-8 所示。该表中的值可以线性外推,引起的误差不会太大[12]。$c_{D_{Gg}, DG50}$ 用以下公式计算:

$$c_{D_{Gg}, D_{G50}} = \frac{c_{D_G, k_i}}{c_{D_{G, 50}, k_i}}$$

表 4-8　腺体组织含量为 50% 时从入射空气比释动能计算乳房腺体平均剂量的转换系数

乳房厚度 /mm	不同 HVL mmAl 的 $c_{D_{G, 50}, k_i}$/(mGy/mGy)						
	0.30	0.35	0.40	0.45	0.50	0.55	0.60
20	0.390	0.433	0.473	0.509	0.543	0.573	0.587
30	0.274	0.309	0.342	0.374	0.406	0.437	0.466
40	0.207	0.235	0.261	0.289	0.318	0.346	0.374
50	0.164	0.187	0.209	0.232	0.258	0.287	0.310
60	0.135	0.154	0.172	0.192	0.214	0.236	0.261
70	0.114	0.130	0.145	0.163	0.177	0.202	0.224
80	0.098	0.112	0.125	0.140	0.154	0.175	0.195
90	0.086	0.098	0.111	0.123	0.136	0.154	0.172
100	0.076	0.087	0.099	0.110	0.121	0.138	0.154
110	0.069	0.079	0.089	0.099	0.109	0.124	0.139

因此,平均腺体剂量可以表示为

$$D_G = c_{D_{G,50}, k_i} c_{D_{Gg}, D_{G50}} s K_i$$

这样平均腺体剂量就变成含有50％腺体组织的平均腺体剂量,再乘一个修正因子 $c_{D_{Gg}, D_{G50}}$,这个因子是对实际含有腺体组织 g 的修正。

在一定的 HVL 和 g 时,随靶和滤片的不同选择变化不大。因此,这时仅需列出这个修正系数随 HVL 和 g 的变化值(见表4-9)。这样简化的误差不大于2％。

表4-9　乳房腺体组织含量为0.1％～100％的转换系数修正

HVL /mm	乳房厚度 /mm	不同腺体组织含量 g（％）的转换系数				
		0.1	25	50	75	100
0.30	20	1.130	1.059	1.000	0.938	0.885
	30	1.206	1.098	1.000	0.915	0.836
	40	1.253	1.120	1.000	0.898	0.808
	50	1.282	1.127	1.000	0.886	0.794
	60	1.303	1.135	1.000	0.882	0.785
	70	1.317	1.142	1.000	0.881	0.784
	80	1.325	1.143	1.000	0.879	0.780
	90	1.328	1.145	1.000	0.879	0.780
	100	1.329	1.147	1.000	0.880	0.780
	110	1.328	1.143	1.000	0.879	0.779
0.35	20	1.123	1.058	1.000	0.943	0.891
	30	1.196	1.090	1.000	0.919	0.842
	40	1.244	1.112	1.000	0.903	0.816
	50	1.272	1.121	1.000	0.890	0.801
	60	1.294	1.132	1.000	0.886	0.793
	70	1.308	1.138	1.000	0.886	0.788
	80	1.312	1.140	1.000	0.884	0.786
	90	1.319	1.145	1.000	0.884	0.786
	100	1.319	1.144	1.000	0.881	0.785
	110	1.322	1.142	1.000	0.882	0.784
0.40	20	1.111	1.054	1.000	0.949	0.900
	30	1.181	1.087	1.000	0.922	0.851

（续表）

HVL /mm	乳房厚度 /mm	不同腺体组织含量 g（％）的转换系数				
		0.1	25	50	75	100
0.40	40	1.227	1.105	1.000	0.907	0.825
	50	1.258	1.120	1.000	0.899	0.810
	60	1.276	1.125	1.000	0.890	0.798
	70	1.292	1.132	1.000	0.887	0.793
	80	1.302	1.136	1.000	0.885	0.790
	90	1.308	1.138	1.000	0.884	0.789
	100	1.311	1.138	1.000	0.883	0.788

为了查明估算平均腺体剂量的转换系数，必须知道 HVL，可以通过测量得到此值。无测量条件时，如果知道管电压和靶/滤片组合，可查表 4 - 10 得到相应的 HVL 值。在 45 mm PMMA 模体时，用表中的 HVL 值进行腺体平均剂量的估算，引进的误差不会大于 5％。

表 4 - 10　X 射线管电压在 24～34 kV 时，不同靶/滤片组合下的 HVL 值

管电压/kV	不同靶/滤片组合下的 HVL 值/mmAl			
	钼/钼	钼/铑	铑/铑	钨/铑
24	0.317	0.381	0.369	0.507
25	0.326	0.389	0.382	0.516
26	0.336	0.397	0.394	0.525
27	0.345	0.405	0.407	0.534
28	0.355	0.413	0.419	0.543
29	0.365	0.422	0.432	0.552
30	0.374	0.430	0.444	0.561
31	0.384	0.438	0.457	0.571
32	0.394	0.446	0.469	0.580
33	0.403	0.454	0.482	0.589
34	0.413	0.463	0.494	0.598

2）用模体测量结果计算剂量

IAEA 推荐的乳房模体是 45 mm 厚的 PMMA 板模，它模拟腺体组织含量为 50％的 50 mm 标准的压缩乳房。然而，通常用标准模体对入射空气比释动能进行测量,其结果与标准乳房的结果会存在一定的误差。可通过一个修正系数(约为10%)对其进行修正。这样,腺体平均剂量就可用以下公式计算:

$$D_G = c_{D_{G,50}, k_i, PMMA} s K_i$$

式中,K_i是标准模体受照时的入射空气比释动能;转换系数$c_{D_{G,50}, k_i, PMMA}$可从表4-11查到。

表4-11 用于计算腺体平均剂量的转换系数$c_{D_{G,50}, k_i, PMMA}$值

HVL/mmAl	$c_{D_{G,50}, k_i, PMMA}$/(mGy/mGy)
0.25	0.149
0.30	0.177
0.35	0.202
0.40	0.223
0.45	0.248
0.50	0.276
0.55	0.304
0.60	0.326
0.65	0.349

说明:从45 mm PMMA模体到腺体组织含量为50%的50 mm标准的压缩乳房。

3) 从患者(受检者)测量结果计算剂量

测量患者(受检者)时,必须知道入射空气比释动能、靶/滤片组合、管电压、HVL和乳房腺体含量。通常,乳房腺体含量是未知的,必须给出假设。

IAEA有两个近似假设:① 假设乳房腺体含量是固定的,为50%,所以$c_{D_{Gg}, D_{G50}} = 1$;② 对特定的乳房大小,使用其腺体均值,乳房大小由文献资料确定,或由现存的当地数据确定。

乳房腺体含量为50%的假设可能会对个体的剂量估算结果带来10%~35%的误差,主要是由乳房大小和乳房腺体含量的差异引起。

4.7 CT剂量测量

对于单一探测器的CT,患者(受检者)受到的X射线在横向平面中成扇形,但在纵向平面是准直的,所以,患者(受检者)通过时只有一层受到直接照射。对轴向CT扫描,X射线管随同患者(受检者)转动,并且在单一层的CT

信息由重建得到。要得到体积的信息,应采取病床在两层之间移动的连续扫描层。在螺旋 CT 扫描,球管连续地转动,当球管转动时床也移动。在多层(多探测器)CT 中要采用一组探测器,这样就可以同时开展几层的扫描,再次使用螺旋运动。CT 剂量学量用一个为此项工作特殊设计的指形电离室测量。

4.7.1　CT 中特殊的剂量学量

　　CT 的照射条件与平面 X 射线影像不同,因此,有必要应用专门的剂量学量和技术。在进行 CT 剂量估算时,应使用 CT 空气比释动能指数 $C_{a,100}$ 和 $C_{PMMA,100}$,加权 CT 空气比释动能指数 C_w 和 CT 空气比释动能指数 C_{vol},它是通过特定患者(受检者)扫描参数由 C_w 推导得出。此外,用 C_{vol} 和扫描参数推导 CT 空气比释动能与长度乘积 $P_{KL,CT}$[用于完整操作中患者(受检者)剂量的测量]。

　　按 IEC 60601-2-44[13] 建议,$C_{a,100}$ 在自由空气中测量,用在标准 CT 头和躯干剂量学模体中测量的空气比释动能指数 $C_{PMMA,100}$ 推导指数 C_w。这些量是按一个单层的轴定义的,沿与扫描器转动轴平行的线,在 100 mm 的长度求积分而得的(见图 4-11)。CT 比释动能指数是宽度等于规定的层宽度(T)的长方形空气比释动能曲线的高度,它与线积分是一样的值。这样用一个长度为 100 mm 的 CT 电离室来测量空气比释动能指数就比较方便。

　　CT 比释动能指数 $C_{PMMA,100}$ 用空气比释动能沿 100 mm 长度 L 范围积分计算。

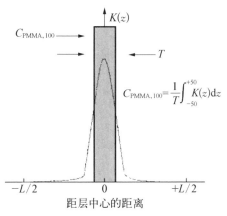

$$C_{PMMA,100} = \frac{1}{T}\int_{-50}^{+50} K(z)\,dz$$

距层中心的距离

图 4-11　单层 CT 的空气比释动能曲线

　　CT 比释动能指数 $C_{a,100}$ 和 C_w 可用作日常的质量控制。指数 $C_{a,100}$ 作为患者(受检者)剂量的描述比 C_w 更加粗糙,但在自由空气中的测量比较简单,不要求使用比较重的 PMMA 模体。

　　加权 CT 空气比释动能指数 C_w 是用 $C_{PMMA,100,c}$ 和 $C_{PMMA,100,p}$ 两个量推导得出的。这两个量分别在 CT 剂量学模体的中心和周边测量的结果,周边量是四个周边测量值的平均值。加权空气比释动能指数近似地等于模体体积内空气比释动能。C_{vol} 定义为一个体积内的平均,这时,考虑了患者(受检者)

检查时的螺距或轴向扫描间距。相关量$_nC_W$和$_nC_{vol}$已按单一管装载归一化。

单层 CT 的方法同样也用于多层 CT,这时只需将规范的层厚替代为同时照射的规范层厚的和(即照射线束的宽度)。然而,应当注意的是,当在一个单层扫描转动中照射的总的厚度接近 CT 电离室长度时,可能会低估用空气比释动能估算的与患者(受检者)相关的量。正因为如此,随着多层(多探头)CT 应用的增加,有可能会增加或引入一些不同的剂量学量来替代现有的量。在 CT 剂量学中,一个称之为"多扫描平均剂量"已开始使用,这个量非常接近于指数量 C_{vol}[14]。

4.7.2 模体测量

在 CT 剂量测量中,需使用两种模体,即直径为 160 mm 标准 CT 剂量头模和直径为 320 mm 的体模。模体为 PMMA 材质,正圆柱体。每个模体除中心孔洞外,在四周也有洞孔(一些模体在四周开有 8 个孔),为定位电离室,每个洞离表面 10 mm。每个洞均有 PMMA 塞子。以便在测量中,将未使用的洞用这种塞子填上(见图 4 - 12 和图 4 - 13)。测量孔之间应有适当的间隔。而且每一个测量孔都能适用于将长度为 100 mm 的 CT 电离室插进去进行测量。

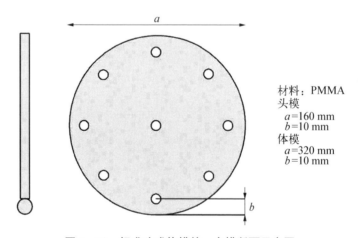

材料:PMMA
头模
  $a=160$ mm
  $b=10$ mm
体模
  $a=320$ mm
  $b=10$ mm

图 4 - 12 标准头或体模的一个横断面示意图

一些扫描仪将 C_W 直接显示在操作台上,而且 IEC 60601 还要求显示 C_{vol}。这些是很有用的指标,显示的是所选择螺距因子和特定类型的扫描仪的典型值。它不能用来替代标准剂量学模体对 C_W 的测量。

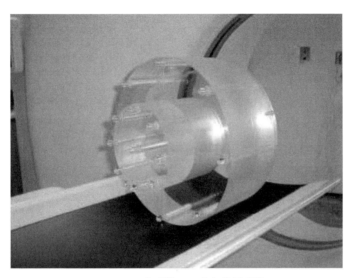

图 4 - 13　典型的 CT 头和体模照片

4.7.3　患者(受检者)测量

其他不同模体用于 CT 的特殊应用,例如,包括使用仿真模体和 TLD 进行器官剂量的测量;用与标准模体大小和形状不同的 PMMA 模体测量空气比释动能与长度乘积。在已经使用模体进行入口表面空气比释动能的情况下,应注意,这个测量值强烈地依赖于测量点离扫描所行进的距离。由于有线束滤波器,从而若用标准体模在线束中心的测量结果去估算一个儿童四周的表面空气比释动能,其差异可达 35%。因而,应对电离室仔细定位,以确保模体前表面的垂直位置与患者(受检者)的情况一致。事实上,在这种情况下,对模体不同垂直位置进行测量是方便的。

由于到目前为止,CT 患者(受检者)的直接测量还没有一个标准的方法,IAEA 也没有规范和推荐测量方法。为此,为计算 CT 的空气比释动能,$_nC_{vol}$,和 CT 空气比释动能-长度乘积 $P_{KL.CT}$,IAEA 推荐,在单次或多次扫描的情况下,用标准的剂量学模体,使用组合照射参数,测量 CT 比释动能指数 C_w。当用一个圆形的 PMMA 模体测量时,由于其大小和组分与实际情况有差异,测量结果只有表征意义。但这样的测量结果可用于诊断参考水平的建立,欧盟建议用剂量-长度乘积作为诊断参考水平。测量的加权空气比释动能指数 C_w 可以用作在单层 CT 内平均剂量测量的参考剂量值。C_{vol} 可以认为是一个体积平均的值,也可用于此目的。

两个量用于对扫描长度不清楚时的一般扫描方案进行比较。按 IEC 的建议，C_{vol} 应当显示在 CT 控制台上。在老的扫描模式中，常显示 C_w 值，或除了电流-照射时间乘积就没剂量信息显示。当显示 C_w 或 C_{vol} 会提供不同的指示，IAEA 没有建议取消 C_w 的显示。确定 CT 空气比释动能-长度乘积的近似方法是使用在控制台上显示的剂量-长度乘积值。在这种情况下，用户应当注意，这个值是用 C_w 或 C_{vol} 值计算得出的，如果必要，应使用显示的加权 $CTDI$ 或 $CTDI_{vol}$ 去修正测量的 C_w 值。如果使用这种近似方法，建议用户使用生产厂家推荐的方法计算剂量-长度乘积。到现在为止讨论的剂量都是指在收集身体信息时引起的，但在收集这些信息以前，为了定位，就开始了照射。这种照射的剂量一般不大，在整个检查中不到 3%[15]。在骨密度测量时，只需要进行一次或两次轴扫描，所以定位照射的剂量就很重要了。骨盆检查仅包含一个扫描照片。后面提到的两种情况，都应当测量扫描面的剂量。可以用 CT 电离室测量扫描时的入射空气比释动能。这种测量是在没有患者（受检者）和模体的情况下进行的，CT 电离室放在床上面的适当高度，并与扫描转动轴的平行线对齐。扫描器设置应该与患者（受检者）扫描相同，扫描长度应超过电离室的长度（100 mm）。

4.8 牙科 X 射线摄影剂量测量

通常需要考虑两种类型设备的剂量测量：口内片机和全景机。此外，锥形束 CT 在牙科的应用也越来越多，限于篇幅，这里不做介绍，对锥形束 CT 剂量测量感兴趣的读者可参阅相关资料。

在口内片照射的情况下，需要测量入射空气比释动能 K_i。要用 K_i 计算入口表面空气比释动能，需要乘一个适当的反向散射因子。空气比释动能-面积乘积 P_{KA}，是通过 K_i 乘上线束面积 A 求得，面积由准直锥决定。

在全景摄影的情况下，通常用空气比释动能-面积乘积 P_{KA} 来进行患者（受检者）的剂量测量。实际测量中是测量空气比释动能-长度乘积 P_{KL}，测量结果在乘以 X 射线束的高度 H 后得到空气动能-面积乘积 P_{KA}。

4.8.1 测量中使用的模体

为了推导器官剂量、有效剂量和患者（受检者）接受的射线能量，牙科的模体测量通常使用逼真人体模型进行测量。测量时可用 TLD 元件布放在逼真人体模型的元件孔内进行。

4.8.2　患者(受检者)剂量

在牙科摄影中,尽管可能照射不同年龄患者(受检者)和不同位置的牙齿,但照射位置还是较固定的,因此,可以直接进行自由空气中空气比释动能测量。这种测量可以采用诊断剂量计或 TLD 两种方法。当需要对大量牙科机进行评估时,可以采用邮寄 TLD 方式。对于全景机,需要测量空气比释动能-长度乘积 P_{KL},它是沿次级准直器狭缝前边的空气比释动能分布曲线的积分。一般是用 CT 电离室或一组 TLD 测量 P_{KL}。空气比释动能-面积乘积 $P_{KA} = P_{KL}H$,其中 H 是 X 射线束在次级准直器的高度。

4.8.2.1　测量设备

1) 口内片主要测量设备

(1) 校准过的诊断电离室;

(2) 探测器支架;

(3) 温度计和气压计(电离室测量时使用);

(4) 经校准的 TLD(如果使用 TLD 方法测量)。

2) 全景机主要测量设备

(1) 经校准的圆柱电离室和静电计。

(2) 电离室支架。

(3) 温度计和气压计。

(4) 当用 TLD 测量代替笔形电离室测量时,应有经校准的 TLD 和能布放在次级准直器前面的夹具。剂量计的厚度应不大于 1 mm、直径不大于 3 mm。剂量计的分散性和灵敏度都应控制在适当的范围。

(5) 胶片和直尺(用于屏-胶片系统)。

4.8.2.2　测量方法

1) 口内片机

用诊断剂量计测量入射空气比释动能

(1) 把诊断剂量计放在准直出线口中心,确认探测器的灵敏体积在有 X 射线初始线束内,而且在线束附近没有散射物体。

(2) 用标准的管电压和负荷设置,照射剂量计 3 次,记录剂量计读数 M_1、M_2 和 M_3。

(3) 记录机器的参数(管电压和管负荷)。

(4) 对临床用到的所有条件设置,重复(2)和(3)的过程。

(5) 如果剂量计是电离室型的,则应记录温度和气压。

用 TLD 测量入射空气比释动能

(1) 将带有 3 个 TLD 的小袋放在准直出线口中心(使用一个胶带),确认线束附近没有散射物体,另一个带有 TLD 的小袋不要照射,作为跟随本底。

(2) 用标准的管电压和负荷设置,照射 TLD 元件。

(3) 记录机器的参数(管电压和管负荷)。

(4) 对临床用到的所有条件设置,重复(1)到(3)的过程。

(5) 测量每一组的剂量元件,并记录每组的 3 个测量值,记录为 M_1、M_2 和 M_3,跟随本底记录为 M_{01}、M_{02} 和 M_{03}。

2) 全景机

这时的空气比释动能-长度乘积用经校准的圆柱电离室或一组 TLD 元件测量。用电离室仪器可立即得到空气比释动能-长度乘积的结果,而用 TLD 测量需要完成几个程序才能得到结果。

用圆柱电离室和静电计测量空气比释动能-长度乘积

(1) 把圆柱电离室放在准直出线口中心,并与线束方向垂直(见图 4-14)。

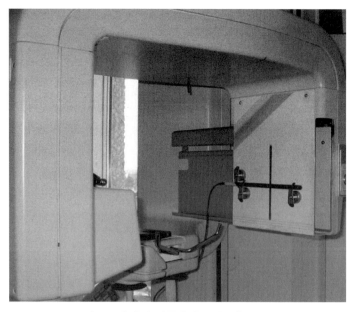

图 4-14 用一个 CT 电离室测量全景机的空气比释动能-长度乘积

（2）确认次级准直器转动时，在机头和电离室之间有足够的空间。

（3）用标准的管电压、负荷和照射周期设置，照射电离室 3 次，记录静电计读数为 M_1、M_2 和 M_3。

（4）对临床用到的其他条件设置，重复（3）的过程。

（5）记录温度和气压。

用一组 TLD 元件测量空气比释动能-长度乘积

（1）选择一组 TLD 元件，使其总长度可覆盖狭缝宽度的 3 倍。另外有 3 个剂量计不要照射作为跟随本底。标记每个剂量元件，以便在校准和测量时可以辨认。

（2）将 TLD 片放在 PMMA 管内。

（3）将装好 TLD 元件的 PMMA 管放置在次级准直器前，使其放在线束中心并与狭缝长边垂直。用一个夹具定位 PMMA 管，为测量 X 射线束的高度，还插入口腔胶片（见图 4 - 15）。

（4）用标准的管电气、负荷和照射周期设置，照射 TLD，并记录设置参数。

（5）测量 TLD 剂量元件，并记录测量值为 M_1，M_2，…测量跟随本底元件，跟随本底记录为 M_{01}、M_{02} 和 M_{03}。

（6）在临床的其他标准设置下，重复上述测量。

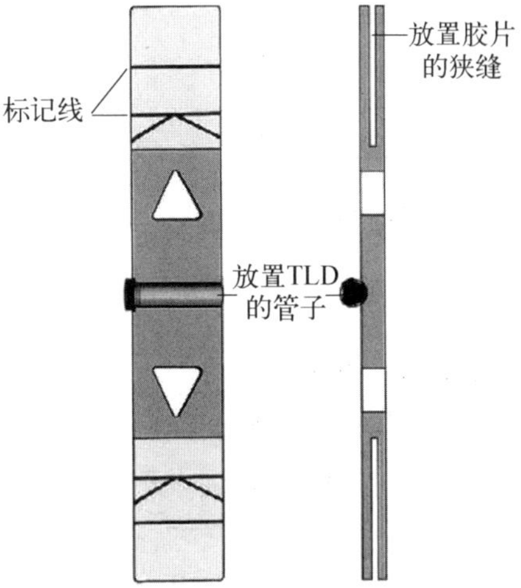

图 4 - 15　全景摄影时用于 TLD 测量剂量曲线的夹具示意图

次级准直器狭缝 X 射线束高度测量

（1）将胶片放在次级准直器狭缝前面，位置与电离室的位置大致相同，照射胶片，使其光密度值低于 0.5。

（2）显影胶片，用直尺或扫描器测量 X 射线束的高度。这里的高度指光密度值减少到最大值一半时的高度。

HVL 测量

（1）选择 X 射线设备，如果可能，在全景摄影时，不让球管转动。

（2）选择日常临床检查使用的管电压。

（3）将探测器放置在 X 射线束的中心，应避免散射。

（4）准直线束，使其得到窄束的条件，线束应覆盖探测器。如果不增加线束的宽度,对全景摄影设备要达到这个条件是困难的。这时应使用小体积的探测器,使其满足这一条件。

(5) 选择负荷,使其在有衰减器和没有衰减器时,剂量计的读数在额定范围。

(6) 照射探测器 3 次,记录测量值 M_1、M_2 和 M_3。

(7) 对 3 种铝衰减器重复上述测量,并在同样管负荷的条件下,测量每一衰减器的值。衰减器的选择应包含有希望的 HVL 值的厚度。

(8) 在没有任何衰减器的情况下,照射探测器,并记录测量值。

4.8.2.3 计算

1) 口内片摄影

用诊断剂量计测量入射空气比释动能

(1) 用测量的结果可直接确定 HVL,HVL 主要用于质量控制测量。

(2) 计算剂量计读数的平均值 $\overline{M}$。

(3) 通过平均值计算入射空气比释动能 K_i:

$$K_i = \overline{M} N_{k.Q0} k_Q k_{TP}$$

式中,k_{TP} 为温度和气压修正因子;$N_{k.Q0}$ 为剂量计的校准系数;k_Q 为测量的 X 射线品质 Q 与校准时品质 Q_0 不同引入的修正。X 射线品质用 HVL 描述。

2) 全景摄影

用圆柱电离室和静电计测量空气比释动能-长度乘积

(1) 用测量的结果可直接确定 HVL,HVL 主要用于质量控制测量。

(2) 计算剂量计读数的平均值 $\overline{M}$。

(3) 通过平均值计算空气比释动能-长度乘积 P_{KL}:

$$P_{KL} = \overline{M} N_{PKL.Q0} k_Q k_{TP}$$

式中: k_{TP} 为温度和气压修正因子;$N_{PKL.Q0}$ 为剂量计的校准系数;k_Q 为测量的 X 射线品质 Q 与校准时品质 Q_0 不同引入的修正。X 射线品质用 HVL 描述。

用一组 TLD 元件测量空气比释动能-长度乘积

(1) 计算本底读数的平均值 $\overline{M}_0 [\overline{M}_0 = (\overline{M}_{01} + \overline{M}_{02} + \overline{M}_{03})/3]$。

(2) 对第 i 个剂量计($i = 1, \cdots, n$),用以下公式计算本底值和灵敏度的修正:

$$M_i^c = f_{s,i}(M_i - \overline{M}_0)$$

式中，$f_{s,i}$ 为第 i 个剂量计的灵敏度修正因子。

（3）对第 i 个剂量计（$i = 1, \cdots, n$），用以下公式计算空气比释动能 K_i：

$$K_i = M_i^c N_{k,Q0} k_Q k_f$$

式中，k_f 为 TLD 信号的衰减修正。用以下公式计算空气比释动能-长度乘积 P_{KL}：

$$P_{KL} = \sum_{i=1}^n k_i \Delta d$$

式中，Δd 为 TLD 的厚度。

计算空气比释动能-面积乘积

用以下公式计算空气比释动能-面积乘积：

$$P_{KA} = P_{KL} H$$

式中，H 是 X 射线次级准直器狭缝的高度。

不确定度估算

按表 4-4 中的 3 种情况，可以对口内片照射时的测量入射空气比释动能的不确定度进行评估，表 4-12 中列出了这种情况下的不确定度估算的例子，对不同的情况，不确定度的范围在 6%～13% 之间。

表 4-12　牙科摄影入射空气比释动能的不确定度估算示例

不确定度来源	不确定度（$k=1$）/%		
	情况 1	情况 2	情况 3
表 4-4 中 10 项影响因素的贡献	6.3	3.5	2.7
测读精度	1.0	0.6	0.6
测量位置	1.2	1.2	1.2
相对合成不确定度（$k=1$）	6.5	3.7	3.0
相对合成不确定度（$k=2$）	13.0	7.4	6.0

用类似的方法可以估算用圆柱形电离室测量空气比释动能时的测量不确定度。不同情况下空气比释动能-长度乘积的相对扩展不确定度为 6%～13%。若假定测量的狭缝高度与实际值的最大差异为 2%，这种结果引入的相

对不确定度为1.2%。这样空气比释动能-面积乘积的相对扩展不确定度应为6.4%~13.2%。

TLD测量的相对扩展不确定度($k=2$)一般为10%。再加上位置摆放和狭缝高度测量的不确定度,用TLD测量空气比释动能面积乘积的相对扩展不确定度($k=2$)应为10.5%。

4.8.2.4 计算示例

口内片照射时入射空气比释动能测量

在一台电压为70 kV,准直锥的直径为60 mm的射线出口表面用电离室进行了测量,测量的平均值$\overline{M}=2.17$。

剂量计的校准系数N_{k,Q_0}和修正系数k_Q分别为1.052 mGy/每读数值和0.98,温度和气压的修正因子为1.003。测量的空气比释动能K_i计算如下:

$$K_i = 2.17 \times 1.052 \text{ mGy} \times 0.98 \times 1.003 = 2.244 \text{ mGy}$$

对于情况3(参考型探测器及所有相关的应用),相对测量扩展不确定度($k=2$)为6%。入射空气比释动能可以记为

$$K_i = (2.24 \pm 0.13) \text{ mGy}$$

用一个CT电离室测量空气比释动能-面积乘积,测量机器和条件如下:全景摄影牙科机,典型管电压为70 kV,电流为15 mA,持续照射时间为15 s。用CT电离室测量空气比释动能-长度乘积,剂量计的读数值为0.923。

剂量计的校准系数N_{k,Q_0}和修正系数k_Q分别为10.02 mGy·cm/每读数值和0.98,温度和气压的修正因子为1.002。测量空气比释动能-长度乘积P_{KL}计算如下:

$$P_{KL} = 0.923 \times 10.02 \text{ mGy·cm} \times 0.98 \times 1.002 = 9.082 \text{ mGy·cm}$$

X射线次级准直器狭缝高度为12.5 cm。空气比释动能面积乘积为

$$P_{KA} = 9.082 \text{ mGy·cm} \times 12.5 \text{ cm} = 113.5 \text{ mGy·cm}^2$$

对于情况3(参考型探测器及所有相关的应用),相对测量扩展不确定度($k=2$)为6%。相测量对扩展不确定度($k=2$)为6.4%,空气比释动能-面积乘积可以写为

$$P_{KA} = (114 \pm 7) \text{ mGy·cm}^2$$

参考文献

［1］ IAEA. Dosimetry in diagnostic radiology：an international code of of practice［R］. Technical Reports Series No. 457，Vienna：IAEA，2007.

［2］ IAEA. Dosimetry in diagnostic radiology for pediatric patients［R］. IAEA human health Series No. 24，Vienna：IAEA，2013.

［3］ International Electrotechnical Commission. Medical electrical equipment dosimeters with ionization chambers and/or semiconductor detectors as used in x-ray diagnostic imaging［R］. Rep. IEC－61674，Geneva：IEC，1997.

［4］ Hart D，Hillier M C，WALL B F. Doses to patients from medical X-ray examinations in the UK－2000 review［R］. Rep. NRPB－W14，Chilton：National Radiological Protection Board，2002.

［5］ STATENS STRÅLSKYDDINSTITUT. The swedish radiation protection authority's regulations and general advice on diagnostic standard doses and reference levels within medical X-ray diagnostics［R］. Rep. SSS FS 2002：2，Stockholm：Swedish Radiation Protection Authority，2002.

［6］ Zoetelief J，Julius H W，CHRISTENSEN P. Recommendations for patient dosimetry in diagnostic radiology using TLD［R］. Rep. EUR 19604，Luxembourg：European Commission，2000.

［7］ American National Standards Institute. Methods for sensitometry of medical X-ray screen-film processing systems［R］. Rep. PH2. 43，New York：ANSI，1982.

［8］ AAPM. Standardized methods for measuring diagnostic X-ray exposures［R］. Rep. 31，New York：AAPM，1990.

［9］ Servomaa A，Tapiovaara M. Two new patient equivalent phantoms in diagnostic radiology［J］. Radiat Prot Dosim，1992，43：229－231.

［10］ White D R，Martin R J，DARLISON R. Epoxy resin based tissue substitutes［J］. Br J Radiol，1977，50：814－821.

［11］ Faulkner K，Broadhead D A，HARRISON R M. Patient dosimetry measurement methods［J］. Appl Radiat Isot，1999，50：113－123.

［12］ Dance D R，Skinner C L，Young K C，et al. Additional factors for the estimation of mean glandular breast dose using the UK mammography dosimetry protocol［J］. Phys Med Biol，2000，45：3225－3240.

［13］ International Electrotechnical Commission. Medical electrical equipment-Part 2－44：Particular requirements for the safety of x-ray equipment for computed tomography ［R］. Rep. IEC－60601－2－44－Consol Ed 2. 1. Geneva：IEC，2002.

［14］ Shope T B，Gagne R M，Johnson G C. A method for describing the doses delivered by transmission X-ray computed tomography［J］. Med Phys，1981，8：488－495.

［15］ Shrimpton P，Jones D，Hillier M. Survey of CT practice in the UK，Part 2：dosimetric aspects［R］. Rep. NRPB R249，Chilton：National Radiological Protection Board，1991.

第 5 章

X 射线诊断中的医疗照射
诊断参考水平

在 X 射线诊断检查时,患者(受检者)不可避免地会受到一定剂量的电离辐射照射。此类照射属于医疗照射。据联合国原子辐射效应科学委员会(UNSCEAR)报告,医疗照射已成为最大的人工电离辐射来源,而 X 射线诊断的剂量贡献占医疗照射的 95％以上[1]。据统计,至 2008 年,全世界 X 射线影像诊断检查达到 31 亿人次,X 射线诊断致集体剂量 $4×10^6$ 人·希,年人均有效剂量 0.6 mSv。因此,必须通过采取有效措施来合理控制 X 射线诊断所致医疗照射剂量水平,以确保在获得满足临床所需要诊断信息的同时,尽可能降低患者(受检者)剂量,以降低 X 射线诊断导致电离辐射随机性效应的风险。据国际放射防护委员会(ICRP)报告[2],不能用剂量限值来控制医疗照射,而应使用"诊断参考水平"(diagnostic reference level,DRL)或早期称为"医疗照射指导水平"(guidance levels for medical exposure)来指导相关工作人员合理控制 X 射线诊断的医疗照射剂量水平。它是放射防护最优化原则在 X 射线诊断中的具体应用。本章简单介绍国内外关于 X 射线诊断的诊断参考水平的研究进展。

5.1 基本情况

本节介绍与医疗照射诊断参考水平相关的术语、概念演进、制订诊断参考水平的目的和制订诊断参考水平常用参数指标。

5.1.1 本章相关术语

为方便读者查阅,本小节将本章涉及的术语集中予以介绍。

1）诊断参考水平（DRL）

诊断参考水平是一种调查水平,作为在X射线诊断、核医学诊断以及介入放射学导引中对患者(受检者)所受医疗照射进行优化指导的手段。在放射诊断检查中,用于反映实施某一特定检查程序的一般情况下所致典型患者(受检者)的合适剂量水平;针对核医学某种显像检查,通常用相应放射性药物的给药活度或单位体重给药活度表示。

2）地区性诊断参考水平（local DRL）

在某一地区针对某类X射线诊断程序制订的诊断参考水平,它是基于一定调查数量患者(受检者)剂量的第75百分位数。地区性诊断参考水平可以在缺乏国家诊断参考水平时,或者是某一地区的设备与技术允许通过采取优化措施显著低于国家诊断参考水平等情况下制订。

3）国家诊断参考水平（national DRL）

在某一国家,针对每一特定放射诊断检查类型,基于代表性的调查样本数据制定的诊断参考水平(通常取大量相应调查数据的第75百分位数确定其值)。

4）诊断参考水平量（DRL quantity）

常用的易于测量的辐射量,如$K_{a,e}$、$K_{a,i}$、$CTDI_{vol}$、DLP、P_{KA}、$K_{a,r}$、D_G等,用来衡量电离辐射的量。不同的设备,其适用的指标各不相同。

5）诊断参考水平过程（DRL process）

诊断参考水平过程(DRL process)是建立诊断参考水平值,使用诊断参考水平进行优化,更新诊断参考水平值这样循环往复的过程。

6）诊断参考水平值（DRL value）

诊断参考水平值(DRL value)是诊断参考水平的具体数值,通常以中位数的第75百分位数表示。数据可以来源于:① 少数设备(称为"局部诊断参考水平值");② 来自一个国家的大量设备(称为"国家诊断参考水平值")。

7）空气比释动能-面积乘积（P_{KA}）

无散射体存在情况下的空气比释动能与X射线束横截面积的乘积。有的文献中表示为KAP(单位为$mGy \cdot cm^2$)。过去也用"剂量-面积乘积"表示,缩写为DAP。

8）患者(受检者)入射参考点空气比释动能（$K_{a,r}$）

在整个X射线检查程序中,距焦点某固定距离处的累积空气比释动能,以Gy表示。IEC表示为"参考空气比释动能"(reference air kerma)。美国FDA

表示为"累积空气比释动能"(cumulative air kerma)。而 $K_{a,r}$ 是美国国家辐射防护和测量委员会(NCRP)在其第 168 号报告中提出的。有的文献也表示为 CAK。过去也表述为"累积剂量"(cumulative dose)、"参考空气比释动能"(reference air kerma)、"参考点空气比释动能"(reference point air kerma)。

9)入口表面空气比释动能($K_{a,e}$)

X 射线束进入患者(受检者)或模体处的空气比释动能(包括散射辐射)。有的文献也表示为 $ESAK$ 或 ESD,单位为 mGy。

10)入射空气比释动能($K_{a,i}$)

自焦点到受照物体表面的 X 射线束产生的空气比释动能(不包括散射辐射)。有的文献也表示为 IAK,单位为 mGy。

11)平均腺体剂量(D_G)

本术语专门用于乳腺摄影,指乳腺腺体的平均吸收剂量。可通过 $K_{a,i}$ 或 $K_{a,e}$ 计算得到 D_G。由 $K_{a,i}$ 计算 D_G 是通过射线质(如半值层)、球管阳极材料、过滤、乳腺厚度和乳腺组织构成等因素的拟合公式来实现的。由 $K_{a,e}$ 计算 D_G 除了考虑以上因素外,还需考虑散射情况。D_G 有时也表示为 AGD,单位为 mGy。

5.1.2　诊断参考水平的概念演进

国际放射防护委员会(ICRP)最早在 1996 年的第 73 号出版物中提出"诊断参考水平"这一术语,并在 2001 年报告中对其进行了细化并给出实用性建议。欧盟、英国和美国对"诊断参考水平"定义如下:以广泛使用的设备对标准身材的患者(受检者)进行典型的检查时,诊断性医学成像过程的剂量水平或核医学检查中放射性药物的活度水平,当良好的诊断和技术性能用于正常实践时,标准检查程序中期望不超出这些水平。

《国际电离辐射防护和辐射源安全的基本安全标准》1996 年版[3]对医疗照射指导水平(guidance levels for medical exposure)的定义如下:指医疗业务部门选定并取得审管部门认可的剂量、剂量率或活度值,用以表明一种参考水平,高于该水平时则应由执业医师进行评价,以决定在考虑了特定情况并运用了可靠的临床判断后是否有必要超过此水平。我国基本安全标准《电离辐射防护与辐射源安全基本标准》(GB 18871—2002)[4]采纳了上述定义。

有的机构还曾经使用过参考剂量水平、患者(受检者)照射指南、患者(受检者)辐射剂量标准和参考剂量等为数众多的类似含义术语,这些术语实际上是内涵和外延完全相同的同义词。当前,多倾向于选用诊断参考水平这一术语。《国际电离辐射防护和辐射源安全的基本安全标准》2011 年暂行版[5]以及最新的 2014 年版[6]已经用诊断参考水平取代其以前使用的医疗照射指导水平的定义。

从上述定义可以看出,诊断参考水平是建议性质的,不是剂量限值。但这不能成为不使用诊断参考水平的理由,各级卫生行政管理部门和医疗机构管理者应通过适当的手段推进其实际应用。

除诊断参考水平之外,美国还使用了"暂停水平"(suspension level)和"可达到剂量"(achievable dose)两个概念[7]。"暂停水平"表示不可接受的,达到该剂量时应该暂停该项实践。"可达到剂量"代表经过采用优化措施,可以达到的剂量水平。在诊断参考水平的基础上,可制订和推行可达到剂量作为最优化的目标,指明更加最优化的条件。可达到剂量通常定义为对广泛应用的标准技术和实践所做广泛调查中剂量分布的中位数,促使那些数值低于 DRL 的放射科室也应采取进一步的最优化行动,终极目标是获取与临床目标相称的影像质量的同时,避免不必要的辐射剂量。如果能够降低剂量,同时可以得到满足临床需要的影像质量,则应采取降低剂量的行动。此外,如果一个放射科室的患者(受检者)剂量显著低于可达到剂量,则应考虑启动影像质量核查,以判定在如此低剂量水平的情况下,是否损害了影像质量和患者(受检者)的医疗利益。仅仅是出于减少患者(受检者)剂量的目的而过度牺牲影像质量的做法是不可接受的,因为这样做会对医疗效能带来实质性损害。

5.1.3 制订诊断参考水平的目的

对于 X 射线诊断,诊断参考水平的数值是根据观察到的患者(受检者)或典型患者(受检者)的剂量分布的某个百分数而选定的。这些数值应由专业的医疗团体在与国家卫生和放射防护主管部门的协调下来选定,应定期对这些数值进行评审,评审周期的选定应能反映必要的稳定性与所观察到的剂量分布的长期变化之间的某种折中。所选定的数值只适用于某一国家或地区。

在医学成像中使用诊断参考水平,是为了显示在通常条件下由某一个给定的成像程序所给予患者(受检者)的剂量水平,对于该程序来说是否高得或低得不正常。如果情况果真如此,则应启动一个区域评审来确定防护是否已充分优化,或者是否需要采取纠正措施。诊断参考水平应被表述为在特定程序中容易测量的、与患者(受检者)剂量相关的量。对于诸如在一般人群中对无症状妇女的乳腺 X 射线摄影这类普查程序,所采用的诊断参考水平可能要与类似的诊断方法在临床应用中的有所不同。此外,在 ICRP 第 105 号出版物[8]和支持性导则中还给出了专门的指导,第 85、87 和 93 号出版物中分别给出了在透视导引下施行介入放射学程序、计算机断层扫描成像和数字化放射学检查中患者(受检者)剂量管理方面的广泛信息。

制订诊断参考水平,至少有以下三个目的:

(1) 改善一个地区或国家的同一 X 射线诊断程序的剂量分布;

(2) 改善特定 X 射线诊断任务的操作;

(3) 促进特定 X 射线诊断程序的优化。

《国际电离辐射防护和辐射源安全的基本安全标准》规定,注册者和许可证持有者应该保证医疗照射诊断参考水平是按照本标准的规定确定的,并随着技术改进加以修订和被从业医师作为指南使用,其作用如下:

(1) 如果剂量显著低于该水平,而照射不能提供有用的诊断信息和对患者(受检者)不会产生预期的医疗利益,则按照需要采取纠正行动;

(2) 如果剂量超过该水平,则要加以评审,并应作为对保证患者(受检者)的最优化防护和保持良好实践的相应水平的一种投入;

(3) 对于 X 射线诊断,诊断参考水平由广泛的质量调查所得数据推导,这种调查包括放射诊断学最常做的检查中各个仪器分别提供的射束的入射体表剂量及其截面尺寸。

不仅要建立国家诊断参考水平(NDRL),而且每一个医院也应当尽可能建立本地诊断参考水平(LDRL)。NDRL 应基于本国一系列有代表性的医疗机构对特定患者(受检者)群组(如典型身材的成人和不同年龄组儿童)所推行的有代表性的典型实践中诊断放射学检查程序的大规模影像质量和患者(受检者)剂量调查。对于每一医疗机构,欧盟建议对每一指定标准检查程序,成人选取至少 10 例接近标准身材的患者(受检者)为样本,儿童选择至少 10 例体重 15～25 kg 的 4～6 岁患者(受检者)为样本;英国规定对于儿童选择新生儿、1 岁、5 岁、15 岁(用测量值,针对单个儿童,对最接近儿童年龄的标准身材进行归一化);对于 CT 检查、X 射线乳腺摄影等检查类型,多用标准检测模体。以每一医疗机构的平均剂量数据为基础得到全国的剂量数据分布。通常取全国调查数据中典型患者(受检者)剂量分布的第 75 百分位数(P_{75})作为 NDRL,因此,NDRL 并非最理想的剂量,但有助于识别那些可能异乎寻常的实践——提示剂量超过该数值的 25% 的医疗机构还存在进一步降低患者(受检者)剂量的可能性。为保障其持续有效性,应当对 NDRL 数值进行定期复审;当进一步的调查数据表明全国的实践和技术发生变化时,应适时修订[9]。

每一医疗机构都应该对每一项与临床指征相关的高频检查类型确定典型剂量水平,取得每个患者(受检者)群组(不同身材的成人和儿童)的代表性样本(至少 10 名)的平均剂量数值,将这些平均值作为医院的本地诊断参考水平(LDRL)。将 LDRL 与 NDRL 及其他医疗机构相应数值进行比较,如果高于后者,则应进行调查,判断所做检查是否符合临床需要的正当性,以及是否可以做出适当技术改变以减少剂量。LDRL 应至少每年复审 1 次,并在定期趋势监测剂量核查认为有必要时做出修订(如每 3 年 1 次,或所用设备或技术发生重大变化时)[9]。

5.1.4 诊断参考水平指标

诊断参考水平是通过广泛的影像质量和剂量调查数据推导的,是对一般患者(受检者)可做到的合理剂量的典型值。考虑到当地的医疗实践和可获得设备的性能等具体情况,诊断参考水平应具体到地区、国家或地方所专用。

确定诊断参考水平应遵循下列原则:

(1) 地区、国家或当地的目标要清楚界定,这包括对医学成像任务、临床和技术条件的规范程度;

(2) 要根据有关地区、国家或地方的数据来选择诊断参考水平值,允许有一定的灵活性;

(3) 诊断参考水平所用的量应容易测量,易于通过实用方法得到;

(4) 诊断参考水平所用的量既是患者(受检者)组织剂量相应变化的适宜的量度,也是给定医学成像任务的患者(受检者)危险度相应变化的适宜量度;

(5) 清楚地阐明应用于实践的诊断参考水平方式。

当前,有不同的指标来表示诊断参考水平。诊断参考水平的指标选择取决于临床诊断类型。目前,主要类型的 X 射线影像诊断技术所使用的指标如下。

普通 X 射线摄影:可用指标有入射空气比释动能(K_i)、入口表面空气比释动能(K_e)或入射体表剂量(ESD)、空气比释动能-面积乘积(P_{KA})或剂量面积乘积(DAP),最常用的为 ESD 和 DAP。

X 射线透视:可用指标有 X 射线透视的 P_{KA}、入射体表剂量率、入射表面空气比释动能率或自由空气入射空气比释动能率,常用 DAP、透视时间、采集帧数。

X 射线 CT：可用指标有 CT 空气比释动能指数 100（$C_{a,100}$）、加权 CT 空气比释动能指数（C_w）、容积 CT 空气比释动能指数（C_{vol}）和 CT 空气比释动能-长度乘积（$P_{KL,CT}$）、加权 CT 剂量指数（$CTDI_w$）、容积 CT 剂量指数（$CTDI_{vol}$）和剂量长度乘积（DLP）等，常用 $CTDI_{vol}$ 和 DLP。

乳腺 X 射线摄影：平均腺体剂量（D_G）。

表 5-1 给出了 IAEA 推荐的适合用于建立 DRL 的参数[10]。表 5-2 则对 ICRU 建议的医疗照射诊断参考水平量的缩写及不同参考文献的相关参数的缩写进行了小结。对于上述指标的具体测量方法，可参见本书的第 4 章。

表 5-1　IAEA 推荐的适合用于建立 DRL 的参数

设 备 类 型	推荐的参数	单 位
常规 X 射线机	$K_{a,e}$	mGy
	P_{KA}	mGy·cm^2
乳腺摄影机	$K_{a,e}$、$K_{a,i}$ 或 D_G	mGy
口内片机	$K_{a,i}$	mGy
全景机	P_{KA}（或剂量-宽度乘积）	mGy·cm^2（mGy·cm）
诊断性透视，介入透视	$K_{a,r}$	Gy
	透视时间	s
	电影数量或数字减影数量	数量
CT	$CTDI_{vol}$	mGy
	DLP	mGy·cm
锥形束 CT	$K_{a,r}$	mGy
	P_{KA}	mGy·cm^2
	$CTDI_{vol}$	mGy
	DLP	mGy·cm

表 5-2　ICRU 建议的医疗照射诊断参考水平量的缩写

ICRU 缩写	含 意	其他缩写
$CTDI_{vol}$	容积 CT 剂量指数	
DLP	剂量-长度乘积	
$K_{a,i}$	入射空气比释动能	IAK

(续表)

ICRU 缩写	含　意	其他缩写
$K_{a,e}$	入射表面空气比释动能	$ESAK$,ESD
$K_{a,r}$	患者(受检者) 入射参考点空气比释动能	CAK
D_G	平均腺体剂量	MGD,AGD
P_{KA}	空气比释动能-面积乘积	KAP,DAP

5.2　建立诊断参考水平需考虑的问题

5.2.1　确定诊断参考水平值的途径

首先,也是最困难的步骤,是设定诊断参考水平值。诊断参考水平值应与临床和技术需求密切相连。某一选定的数值,即使对相同部位做影像学检查,可能也仅适用于某一种情况,但却不适用于其他临床或技术需要。

通常,对于大部分影像学检查,诊断参考水平值应基于调查测量结果或患者(受检者)登记管理系统。要确定诊断参考水平值,使其在获得满足诊断信息需要的影像质量的前提下不保持在尽可能低的水平,这是非常困难的。通过调查或患者(受检者)登记管理系统得到的数据库,可以确定对于特定类型检查,在特定的诊断参考水平值的条件下,可以获得被大多数放射学医师认可的足以用于诊断的图像。

模体可以用于评估不同X射线诊断设备在自动曝光控制(AEC)条件下的表现,但是基于模体测量结果来建立诊断参考水平值是不恰当的。基于模体的数据不能反映影像检查的临床和技术需要。而且在做模体实验时,采用的条件和程序也与患者(受检者)检查存在差异。

牙科放射学的诊断参考水平值具有特殊性。对于多数成年人患者(受检者),在同一标准曝光条件下可获得满意的牙齿显像,因此可以将在适当条件下测量得到的入射空气比释动能($K_{a,i}$)作为患者(受检者)剂量。进而可以依据不同牙科诊疗机构的数据分布来确定诊断参考水平。

对于不同类型X射线诊断检查,表5-3给出了建议的诊断参考水平值的确定途径[9]。

表 5-3　不同类型 X 射线检查的医疗照射诊断参考水平值的确定途径

检　查　类　型	是否需要建立 DRL	确　定　途　径
乳腺摄影	是	通过患者(受检者)调查建立 DRL,用模体测量作为标准剂量比较器
口内牙片摄影	是	标准条件下,测量输出量
牙科全景摄影	是	标准条件下,测量空气比释动能-面积乘积
CT	是	患者(受检者)调查
躯干摄影	是	推荐患者(受检者)调查
头颅摄影	是	患者(受检者)调查
儿童放射学摄影	是	患者(受检者)调查
儿童 CT	是	患者(受检者)调查
四肢摄影	是(次重要)	患者(受检者)调查
移动式摄影	是(次重要)	患者(受检者)调查
新生儿摄影	是	患者(受检者)调查
移动式儿童放射学摄影	是(对儿童专科医院)	患者(受检者)调查
钡剂显像	是	患者(受检者)调查
介入放射学	是	患者(受检者)调查
其他透视	也许,取决于使用频率	患者(受检者)调查
骨密度测量	是(次重要)	患者(受检者)调查

　　国家或地区性诊断参考水平应建立在有效比较的基础上,诊断参考水平应针对特定的检查类型建立。为使诊断参考水平具有代表意义,应进行充分比较。诊断参考水平值应来源于数量足够的、种类能够代表该国家或地区某特定类型 X 射线检查的设备。由于不同技术(包括图像重建技术)可以显著影响患者(受检者)剂量,因此针对不同技术制订诊断参考水平值是合理的。

　　由于不同国家或地区间的设备和操作存在显著差别,因此国家或地区性诊断参考水平应代表该国家或地区的影像诊断程序。如果对于同一种检查存在两种程序,则可以设置两个诊断参考水平值,使其与程序相对应。这种情况尤其适用于可导致剂量改变的新技术出现的变革期。

　　在确定诊断参考水平值时,可以参考其他国家或国际组织的数据。目前可用的数据包括来自欧盟、英国 HPA、美国 NCRP 等的数据。但是,其他国家或国际组织的诊断参考水平值,对一些国家或地区并不一定适用,因为不同国家或地区对诊断程序的定义可能存在差别(如"腹部 CT"可以是指腹部 CT 检查,也可以是腹部和骨盆 CT 检查);可获得的硬件、软件、专家等方面存在不同;人口的典型病理、检查的目的、患者(受检者)体重分布等可能存在差别。

5.2.2 关于患者(受检者)数据调查

1) 开展患者(受检者)调查并建立诊断参考水平的职责

诊断参考水平可以基于不同地域患者(受检者)个体剂量数据的中位数分布。总结如表 5 - 4 所示[9]。

表 5 - 4 不同类型的医疗照射诊断参考水平汇总

术 语	调查的地区和设备	用于建立诊断参考水平的数据分布	应 用 范 围
典型值	数台 X 射线设备或与一项新新技术相关的一类设备	由于可能数据不足以分析第 3 四分位数,故使用中位数表示	局部使用,以识别可以进一步采取优化措施的设备
地区性	在局部区域内若干医院的一定数量(如最少 10～20 台)的 X 射线设备	第 3 四分位数	地区使用,以识别可以进一步采取优化措施的设备
国家性	覆盖全国的代表性设备	第 3 四分位数	全国使用,以识别可以进一步采取优化措施的设备
区域性	同一大陆的数个国家	各国家调查数据的中位数或各代表性设备的第 3 四分位数	在区域内相关国家无诊断参考水平,或国家的诊断参考水平高于区域性诊断参考水平

建立国家或地区性诊断参考水平值,需要调查或注册登记全国或某一地区的患者(受检者)数据,因此需要在得到国家或地方政府支持、提供必要资源的前提下,各相关机构相互协作才能完成。

为促进更好地使用 X 射线诊断设备,应制定建立和使用诊断水平、医疗照射防护最优化方面的法律法规。在不同国家,控制患者(受检者)剂量的方法存在显著的不同,因此建立诊断参考水平和防护最优化程序需要具有一定的灵活性。

国家或地方性法律法规应明确规定不同机构的具体职责。收集患者(受检者)数据并建立国家或地区性诊断参考水平需要在国家或地区层面完成。但实际测量或收集患者(受检者)的任务实际上由不同的机构来完成。承担患者(受检者)数据调查的机构可以是政府部门、健康管理部门、科学社会团体、学术组织、医院、设备厂商或诊所。具体承担人员包括医学物理师或其他负责辐射防护的人员。

有的国家已建立患者(受检者)数据的注册登记和管理系统。例如,美国放射学会建立的剂量指数登记系统(http：//www. acr. org/Quality-Safety/National-Radiology-Data-Registry/Dose-Index-Registry)。这类登记系统可以允许收集非常大量的数据。因此对于不是经常开展的检查类型特别有用。国家级登记系统可以自动收集大量的数据。与传统的不定期调查相比,具有涵盖设备数量多、检查类型多、数据细节丰富、报告格式标准化、数据持续更新、可以比较分析不同时期数据的变化等优点。与此同时,数据登记系统需要专业的人员、持续的监督和必要的资源。

由于防护最优化的需要,需对 X 射线诊断设备进行定期质量控制(quality control,QC)检测,并由医学物理师对检测结果进行评估。法律法规可以对这类质量控制检测提出强制要求。在英国,医学物理师对 X 射线诊断设备的质量控制检测和患者(受检者)剂量数据进行持续监督,使得诊断参考水平成功应用于诊断程序的优化已有数年。

为确保制订的诊断参考水平值可以用于优化医疗照射防护,操作设备的人员和对设备进行质量控制检测的人员都应该了解检测结果,并在优化过程中相互配合。各类相关人员的通力协作是实现最优化的关键。

2) 设备

建立诊断参考水平的第一步是对一定地域范围内的患者(受检者)剂量数据进行调查。在具有数以百计设备的发达国家,开展这样的调查是一项艰巨任务。但是,随机抽取一小比例的设备样本,可以作为制订诊断参考水平的开端。如果每台设备的患者(受检者)数足够,则抽取 20～30 台设备是可以满足要求的。在设备总数少于 50 台时,初始调查设备的 30%～50% 即可满足要求。后期调查可以逐渐拓宽调查范围,以增加覆盖面,提高代表性。

所选择的设备应有足够的工作量,以确保能够收集到足够的具有代表性的患者(受检者)数据。最好选择大规模或中等规模医院的设备,因为小规模医院的设备有时很难在有限时间内收集到足够的患者(受检者)数据。

设备样本应涵盖不同类型的医院。在多数国家,包括公立医院、私立医院和诊所等。有的设备,尤其是仅少数人使用的设备,可能涉及不能代表全国范围内多数情况下不会用到的非常规应用。因此,在开展剂量调查时,涵盖所有类型的设备,以发现那些非常规应用导致超过已建立的 DRL 的情况,就显得非常重要。

ICRP建议,在收集以建立国家DRL为目的的数据时,各地方的数据以每台设备患者(受检者)数据的中位数来表示。而且数据应来源于有代表性的典型患者(受检者)。相较于均数,中位数更趋合理,而且随着可从电子数据中收集大量患者(受检者)剂量数据,中位数对患者(受检者)人群的代表性更趋增强。

初步建立国家或地方DRL仅是一个持续过程的第一步。此后,应定期重复调查以评估患者(受检者)剂量的变化情况。后续调查可以采用调查表形式,或者自动数据收集形式。

一旦确定国家或地方DRL的框架,每隔3~5年收集一次数据是恰当的,但这取决于检查水平、调查结果的变异性、新的影像技术或图像后处理技术的引入、数据分析人员的变换等。一项西班牙的研究显示,在影像技术不断更新的情况下,持续进行患者(受检者)剂量的监测是十分有必要的。自动将数据输入国家注册系统,使得每6个月更新DRL成为可能。

3)患者(受检者)

由于X射线的衰减程度取决于其穿透组织的量,因此选择合适体型的患者(受检者)就显得十分重要。通常通过规定患者(受检者)的体重来标准化患者(受检者)的体形。对于成人,体重在$50\sim90$ kg范围时,其均数约为70 kg。英国在调查时使用的体重标准为(70 ± 5) kg。这一标准并不一定适用于其他国家,甚至随着人口体重趋势的变化,它也不再适用于英国将来的调查。体重标准应接近于人群的平均体重。对于有的国家,选择(70 ± 10)kg是合适的。

在自动注册的情况下,可以收集大量的患者(受检者)数据(每台设备大于100例),总数据量可达数百万计。这时可以适当放宽对体重标准的限制。为消除数据分析时极端值的影响,应考虑采用适当的数据剔除手段(如剔除最高和最低的5%)。但是,要注意极端数据不是来自某些区域的大部分患者(受检者)。

当仅能收集到较小数量的患者(受检者)数据时,中位数或均数的不确定度可能较大。四分位间距可以作为衡量数据离散程度的指标。

通常情况下,每种类型检查每台设备上应收集至少20例患者(受检者)的数据。但是,对于变化情况比较大的检查类型,应增加患者(受检者)的例数。尤其是对于透视,患者(受检者)病情、操作者技术都存在较多的变化。对于诊断性透视检查和CT扫描,最好收集30例患者(受检者)的数据。对于介入放射学程序,需要的患者(受检者)数据量更多。对乳腺摄影,考虑到乳房压缩厚度的变化,推荐的患者(受检者)量为50例。由于乳房厚度变化很大,因此在数据收集和分析时对其设定一定的标准限制是恰当的。

5.2.3　数据收集方法

有多重途径收集数据。如果没有可用的自动收集数据的数据库,则需采用纸质调查表的形式。这种方式耗费时间,且获得数据的准确性取决于数据录入和转换过程。

HIS 和 RIS 系统的出现,使得回顾性分析患者(受检者)剂量数据成为可能。RIS 的优势是可以收集大量的数据。应建立不同类型检查的标准化程序,以避免因对检查类型的分类错误而导致的误差。这种情况下,数据结果也依赖于数据输入的准确性和一致性,尤其是正确归类检查类型、正确使用剂量数据的单位等。由于通过 RIS 获得的患者(受检者)数据量庞大,可以通过剔除极值等方式克服这些问题。

DICOM 标准要求各设备生产厂商按要求记录和储存剂量信息。该标准使得通过信息化技术来收集数据并管理患者(受检者)剂量成为可能,且可以在超过预设剂量时提醒临床放射学工作人员。

医疗信息集成化架构(integrating the healthcare enterprise, IHE)已建立一套标准化工作程序,以确保不同设备、PACS 和剂量报告系统的兼容性。但是,目前并不能通过医疗机构直接获取数据。有的研究建立了患者(受检者)剂量管理系统,并构建剂量数据库。患者(受检者)剂量管理系统可以用于辅助放射防护质量控制和质量改进。

随着越来越多的地方建立患者(受检者)剂量管理系统,数据库中检查数量和患者(受检者)数量都迅速增加,从而为建立大型剂量注册奠定了一定基础。例如英国通过医院的医学物理师收集剂量数据并传送到英国公共卫生管理部门。2010 年,英国收集到的数据包括 165 000 例 X 射线摄影的 $K_{a,e}$、185 000 例 X 射线摄影的 P_{KA}、221 000 例透视的 P_{KA}。美国放射学会使用剂量注册系统(dose index registry)在 2013 年即完成了 500 万以上 CT 扫描数据的自动收集。患者(受检者)剂量管理系统也有助于落实相关法规的要求,如欧盟法规要求向管理部门报告剂量结果,以实现对临床的监督,并依据欧盟基本标准的要求发现非故意的超剂量照射。

5.3　现有的诊断参考水平

本节汇总了相关国际组织及其他主要国家制订的诊断参考水平,以及我国标准中制订的诊断参考水平。

5.3.1　国际组织及其他国家制定的诊断参考水平

表5-5为不同组织给出的各类X射线摄影的医疗照射诊断参考水平。该表的数据适用于典型成年人。表5-6则给出了针对不同年龄儿童的诊断参考水平。表5-7为成年人X射线透视的医疗照射诊断参考水平。表5-8和表5-9分别为不同组织和不同国家的X射线CT诊断参考水平。表5-10为乳腺X射线摄影诊断参考水平。

表5-5　成年人X射线摄影的医疗照射诊断参考水平

检查类型	CRCPD (1988)[11]	IPSM (1992)[12]	IAEA (1996)[3]	EC(1990, 1996, 1999)[13-15]	AAPM (1999)[16]	NRPB (1999)[17]
牙科全景						65
X射线根尖片			7			
牙科AP			5			
牙科X射线头影	0.3				0.25	
口内片	kV和速度的函数，2.1~3.1				2.3(70 kV，E速)　3.5(70 kV，D速)	下颌磨牙位置,4,1.8(PED,mGy)
头颅PA或AP		5	5	5		5,1.5
头颅LAT	1.3,0.6	3	3	3		3,1
颈椎AP	1.2,0.8				1.25	
胸部PA	无滤线栅0.1,0.04　有滤线栅0.2,0.1	0.3	0.4	0.3	0.25	0.3
胸部LAT		1.5	1.5	1.5		1.5
胸椎AP			7			
胸椎LAT			20			
全脊柱AP	2.3,1.3					
腹部AP	4.3,2.6	10	10		4.5	10,6
腰椎AP或PA	3.9,3.1	10	10	10	5	10,5

(续表)

检查类型	CRCPD (1988)[11]	IPSM (1992)[12]	IAEA (1996)[3]	EC(1990, 1996, 1999)[13-15]	AAPM (1999)[16]	NRPB (1999)[17]
腰椎 LAT		30	30	30		30,12
腰骶关节 LAT		40	40	40		40,24
骨盆 AP		10	10	10		10,4
股骨关节 AP			10			
尿路造影(平片或造影剂前)AP				10		(参考剂量,可达到剂量)
尿路造影(造影剂后)AP				10		

说明:对于 IPSM、IAEA 和 EC 的摄影数据,参数为 ESD,单位为 mGy,而 CRCPD、AAPM 和 NRPB 的摄影数据,参数为 $ESAK$,单位为 mGy,由单位为 mR 的 ESE 乘以系数 0.008 76 转换而来。

表 5‑6　儿童 X 射线摄影的医疗照射诊断参考水平

儿童摄影	NRPB(2000)[17]					EC(1996, 1999)[14-15]	NRPB (1999)[7]
	0 岁	1 岁	5 岁	10 岁	15 岁		
胸部 AP 或 PA		0.05	0.07	0.12		0.1(5 岁)	0.1(5 岁)
胸部 LAT						0.2(5 岁)	0.2(5 岁)
新生儿胸部 AP	0.05					80	80
头颅 AP 或 PA		0.8	1.1	1.1		1.5(5 岁)	1.5(5 岁)
头颅 LAT		0.5	0.8	0.8		1(5 岁)	1(5 岁)
婴儿骨盆 AP						0.2	0.2
较大儿童骨盆 AP		0.5	0.6	0.7	2	0.9(5 岁)	0.9(5 岁)
腹部 AP 或 PA		0.4	0.5	0.8	1.2		
尿路造影	600	900	1 200	2 400			

说明:对于尿路造影,参数为 DAP,单位为 mGy·cm^2,其他数据为 ESD,单位为 mGy。

表5-7 成年人X射线透视的医疗照射诊断参考水平

检查类型	IPSM (1992)[12]	IAEA (1996)[3]	EC (1996)[14]	NRPB (1999)[17]	EC (1999)[15]	AAPM (1999)[16]
透视（单位为mGy/min）						
普通模式		25（ESD剂量率）				65（未指定剂量模式，ESAK剂量率）
高剂量模式		100（ESD剂量率）				
检查（参数为DAP，单位为Gy·cm²）						
腰椎	15			15	10	
钡灌肠	60			60	60,50	
钡餐	25			25	25	
静脉尿路造影	40			40		
腹部	8			8		
骨盆	5			5	4	
胸部					1	
尿路造影					40,20	

表5-8 不同组织X射线CT诊断参考水平

检查类型	IPSM (1992)[12]	IAEA (1996)[3]	EC (1996)[14]	NRPB (1999)[17]	EC (1999)[15]	AAPM (1999)[16]
CT（参数为MSAD，单位为mGy）						
头部CT		50				
腰椎CT		35				
腹部CT		25				
CT（参数为CTDI$_w$，单位为mGy，以及DLP，单位为mGy·cm）						
头部常规			60,1 050（CTDI$_w$，DLP）	60,1 050（CTDI$_w$，DLP）		60（头部，CTDI）
胸部常规			30,650	30,650		40（代表所有身体部位，CTDI）
腹部常规			35,780	35,800		

（续表）

检查类型	IPSM (1992)[12]	IAEA (1996)[3]	EC (1996)[14]	NRPB (1999)[17]	EC (1999)[15]	AAPM (1999)[16]
骨盆常规			35,570	35,600		
面部或鼻窦			35,360			
椎体损伤			70,460			
肺部高清扫描			35,280			
肝和脾			35,900			
骨盆骨			25,520			

表 5 - 9　不同国家 X 射线 CT 医疗照射诊断参考水平

国家	适用人群	扫描部位	诊断参考水平	
			$CTDI_{vol}$/mGy	DLP/mGy•cm
美国	成年人	头部	75,57①	
		腹部/骨盆	25,17①	
		胸部	21,14①	
	儿童 (5 岁)	头部	40,31①	
		腹部/骨盆	20,14①	
英国[18]	成年人	头部（后颅窝）	单排 65,多排 100	
		头部（大脑）	单排 55,多排 65	
		胸部（常规）	单排 10,多排 13	
		胸部（高分辨）	单排 3,多排 7	
		腹部或骨盆（常规）	单排 13,多排 14	
		头部常规（急性休克）		单排 760,多排 930
		腹部（肝转移）		单排 460,多排 470
		腹部或骨盆（脓肿）		单排 510,多排 560
		胸部,腹部或骨盆（淋巴瘤）		单排 760,多排 940
		胸部（肺癌）		单排 430,多排 580
		胸部（弥散性肺部疾病）		单排 80,多排 170

(续表)

国家	适用人群	扫描部位	诊断参考水平	
			$CTDI_{vol}$/mGy	DLP/mGy·cm
英国[18]	儿童（0～1岁）	头部（后颅窝）	35	
		头部（大脑）	30	
		胸部	12	
	儿童（5岁）	头部（后颅窝）	50	
		头部（大脑）	45	
		胸部	13	
	儿童（10岁）	头部（后颅窝）	65	
		头部（大脑）	50	
		胸部	20	
	儿童（0～1岁）	胸部（恶性肿瘤）		200
		头部常规（创伤）		270
	儿童（5岁）	胸部（恶性肿瘤）		230
		头部常规（创伤）		470
	儿童（10岁）	胸部（恶性肿瘤）		370
		头部常规（创伤）		620
日本	成年人	头部		1 120
		脸部		450
		颈部		520
		胸部		580
		上腹部		680
		下腹部		350
		上肢或下肢		640
		心脏		1 510
	儿童（<1岁）	头部		820
	儿童（1～7岁）	头部		1 000

（续表）

国家	适用人群	扫描部位	诊断参考水平	
			$CTDI_{vol}$/mGy	DLP/mGy·cm
日本	儿童（8～12岁）	头部		1 040
	儿童（13～19岁）	头部		1 120
澳大利亚	成年人	头部	60	1 000
		颈部	30	600
		胸部	15	450
		腹部/骨盆	15	700
		胸腹部联合扫描	30	1 200
		腰椎	40	900
	幼儿（0～4岁）	头部	30	470
		胸部	2	60
		腹部/骨盆	7	170
	儿童（5～14岁）	头部	35	600
		胸部	5	110
		腹部/骨盆	10	390
瑞士	成年人	头颅/大脑	65,45[②]	1 000,600[②]
		大脑（血管）	65,45[②]	1 000,600[②]
		鼻窦	25,10[②]	350,150[②]
		岩骨	50,35[②]	250,200[②]
		颈椎	30,15[②]	600,250[②]
		颈部	10,10[②]	500,350[②]
		肩部	15,15[②]	500,250[②]
		胸部	15,5[②]	400,250[②]
		胸部（血管）	15,10[②]	450,250[②]
		胸/上腹部	15,10[②]	600,300[②]

（续表）

国家	适用人群	扫描部位	诊断参考水平	
			$CTDI_{vol}$/mGy	DLP/mGy•cm
瑞士	成年人	上腹部	15,10[②]	400,200[②]
		上腹部（血管）	15,10[②]	500,250[②]
		腹部/骨盆	15,10[②]	650,350[②]
		腹部/骨盆（血管）	15,10[②]	650,500[②]
		骨盆	20,10[②]	500,300[②]
		骨盆（血管）	20,10[②]	500,300[②]
		胸部/腹部/骨盆	15,10[②]	1 000,700[②]
		腰椎	30,15[②]	850,300[②]
		下肢	15,10[②]	1 000,700[②]
		心脏（心血管）	50,30[②]	1 000,500[②]
		心脏	10,5[②]	150,50[②]

说明：① 表示可达到水平，指第 50 百分位数；② 表示目标值，指第 25 百分位数。

表 5-10　乳腺 X 射线摄影诊断参考水平

检查类型	CRCPD (1988)[11]	EC (1990,1996,1999)[13-15]	IAEA (1996)[3]	NRPB (1999)[17]	EC (1993,1996)[14-15]	FDA (1997)[19]
乳腺摄影（参数为 ESD, $ESAK$, AGD 或 MGD，单位为 mGy）						
乳腺 LAT		10(1999a) (ESD)				
乳腺 MLO		7(1990), 10(1996a, 1999a)		3,2,1.5 (MGD,暂停水平,参考剂量和可达到剂量)		
乳腺 CC		7(1990), 10(1999a)		3,2,1.5	12,11,2.3 (ESD, ESAK, AGD)	3(AGD)
屏-片（无滤线栅）	3.3,0.6 (ESD,AGD)		1(AGD)			

(续表)

检查类型	CRCPD (1988)[11]	EC (1990,1996, 1999)[13-15]	IAEA (1996)[3]	NRPB (1999)[17]	EC (1993, 1996)[14-15]	FDA (1997)[19]
屏-片(有滤线栅)	6.7,1.4	10(1996a)	3			
Xerox(阳性)	8.6,4.0					
Xerox(阴性)	6.5,3.4					

说明:CRCPD 的数据由以 mR 为单位的 ESE,以及以 mRad 为单位的 AGD 转换得到。

5.3.2 我国的医疗照射诊断参考水平

我国标准《电离辐射防护与辐射源安全基本标准》(GB 18871—2002)[3]首次确定 X 射线影像诊断的医疗照射指导水平。

表 5-11 中对 14 种 X 射线摄影(含不同摄影方位)典型成年受检者剂量的指导水平用每次摄影的 ESD(mCy)表示。这些数据适用于通常的相对速度为 200 的胶片-荧光屏组合。对于高速胶片-荧光屏组合(相对速度为 400~600),这些数值应该减少到 1/3 至 1/2。

表 5-11 典型成年受检者 X 射线摄影的剂量指导水平

检 查 部 位	每次射线摄影的入射体表剂量/mGy	
腰 椎	AP	10
	LAT	30
	LSJ	40
腹部,静脉尿路造影和胆囊造影	AP	10
骨 盆	AP	10
髋关节	AP	10
胸	PA	0.4
	LAT	1.5
胸 椎	AP	7
	LAT	20

（续表）

检 查 部 位	每次射线摄影的入射体表剂量/mGy	
牙 齿	牙根尖周	7
	AP	5
头 颅	PA	5
	LAT	3

说明：PA 为后前位投影；LAT 为侧位投影；LSJ 为腰骶关节投影；AP 为前后位投影。

表 5 - 12 给出典型成年受检者 3 种 X 射线 CT 检查以 $MSAD$（mGy）表示的剂量指导水平。$MSAD$ 是由水当量体模中旋转轴上的测量值推导的，体模长 15 cm（头）和 30 cm（腰椎和腹部）。

表 5 - 12 典型成年受检者 CT 检查的剂量指导水平

检 查 部 位	多层扫描平均剂量①/mGy
头	50
腰椎	35
腹部	25

说明：① 表列值是由水学量体模中旋转轴上的测量值推导的；体模长 15 cm，直径 16 cm（对头）和 30 cm（对腰椎和腹部）。

表 5 - 13 给出了以每次头尾位摄影平均腺体剂量 AGD（mGy）表示的典型成年受检者乳腺 X 射线摄影的剂量指导水平。AGD 是在一个 50％腺组织和 50％脂肪组织构成的 4.5 cm 压缩乳腺上，针对胶片增感屏系统及专用钼靶和钼滤过片的乳腺 X 射线摄影装置确定的。

表 5 - 13 典型成年受检者乳腺 X 射线摄影的剂量指导水平

每次头尾投影的腺平均剂量
1 mGy（无滤线栅）
3 mGy（有滤线栅）

表 5 - 14 给出了以入射体表剂量率（mCy/rnin）表示的典型成年受检者 X 射线透视的指导水平。

表 5 - 14　典型成年患者(受检者)X 射线透视检查的剂量率指导水平

操作方式	入射表面剂量率①/(mGy/min)
正常	25
高水平②	100

说明：① 在有反射的空气中；② 对于有可选择的"高水平"操作方式的荧光屏，诸如那些在介入放射学中经常使用的检查。

这些指导水平仅适用于典型成年患者(受检者)。除了增加了使用不带有影像增强器的荧光屏透视机的指导水平数值(入射体表剂量率 50 mGy/min)之外，其余数据均直接采自 BSS 1996 年版。由于 X 射线影像诊断技术发展非常迅速，数字化设备逐渐取代了传统屏-片设备，CT 技术、介入技术等也发生了革命性的变化，因此尽快修订我国的诊断参考水平，已成为迫在眉睫的问题。

5.4　诊断参考水平的应用

医疗照射诊断参考水平是对专业判断水平的补充，而不是在医疗的好与坏之间提供一条分界线。这些水平只适用于典型患者(受检者)，因此，在实践中应用这些数值时，要考虑身材和年龄。所谓典型成年患者(受检者)系指对这一类型患者(受检者)的体重范围做出恰当规定之后，所得到的典型规定剂量值(如第 75 百分位数值)。

可能大幅度地降低患者(受检者)个人剂量或集体剂量的领域，以及降低吸收剂量意味着可导致风险性大幅度降低的情形，诊断参考水平具有特别重要的实用价值。这些情况如下：① 包括健康筛查在内的常用检查；② 对患者(受检者)带来较高吸收剂量的检查(如 CT)或需要进行长时间透视的程序(如介入放射学)；③ 对放射敏感性较高的患者(受检者)(如儿童)实施的检查。但与 X 射线摄影等比较，为 CT、介入放射学和儿童群体制订诊断参考水平更为困难。本章所提供的各国所制订的诊断参考水平，体现了各自的 X 射线诊断医疗照射剂量情况，值得我国在制订相关参考水平时参考。

诊断参考水平的确立与所用 X 射线诊断设备的性能、操作技术水平等息息相关，所以，X 射线诊断的诊断参考水平不应该一成不变。随着各种 X 射线诊断新设备与配件和技术方法的不断进步，必须不断扩大建立 X 射线诊断参考水平的项目，并应及时修订已有的参考水平以适时推进提高医疗照射的放射防护最优化水平。加强 X 射线诊断医疗照射防护最优化的关键就在于不断完善并积极推广应用相应的诊断参考水平。

当前,信息化技术在 X 射线诊断技术中得到广泛应用,多数医院建立了 PACS 系统、RIS 系统、HIS 系统等,有的地区大力推进医学影像诊断中心建设,或者成立影像云平台,这为获取大量患者(受检者)数据,制(修)订国家或地方诊断参考水平奠定了一定基础。但需要指出的是,目前在医疗照射剂量监管方面缺乏完整的顶层设计,不同设备生产厂商和信息系统开发商之间不能相互兼容的现象比较突出。医疗机构对患者(受检者)剂量管理的重视程度也不足,放射卫生技术机构开展患者(受检者)剂量调查面临重重阻力,一方面获取数据难,另一方面数据质量参差不齐。因此,从行政层面加强医疗照射监管的顶层设计,尽早推动全国性或地方性的患者(受检者)剂量注册制度,已成为亟待解决的问题。

我国幅员辽阔,各地发展状况很不平衡,应鼓励各省地市县结合实际,大力加强各种患者(受检者)所受医疗照射剂量的监测,积累资料,建立适合本地区的医疗照射诊断参考水平,力求不断合理降低平均每次诊断检查所致患者(受检者)剂量。

参考文献

［1］ UNSCEAR. Sources and effects of ionizing radiation, Annex A: medical radiation exposures［R］. UNSCEAR 2008 Report to the General Assembly with scientific Annexes, New York: United Nations, 2010.

［2］ ICRP. Radiological protection in medicine［R］. ICRP Publication 105, Oxford: Oxford University Press, 2008.

［3］ IAEA. International basic safety standards protection against ionizing radiation and for the safety of radiation sources［R］. IAEA Safety Series No. 115, Vienna: IAEA, 1996.

［4］ 中华人民共和国国家质量监督检验检疫总局. 电离辐射防护与辐射源安全基本标准［S］. GB 18871—2002,北京:中国标准出版社,2002.

［5］ IAEA. Radiation protection and safety of radiation sources: international basic safety standards-Interim edition［S］. IAEA Safety Standards Series GSR Part 3 (Interim), Vienna: IAEA, 2011.

［6］ 国际原子能机构. 国际辐射防护和辐射源安全基本安全标准［S］. 国际原子能机构《安全标准丛书》第 GSR Part 3 号,维也纳:国际原子能机构,2014 年.

［7］ NCRP. Radiation dose management for fluoroscopically guided interventional medical procedures［S］. NCRP Report No. 168, Bethesda MD: National Council on

Radiation Protection and Measurements，2010.

[8]　ICRP. Radiological protection in medicine[R]. ICRP Publication 105，Amsterdam：Elsevier，2007.

[9]　ICRP. Diagnostic reference levels in medical imaging[R]. ICRP Publication 135，Los Angeles：Sage，2017.

[10]　IAEA. Establishing guidance levels in X ray guided medical interventional procedures：a pilot study[R]. Safety Reports Series No. 59，Vienna：IAEA，2009.

[11]　CRCPD. Average patient exposure guides[R]. CRCPD Publication 88 - 5，CRCPD，1988.

[12]　IPSM. National protocol for patient dose measurements in diagnostic radiology[R]. Dosimetry Working Party，Institute of Physical Sciences in Medicine，1992.

[13]　EC. Working document on quality criteria for diagnostic radiographic images[R]. CEC XII/173/90，Luxembourg：European Commission，1990.

[14]　EC. European guidelines of quality criteria for diagnostic radiographic images[R]. Eur 16260，Luxembourg：European Commission，1996.

[15]　EC. Guidance on diagnostic reference levels（DRLs）for medical exposures [R]. Radiation Protection 109，Directorate-general，Environment，Nuclear Safety and Civil Protection，Luxembourg：European Commission，1999.

[16]　AAPM. Reference values-applications and impact in radiology[R]. AAPM，1999.

[17]　NRPB. Guidelines on patient dose to promote optimization of protection for diagnostic medical exposures[R]. Documents of the NRPB，10(1)，Chilton：NRPB，1999.

[18]　Shrimpton P C，Hillier M C，Lewis M A，et al. National survey of doses from CT in the UK：2003[J]. The British Journal of Radiology，2006，79：968 - 980.

[19]　FDA. Quality mammography standards，Correction [S]. Final Rule Federal Register，62(217)，60613 - 60632，FDA，1997.

第 6 章

信息化技术在 X 射线诊断中的应用

随着现代医学的发展,医疗机构的诊疗工作越来越多依赖包括 X 射线摄影、CT、DSA 在内的医学影像检查,传统的医学影像管理方法(胶片、图片、资料等)大量日积月累、年复一年存储保管,堆积如山,给查找和调阅带来诸多困难,丢失影片和资料时有发生,已无法适应现代医疗机构中对如此大量和大范围医学影像的管理要求。采用数字化影像管理方法来解决这些问题已经得到公认。计算机和通信技术的发展为数字化影像和传输奠定了基础。

当前,我们已进入信息化时代,信息化技术在各领域得到广泛应用。在 X 射线诊断领域,在传统 RIS、HIS、PACS 等信息系统的基础上,近年来兴起了区域影像医学中心、医学影像云等技术,最近人工智能在 X 射线诊断领域也开始得到应用。这些新兴技术的引入,很大程度上推动了 X 射线影像技术在疾病诊断中的作用,提高了工作效率,节约了医学资源。与此同时,也使得建立国家或地方性患者(受检者)剂量管理系统成为可能。

6.1 数字影像的标准化进程

早期由于各种原因,不同设备生产厂商采用的数字影像技术存在一定的差异,导致数据相互不能兼容,阻碍了数字化技术的应用。鉴于此,对相关技术提出标准化要求,是实现数据互联互通的前提和基础[1]。

6.1.1 DICOM 标准

1) 发展历程

1982 年美国放射学会(ACR)和美国电器制造协会(NEMA)联合组织了一个研究组(ACR-NEMA 数字成像及通信标准委员会),研究如何制定一套统一的通信标准来保证不同厂家的影像设备能够信息互连。经协商一致后，制定出了一套数字化医学影像的格式标准，即 ACR‐NEMA 1.0 标准，随后在 1988 年完成了 ACR‐NEMA 2.0，1993 年发布 3.0 版本正式命名为DICOM3.0（Digital Imaging and Communications in Medicine，医疗数字成像和通信）。但是由于各种原因，此标准直到 1997 年才慢慢被各医疗影像设备厂商接受。此后标准每年都有大变动，涉及医学影像的每一个角落，特别是最近刚加入标准的 SR（结构化报告）涉及了其他标准不敢涉及的领域。同时，标准还在安全性（隐私和授权）方面下了很大的功夫，添加了 TSL/SSL、数字签名、数字授权、数据加密支持。为了支持不同领域的数据交换，还增加了 XML支持[2-3]。

目前，DICOM3.0 已为国际医疗影像设备厂商普遍遵循，各大厂商所生产的影像设备均提供 DICOM3.0 标准通信协议。与前期版本比较，DICOM3.0版本采用面向对象的分析方法，定义医学图像在存储和传输过程中的各种实体和关系，提供对 ISO‐OSI 和 TCP/IP 的支持，使其在医学图像应用层面上可与其他通信协议直接通信。考虑到技术的发展，标准采用多个部分的文档结构，对可能变化或扩充的部分以附录形式提供，这样标准各部分间的耦合度相对宽松，在更新时尽可能对主体部分不构成影响。

2）DICOM 标准的组成

DICOM 标准主要由以下 20 个部分组成[4]：

（1）介绍和概述。给出了标准的设计原则，定义标准中使用的一些术语，简介标准的主要内容。

（2）一致性。一致性是指符合 DICOM 标准的设备能够互相连接、互相操作的能力。标准要求设备制造商必须给出本设备所支持的 DICOM 功能的说明，即一致性声明。

（3）信息对象定义。对医学数字图像存储和传输方面的信息对象提供抽象的定义。每个信息对象定义都由其用途和属性组成。

（4）服务类规范。服务类是将信息对象与作用在该对象上的命令联系在一起，并说明命令元素的要求以及作用在信息对象上的结果。服务类可以简单理解为 DICOM 提供的命令或提供给应用程序使用的内部调用函数。

（5）数据结构和编码。说明 DICOM 应用实体如何构造从信息对象与服务类的用途中导出的数据集信息，给出了构成消息中传递的数据流编码规则。

（6）数据字典。数据字典是 DICOM 中所有表示信息的数据元素定义的集合。标准中为每一个数据元素指定唯一的标签、名称、数字特征和语义。

（7）消息交流。消息是由用于交换的一个或多个命令以及完成命令所必需的数据组成，是 DICOM 应用实体之间进行通信的基本单元。这部分说明在医学图像环境中的应用实体用于交换消息的服务和协议。

（8）消息交换的网络支持。说明 DICOM 实体之间在网络环境中通信服务和必要的上层协议的支持。这些服务和协议保证应用实体之间有效、正确地通过网络进行通信。

（9）消息交换的点对点通信支持。说明与 2.0 版本相兼容的点对点通信环境下的服务和协议。在 DICOM 3.0 中，该部分已淘汰。

（10）数据交换的介质存储和文件格式。这一部分说明在可移动存储介质上医学图像信息存储的通用模型。提供在各种物理存储介质上不同类型的医学图像和相关信息进行交换的框架，以及支持封装任何信息对象定义的文件格式。

（11）介质存储应用框架。用于医学图像及相关设备信息交换的遵从性声明。给出心血管造影、CT 等图像的应用说明和 CD‑R 格式文件交换的说明。

（12）介质格式和用于介质交换的物理介质。它提供在医学环境中数字图像计算机系统之间信息交换的功能。这部分说明在描述介质存储模型之间关系的结构以及特定的物理介质特性及其相应的介质格式。具体说明各种规格的磁光盘、PC 机上使用的文件系统和 1.44M 软盘及 CD‑R。

（13）打印管理点对点通信支持。定义在打印用户和打印提供方之间点对点连接时，支持 DICOM 打印管理应用实体通信的必要服务和协议。在 DICOM 3.0 中，该部分已淘汰。

（14）灰度标准显示函数。提供用于测量特定显示系统显示特性的方法。这些方法可用于改变显示系统以便与标准的灰度显示功能相匹配，或用于测量显示系统与标准灰度显示功能的兼容程度。

（15）安全框架。该部分为 DICOM 3.0 标准新增，定义安全框架的遵从性声明。安全框架通过引用外部安全标准，使用 PKI、智能卡等安全技术来确保信息安全。

（16）内容映射资源。该部分也是 DICOM 3.0 标准新增。定义 DICOM 信息对象结构化文档的模板，信息对象所使用的编码术语集合，DICOM 维护的术语词典，针对不同国家的编码术语的翻译。

（17）解释性信息。对 DICOM 中出现的一些概念与使用方法、通过举例的形式给出了详细的解释，便于读者对标准内容的理解。

（18）万维网访问 DICOM 持久化对象。解释了如何在万维网来访问和呈现图像、医学成像报告等 DICOM 持久化对象。该部分提供了一个简单的机制，通过使用 http/https 从 HTML 页面或者 XML 文档中访问 DICOM 持久化对象。

（19）应用寄宿。定义了两个软件应用之间的接口。一个应用作为宿主系统，提供另一个应用数据，例如图像和相关数据；另一个应用作为寄宿应用分析数据，并将分析结果返回。

（20）DICOM 和 HL7 标准之间的转换。表述如何从 DICOM 数据转换为 HL7 标准的数据，以及如何从 HL7 数据转换为 DICOM 数据。

鉴于医学影像技术的快速发展，DICOM 标准的管理和维护严谨且灵活。通用机制和数据结构定义和贯穿于标准的同时，保留标准的灵活性，以便引入特定的解决方案来解决某些模式下的具体问题。DICOM 标准第 6 部分是该标准的核心部分，确保了标准的长期一致性。对于其战略，DICOM 标准第 10 部分通过三种途径更新标准：① 出版"补充"，在标准中引入新的服务；②"变更提案"，快速纠正孤立和澄清错误；③"退休"，退出过时和/或从未实施的部分来简化标准。标准以保证后续兼容性的方式进行更新和管理，扩展和更正不会影响任何现有运行体系。

DICOM 标准主要部分规定了数据交换服务（SOP 类），每个 SOP 类具有两个基本方面：信息对象定义（IOD）和信息交换机制的规范。信息对象定义位于标准第 3 部分，占据 DICOM 标准的大量篇幅。而信息交换机制的规范包括信息交换（第 7 部分）和数据编码（第 5 部分）两部分，是 DICOM 的最复杂的部分。

DICOM 标准包括成像内容和非成像内容（结构化报告），数据元素的结构因图像或结构化报告存在差异。成像内容信息结构依赖于信息模型，基本结构为"模块"列表，每个模块描述单个概念实体的数据元素的简单集合；由于嵌入了"项目序列"，这可能是一个复杂的聚合。结构化报告是非成像内容的编码，使用树状结构，节点表示信息项名称，具有相应的编码，即用从术语资源中选择的三元组（代码值、代码含义和编码方案指示符）表示。节点之间的关系即确定数据的属性，例如说明在哪个图像上进行测量。此外，该标准定义了表示 SR 规范的"模板"概念，使用模板标识符（或 TID）正确识别，可以在各种 SR

对象的规范中重复使用。

　　该标准明确规定了应用程序之间的互操作性,任何制造商必须为其声称符合 DICOM 标准的产品提供文件。这些文件必须遵循 DICOM 标准第 2 部分"一致性"中规定的文件结构。第 2 部分还可能包括与制造商必须记录的特定 DICOM 服务相关的特殊规定。原则上,一致性声明中包含的数据可确保集成商或信息系统架构师在不同系统组件上的互操作性。

　　3) DICOM 文件构成

　　DICOM 文件是指按照 DICOM 标准而存储的医学文件。DICOM 文件由多个数据集组成。数据集表现了现实世界信息对象的相关属性,如患者(受检者)姓名、性别、身高和体重等。数据集由数据元素组成,数据元素包含进行编码的信息对象属性的值,并由数据元素标签(tag)唯一标识。数据元素具有三种结构,其中两种具有类型表示 VR(是否出现由传输语法决定),差别在于其长度的表达方式,另外一种不包括类型表示。类型表示指明了该数据元素中的数据是哪种类型,它是一个长度为 2 的字符串,例如一个数据元素的 VR 为 FL,表示该数据元素中存储的数据类型为浮点型。所有数据元素都包含标签、值长度和数据值体。

　　标签是一个 16 位无符号整数对,按顺序排列包括组号和元素号。数据集中的数据元素应按数据元素标签号的递增顺序组织,且在一个数据集中最多出现一次。

　　值长度是一个 16 或 32 位(取决于显式 VR 或隐式 VR)无符号整数,表明了准确的数据值的长度,按字节数目(为偶数)记录。此长度不包含数据元素标签、VR、值长度字段。

　　数据值体表明了数据元素的值,其长度为偶数字节,该字段的数据类型是由数据元素的 VR 所明确定义。数据元素字段由三个公共字段和一个可选字段组成。

　　4) DICOM 文件处理

　　(1) 数字图像压缩。图像压缩是一种减小文件大小的方法,以增加可存档到存储介质上的数据量并加快数据传输速度。可以通过使用专用软件将数据转换为较小的图像文件类型来压缩 DICOM 图像。

　　有两种主要的数据压缩类型:无损压缩和有损压缩。无损压缩减少文件大小并不会丢失任何信息。在无损数据压缩中,数据集内的重复相同值被替换为一个值,其方式允许在不丢失信息的情况下进行明确的解码。此过程使用大量处理能力,使打开和保存的压缩文件更慢。相比之下,有损图像压缩永久地消除了一些文件数据,并且可以导致文件大小的显著减少。目的是消除数据集中的冗余信息而不会对图像质量产生负面影响,但过度压缩不可避免地导致图像质量下降。

关于有损压缩文件类型,最常见的是 JPEG 格式,此图像类型允许用户设定压缩的大小,从而指定丢失了部分原始数据。人眼对色阶变化不敏感,JPEG 格式的优势在于最大限度地压缩了图片而感觉上图片质量损失不大。JPEG 格式的缺点是数据不可逆转地丢失,这可能导致不可接受的图像质量下降。

无损压缩文件类型包括便携式网络图形格式(PNG)、标记图像文件格式(TIFF)、图形交换格式(GIF)。

不同格式图片的运用存在差异,有损文件适合于计算机和基于 Web 的演示中图像的显示,其中大小允许快速下载并且计算机间图像传输。无损格式则更适合存档,教学和提交出版。

(2) DICOM 查看软件。上述图像文件类型都可以在 PC 端上轻松打开和查看,而无须任何特殊软件。相比之下,DICOM 图像需要安装其他软件才能打开和查看。DICOM 查看软件分为两大类:专有浏览器,提供成像系统,如 CT 或磁共振成像(MRI)机器;第三方 DICOM 查看软件,可以是 PACS 的形式,也可以是个人 PC 的独立查看器。

专用 DICOM 浏览器由医疗成像硬件的制造商编写并提供,这些专用工作站允许滚动图像查阅和许多高级功能,例如多平面重建和三维重建。专用 DICOM 浏览器能够将图像导出到便携式存储介质或传输到其他联网的工作站。导出的文件通常由专有软件转换为较小的文件(如 JPEG 或 PNG),然后可以在 PC 上查看。专用 DICOM 浏览器缺点是工作站仅在放射科使用,那些尚未安装 PACS 的工作站,很少有时间将它们用于图像处理或教学。使用第三方 DICOM 查看软件可以改善这个问题。

市场上有许多独立的 DICOM 浏览工具,其中最出名的是 eFilm(Merge eFilm, Milwaukee, WI, USA,下载网址: http: //www. infe-efilm. com/products/efilmworkstation. asp),该软件功能强大,部分功能可免费使用。其他收费软件功能参差不齐,如 Osirix 和 Dicom Works 等。其中 Osirix 为免费的 DICOM 浏览工具(下载网址: http: //homepage. mac. com/rossetantoine/osirix/)。以上软件都具有完整的 DICOM 功能,允许查看、编辑、测量、导出单

个或多个图像。

（3）编辑导出的图像。导出图像后需要匿名化移除图像上的患者（受检者）个人身份信息。导出的图像文件可以导入到照片编辑软件中，例如 Adobe Photoshop 或 Irfanview 进行进一步编辑。图像导入编辑软件后，裁剪感兴趣区域可降低文件大小。改变图像的颜色深度可以进一步降低文件大小。将灰度图像保存为 8 位灰度而不是 24 位彩色图像会将文件大小缩小至 1/3 而不会降低图像质量。

图片导入演示文稿中，可进一步编辑实现图片的叠加、分割和旋转等。Adobe Photoshop 或 Irfanview 同时可实现图片格式的转换，如将 DICOM 图片转换为 JPEG 或 TIFF 格式。

（4）临床会议或教学目的的图像处理。放射科工作站允许将 DICOM 图像与基本 DICOM 查看器一起导出到 CD‑R，导出的图像可以显示在大多数 PC 上，并使用支持 Java 的 Web 浏览器来显示图像。但是 Web 浏览器没有图像处理或校准功能。因此安装 DICOM 接收软件可实现图片的图像处理或校准。部分 DICOM 接收软件可免费下载，如 SimpleDICOM（下载网址：http：//www.radiology.upmc.edu/Public/public_resources/software/index.html）。该软件包实现了 DICOM 文件的接收器和查看器。确定了图像传输方法后，下一步就是如何在会议或教学会话中显示数字图像。在没有 PACS 的情况下，有两种选择：一种选择是将 DICOM 格式的图像传输到安装了 DICOM 查看器的笔记本电脑或 PC，然后可以通过数字投影仪显示图像。此方法的优点是所有图像都可供查看，并且可以在会议期间进行窗口化和重新格式化；另一种选择是将 DICOM 图像导出并转换为 JPEG 或 TIFF 文件。然后将转换格式的图片导入演示文稿（如 Microsoft PowerPoint），并添加临床病例资料来实现教学。

5）对 DICOM 的评价

功能评估：DICOM 标准是生物医学成像的标准。它在放射学、心脏病学、核医学、放射治疗和牙科学领域发挥了重要作用。眼科、可见光成像（如内窥镜检查）、病理学、手术和兽医是其正在发展或逐渐涵盖的领域。DICOM 标准主要涉及成像设备生成数据的采集和交换，DICOM 在图像处理领域取得了巨大的成功，但在结构化报告的运用上往往被忽视，DICOM 结构化报告并未应用在普通报告中，如结构化报告中记录的照射剂量等信息。

技术评估：评估使用 DICOM 标准所带来的互操作性的质量。关于这个问题存在非常矛盾的陈述，主要有以下四个原因：① 标准的执行不力（许多工业 PACS 中，图像存储系统和工作站之间的图像交换不依赖于 DICOM 标准，而是依赖于某些专有协议）；② 过度和不恰当地使用像 Secondary Capture 这样的服务类，而不是像 CT Image Storage 或 XRay Angio Storage 这样的常规类；③ 销售人员的培训和信息不足；④ 对交换信息的理解和使用不当（"用户-计算机专家差距"）。

6.1.2　医疗健康信息集成规范

并非所有信息系统组件之间的互操作性问题都可以仅基于对等组件之间双向交换的规则来解决。因此，必须就涉及特定领域的整套组件达成一致的附加规则和约束。医疗健康信息集成规范（integrating the healthcare enterprise，IHE）计划为综合利用现有的成熟标准进行集成的一个"范本"，IHE 并不是标准化主体，但 IHE 技术框架确定了特定领域标准集成的方式，其目的就是促进现有标准的采纳和使用。IHE 由北美放射学会（RSNA）、医疗信息管理系统学会（HIMSS）在 1988 年推出，2001 年欧洲和日本成员加入IHE。这种活动有点类似于标准的制定，事实上，IHE 技术框架中包含的规定可以与标准相同的方式使用。特别是，它们可以在招标的技术附录中引用，以便在定义集成和互操作性约束时以一种补充和简化标准参考的方式提供帮助。因此，在实践中，IHE 提供了一种"语言"，这种语言是对传统互操作性标准的补充，可以是域特定的（如 DICOM 服务、HL‐7 消息或文档格式），也可以是 ebXML 协议（电子商务 XML，用于远程调用的一系列服务）的通用互操作性标准。IHE 不制定标准，但与标准化机构协调其活动。IHE 在放射学和PACS 领域取得了首次成功，尤其是"预定工作流程"和"患者（受检者）信息调整"整合。

目前 IHE 集成方案使用频率最高的是预约工作流程。预约工作流程描述了患者（受检者）进入医院后所经历典型过程，其内容主要涉及 HIS、RIS、采集设备和 PACS，其过程如下：① 患者（受检者）在进入医院后进行挂号，由工作人员完成该患者（受检者）在 HIS 中的挂号登录操作；② 患者（受检者）前往诊室，在诊疗过程中医师将该患者（受检者）的信息及影像学检查申请单提交至 HIS，由 HIS 发送到影像科的 RIS，RIS 收到检查申请，对该患者（受检者）安排检查；③ RIS 发送设备工作列表单并由检查设备进行调阅，技师从所获得的工作列表中选择检查项目，然后对患者（受检者）实施检查，设备在采集到患者(受检者)的图像后,将图像传输并储存,完成图像的管理和存档;④ 诊断工作站通过 PACS 调阅影像,进行放射学诊断,最后在 RIS 中完成诊断报告和审核。

IHE 实现了各种标准间的互补,有以下几方面的优点:从实施标准的角度,IHE 使用 DICOM、HL‐7 等现有标准,但进一步精确定义这些标准中未定义的内容,以及这些标准如何连接其他协议,也定义了使用范围、通用语言、角色和事物,在技术上更精确并便于实施;从患者(受检者)角度,在降低风险和费用的同时能够得到更快速、有效的诊治;从临床医师角度,能更容易访问部门内外患者(受检者)信息,减少信息错误的概率,提高自动化程度;从医院信息管理部门角度,可以获得更广泛的信息、更稳定可靠的信息环境、更多更新现有系统的机会;从制造商角度,不必投入大量人力研发不同类型的接口,降低软件开发成本,减少现场施工的时间和成本,降低项目的管理成本。

6.1.3　数字影像标准化的发展方向

1) 面临的新挑战

随着护理、生物医学研究等领域的加入,医学影像涉及的领域越来越宽泛,图像内容也越来越丰富。图像不再局限于患者(受检者)内部解剖结构的视觉展示,或者某些生理、病例过程的横断面展示。正逐步朝着定量成像的方向发展,即可以作为一种测量的方式。对于明确定义的指标,可以通过重复的程序测量,且不再受到设备内或设备间变异性的限制。这种定量成像影响了现有的成像模式,尤其是计算机断层扫描(CT),正电子发射断层扫描(PET)和磁共振成像(MRI)。10 年前肿瘤学领域是定量成像先行者,通过使用图像衍生测量作为"替代"终点,开发了用于人类治疗性临床试验的系统化方法。这些方法涉及 CT 值线性、损伤直径、单光子发射断层扫描(SPECT)或 PET 中的标准化摄取值(SUV)的测量来评估代谢活动。医学影像的发展趋向于提供更科学的医学实践方式,趋向于通过新的技术量化测定客观指标,为临床决策和护理带来新的变革。

"成像生物标志物"在药物开发等领域正逐步推进。这种"成像生物标志物"通过图像处理从图像数据中获得,可以描绘生物组织或器官的结构特征正常或病理功能,以及随时间的演变。成像生物标志物在病理学诊断、疾病进展和治疗效果监测中均取得显著的效果,尤其是癌症、退行性神经系统疾病(如阿尔茨海默氏病、帕金森病)、急性疾病(脑梗死)、整形外科疾病(类风湿性关节炎)等疾病。2006年由美国国家标准与技术研究院(NIST)与美国监管机构合作举办的题为"影像作为生物标志物"的研讨会,广泛讨论了相关问题,特别是与标准制定相关的内容。

此外,基因组学和蛋白质组学方法在过去10年中取得的巨大进步,如用各种基因表达谱分析技术来确定临床结果变异性、敏感性和抗性;研制癌症治疗药物等。如今,人体图像已具有反映组织结构和分子特性的"成像特征",如在肝癌的开创性研究中突出了成像外观之间的系统关系,这种新方法为"放射基因组学",是非常有应用前景的定量生物医学成像。

这些技术适用于任何数据和设备的前提是标准化成像方法,尤其是采集协议、图像预处理和图像处理的标准化,这将有助于提取有意义的"成像生物标记"和"成像特征",为后续数据分析和临床决策提供参考。与此同时,将元数据(描述图像数据本身的数据)与图像相关联,与导出的成像生物标记和成像特征相关联,完善采集和图像处理过程的记录,这将成为成像领域标准化的任务之一。

未来标准化的挑战应涉及两个方面:① 共享图像语义和共享任何衍生信息的含义,特别是"成像生物标记"和"成像特征"的精确定义;② 共享实施成像特征提取和成像生物标记的处理工具。

2) 图像语义学共享:现有标准的可行性和局限性

DICOM标准,特别是DICOM SR对于新的技术或需求需建立更完备的解决方案。语义Web技术在表达图像语义和共享方面具有重要的作用。图像语义必须能够共享,不仅局限于生物医学成像领域,多学科可通过共享来研究或决策。如疾病之间的相似性,联系疾病的动物模型,关联观察结果,根据物理特性或造影剂或分子成像探针的化学成分来解释不同的结果,都是需要多学科跨领域来共同实现,因此使用语义Web方法和技术是必要的。DICOM标准使用语义Web技术表达图像元数据和结构化报告存在困难,但依然是可行的。DICOM标准的核心(第3部分和第16部分)涉及信息语义的定义,这种语义必须采用语义Web技术进行表述,当前仍存在一定困难。DICOM扩展的主要困难之一在于标准中提到的其他术语资源的联系,特别是SNOMED和RadLex。SNOMED对真正的基于本体的构造的重新设计正在进行中,但其庞大的规模(超过300 000个概念)使其可行性极具挑战性。

3) 图像处理工具的共享

处理工具的共享、处理能力依赖于设备,这意味着如果用户需要标准PACS工作站不提供的特定功能,他可能需要获得新设备(硬件和基础设施软件)处理数据并保存结果,这将增加额外成本。此外,当必须应用复杂的处理工作流程时,如一些临床试验中,这个问题可能变得非常麻烦。因此,建立 PACS 工作站中图像的访问(读取或写入)的途径变得非常必要,其核心在于不同供应商执行基础结构组件("主机系统")与一个或多个专用处理组件("托管应用程序"或"插件")交互的标准数据交换模式。这种标准的设计即 DICOM 标准的"应用程序托管"。该部分初步工作重点是定义启动应用程序的标准接口,允许它访问要处理的图像(以 DICOM 语法表示,或使用基于 XML 的抽象模型)并保存图像或此处理产生的其他结果。DICOM 标准开放了应用程序编程接口,这为后续技术的发展打开了窗口。

标准化数据接口是数据共享的第一步,随着 DICOM 看图软件 CAD 的发展,在临床研究(成像生物标记和成像特征的提取)的背景下,以及日常护理的需求,对图像处理工具的共享的需求不断增加。实现基础设施组件(如 PACS 工作站)和专用应用程序之间最广泛的互操作性刺激这些应用程序的开发并促进临床医师的广泛使用。尽管存在安全问题,但仍需要解决分布式服务(在因特网上)的访问和编排问题。数据共享的第二部是实现语义互操作性(输入语义定义,前置条件和后置条件的定义等)。这是实现大规模共享的关键环节。

6.2　PACS 系统

医学图像存储与传输系统(PACS 系统)是为医学图像管理而设计的包括图像存储、检索、传输、显示、处理和打印的硬件和软件系统。由于信息化技术的快速发展,加上 DICOM 标准的发展,PACS 已成为有效管理和利用医学图像资源的重要技术手段。

6.2.1　基本情况介绍

1) 发展历程

PACS 的概念最早提出于 20 世纪 80 年代初,经过数十年的努力,PACS 已由第一代发展进入第二代。第一代 PACS 多采用定制的解决方案,建成的系统在可扩展性、开放性和互联性方面存在显著缺陷。第二代 PACS 强调系统的标准化、开放性、可连接性、可扩展性,使用工业标准技术、协议和体系结构构建 PACS,并考虑 PACS 与相关的 RIS、HIS 系统间的接口集成。

从 PACS 的技术发展来看,大体可以分为四个阶段。详见表 6 - 1[4]。

表 6 - 1　PACS 发展的四个阶段

年　份	发展阶段	技　术　特　征
1982—1985	第一阶段 雏形	生成数据→管理数据(单机→系统) 初步实现共享 数字影像设备与 IT 技术的简单结合,验证了技术可行性 问题,处于探索阶段
1985—1993	第二阶段 制定标准	1985：ACR - NEMA 300 - 1985 1988：ACR - NEMA 300 - 1988 解决不同影像信息源间的互联通信问题 逐步融合,探索临床医学的可接受性
1993—1997	第三阶段 飞跃	DICOM 3.0 标准问世 由点对点→面向网络环境 由互联→互相操作性 多层面的一致性 可扩充与多部分文件结构 高度集成与深度融合
1997—至今	第四阶段 深入	IHE 提出 PACS 效益的绩效评估 解决 PACS 与现有管理模式之间的矛盾 解决多个 PACS 间的互联与信息交换等问题 DICOM 与 HL - 7 间的空隙填补 优化流程、提高效率 从单体医院走向集团医院,直到着重于开发区域化 PACS,向地域互联的方向发展

2) PACS 的分类

按照使用范围,可以将 PACS 分为设备级、部门级、医院级和区域级四大类。

设备级 PACS 是一种纯图像的 PACS,实现几台影像设备图像的数字化存储和传输,系统只包含患者(受检者)的基本信息、设备信息、位图信息等。

部门级 PACS 连接一个影像科室内所有影像设备,对其生成的图像进行集中存储,实现科室内影像数字化诊断,实现不同设备的图像资源及相关信息的共享。

医院级 PACS 将一家医院内所有影像设备连接互动,实现全院不同设备的图像资源及相关信息的共享,医院各个科室围绕影像数据互相配合协同工作。

区域级 PACS 实现在一定区域内医疗机构之间共享影像信息资源,以区域影像数据中心和以跨区域影像文档共享为代表,并逐渐和区域电子病历相结合。

3) PACS 的功能

PACS 的功能主要体现在以下四方面:

(1) 连接不同类别的影像设备。PACS 利用计算机信息技术将不同型号、类别、地点的设备产生的图像,在统一的数字图像格式标准下,进行采集和集中存储,使得医师可以在自己的终端调阅感兴趣的图像,做各种处理、辅助诊断和治疗。

(2) 医学影像的大容量存储和高效管理。PACS 彻底改变传统的图像保存和传递方式,数字图像保存在磁盘、磁带、光盘上,占地小,成本低,保存时间长。

(3) 便捷的图像调用和后处理。利用计算机技术可以高速、高效地检索、复制、传递图像,真正实现医学图像信息资源的共享。计算机强大的图像处理功能可以在阅片终端对图像进行各种后处理。

(4) 优化工作流程,提高工作效率。PACS 可以帮助医院优化影像工作流程,节省医技人员时间,提高医疗质量和工作效率,缩短患者(受检者)的等候时间。

6.2.2　PACS 的构成

PACS 一般由图像数据采集系统、控制器、图像存储和图像工作站等四部分组成[5]。

1) 图像数据采集系统

图像采集系统包括成像设备和图像采集计算机。其中成像设备包括 CR、DR、CT 等。通过图像采集计算机系统与这些成像设备进行通信,获取图像数据,并进行一些必要的预处理和信息格式的转换,最终以 DICOM 标准的格式将图像数据发送给 PACS 控制器。

2) PACS 控制器

PACS 控制器是系统的核心,包括数据库服务器和存储管理系统两大部分。PACS 控制器由服务器平台、数据库软件、DICOM 服务器软件、数据管理与数据流软件、存储管理、预取和备份软件及其他辅助软件/硬件构成。PACS 控制器的功能包括图像接收与存档、图像查询与检索、图像预取、图像管理、与RIS/HIS 接口、PACS 数据库更新等。

3) PACS 图像存储

PACS 图像存储介质有硬盘和磁盘阵列、光盘与光盘库、磁带和磁带库等几类。存储的方式有在线存储、离线海量存储和近线存储等。

4）PACS 图像工作站

图像工作站由计算机硬件和工作站软件两部分组成。用户通过与其交互实现图像及其相关信息的查询和显示，以满足诊断、浏览的使用要求。

6.2.3　PACS 的功能规范

随着信息技术的发展及医院运行机制的转变，医院信息系统已成为现代化医院必不可少的重要基础设施与支撑环境。卫生部为了积极推进信息网络基础设施的发展，加快医院信息化建设和管理，制定了《医院信息系统基本功能规范》。其中，对医学影像信息系统功能设置了以下规范。

1）影像处理

（1）数据接收功能。接收、获取影像设备的 DICOM3.0 和非 DICOM3.0 格式的影像数据，支持非 DICOM 影像设备的影像转化为 DICOM3.0 标准的数据。

（2）图像处理功能。自定义显示图像的相关信息，如姓名、年龄、设备型号等参数。提供缩放、移动、镜像、反相、旋转、滤波、锐化、伪彩、播放、窗宽窗位调节等功能。

（3）测量功能。提供 ROI 值、长度、角度、面积等数据的测量，以及标注、注释功能。

（4）保存功能。支持 JPG、BMP 等多种格式存储，以及转化成 DICOM3.0 格式功能。

（5）管理功能。支持设备间影像的传递，提供同时调阅患者（受检者）不同时期、不同影像设备的影像及报告功能。支持 DICOM3.0 的打印输出，支持海量数据存储、迁移管理。

（6）远程医疗功能。支持影像数据的远程发送和接收。

（7）系统参数设置功能。支持用户自定义窗宽窗位值、放大镜的放大比例等参数。

2）报告管理

（1）预约登记功能。

（2）分诊功能。患者（受检者）的基本信息、检查设备、检查部位、检查方法、划价收费。

（3）诊断报告功能。生成检查报告，支持二级医师审核。支持典型病例管理。

（4）模板功能。用户可以方便灵活地定义模板，提高报告生成速度。

（5）查询功能。支持姓名、影像号等多种形式的组合查询。

（6）统计功能。可以统计用户工作量、门诊量、胶片量以及费用信息。

3）运行要求

（1）共享医院信息系统中患者（受检者）信息。

（2）网络运行。数据和信息准确可靠，速度快。

（3）安全管理。设置访问权限，保证数据的安全性。

（4）建立可靠的存储体系及备份方案，实现患者（受检者）信息的长期保存。

（5）报告系统支持国内外通用医学术语集。

6.2.4　PACS 的发展方向

信息化技术的发展使 PACS 系统不断完善，目前，依托云技术的区域 PACS 在有的地区已经逐步建立起来。区域 PACS 具有以下特点：采用 Web 架构的浏览器/服务器架构、融合异构系统、引入流媒体技术、支持移动设备、具有健全的整体协同沟通机制、具备以区域医疗数据为平台的影像特征库等。

目前，国家大力推动医学影像中心的建设，许多地方建立了医学影像云等系统，实现影像数据的区域集聚化。广义的云计算是指服务的交付和使用模式，通过网络以按需、易扩展的方式获得所需的服务。云计算是网络、分布式计算、并行计算、效用计算、网络存储、虚拟化、负载均衡等诸多传统计算机技术和网络技术发展融合的产物。云计算的核心思想是将大量用网络连接的计算资源统一管理和调度，构成一个计算资源池向用户提供按需服务。云计算平台模式与传统模式的比较见表 6 - 2[4]。

表 6 - 2　云计算平台模式与传统模式比较

比 较 项 目		传 统 模 式	云 计 算 模 式
资金投入	初期投资	初期投资较大，需自建机房、自购服务器等	初期投资小，无需自建机房及自购服务器设备
	经济性及总体成本	经济性较差，总体成本较高	经济性好，总体成本低
系统特性	系统维护	系统维护难度大	有服务商专业维护
	系统可靠性	可靠性较差	可靠性好
	数据共享	存在"信息孤岛"，共享较难	数据集中，有利共享

（续表）

比 较 项 目		传 统 模 式	云 计 算 模 式
数据特性	数据安全	安全性较差，受投资所限，数据中心建设标准不可能很高	安全性高，数据中心可高标准建设
	数据汇总	费时费力，易出错	强大的计算资源迅速生成数据，完成各种需要的统计评估
	政策数据调整	层级多，政策落实缓慢	只需修改软件功能模块中的初始化政策数据
平台转换的适应性		适应性较差，各单位都需要调整	适应性好，只需在服务端调整

　　除此之外，随着医学影像云的建立，产生了海量的影像学数据，这为大数据技术和人工智能技术的引入奠定了基础。相信在不久的将来，大数据技术、人工智能技术在X射线影像诊断领域将发挥越来越重要的作用。同样，对于患者（受检者）照射剂量的管理，也将进入个体化、精细化、实时化的时代。患者（受检者）照射剂量的分布将一目了然，建立国家和地方医疗照射指导水平将不再需要耗费大量的人力、物力，对指导水平的修订也可在很短的时间内完成，及时体现X射线影像诊断技术的发展。

6.3　数据挖掘技术在患者（受检者）剂量管理中的应用

　　当前，对X射线诊断患者（受检者）剂量的管理仍然不够规范，我国没有建立统一的患者（受检者）剂量注册管理系统，没法及时了解患者（受检者）剂量的整体情况。本节介绍两种可用于研究患者（受检者）剂量的数据挖掘技术，供读者参考。

6.3.1　DICOM Index Tracker 系统

　　美国国家监管机构和美国联合委员会要求对具有特定诊断和程序化成像的电离辐射进行质量保证（QA）监测。美国国家质量标准中对放射医学有两项具体要求，即减少计算机断层扫描（CT）剂量和记录X射线透视持续时间。该标准要求放射科医师、心脏病学家、血管外科医师、泌尿科医师、胃肠医师和其他X射线和核医学操作者共同监测。美国国家新闻公开表达了对使用CT的担忧，包括CT检查范围的扩大，以及某些检查后皮肤出现的红斑，这些问题促使医疗机构加强对辐射使用的监测。PACS 可以提供一些监测数据,但仍存在以下不足:① PACS 仅局限于使用机构,并不能提供对患者(受检者)在其他医疗机构的放射诊疗情况;② 由于性能的原因,商业 PACS 不允许在现场操作系统直接查询;③ 辐射剂量相关 DICOM 标签值可能缺失或不一致。

剂量数据通常由操作员从控制台实时记录在纸质日志中,或者从 PACS 手动检索。这样既不方便,也不便于统计分析,需要一个标准化的工具包来及时自动捕获和整合辐射剂量记录并整合至结构化报告。目前 CT 剂量结构化报告和 X 射线血管造影剂量结构化报告开发了包括辐射剂量相关参数的患者(受检者)辐射数据记录。剂量结构化报告可以发送到 PACS 并包含在患者(受检者)的健康记录中。然而,目前还没有已知的工具将所记录的电离辐射数据用于护理质量保证监测中。

DICOM Index Tracker(DIT)系统[6]旨在作为以患者(受检者)为中心的集成 DICOM 信息库(包括辐射剂量历史数据)与持续监测和报告工具相结合。

1) 方法

DIT 的设计和实施完全集成到符合 DICOM 标准的基础设施中,能够捕获和维护感兴趣的患者(受检者)特异性检查指标,用于成像模式的所有诊断和程序使用。该信息系统由 6 个模块组成,其中包括 DICOM 接收器接收和解析从设备或 PACS 发送的成像文件,带有标准和专有 DICOM 标签的映射。具体功能包括患者(受检者)诊疗跟踪数据库,剂量测定分析工具,可配置的网络报告器和自动警报/消息传递机制(如剂量偏高等)。DIT 的系统架构包括复合模块和与其他软件的连接,如图 6-1 所示。每个组件的实现和评估总结如下。

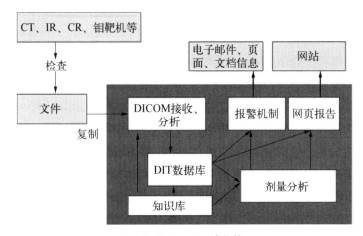

图 6-1　DIT 系统架构

(1) DICOM 接收器和分析器。在 DIT 中,"DICOM 接收器和分析器"模块从符合 DICOM 的设备/系统接收图像,提取标签信息,并将它们存储到 DIT 数据库中。接收器利用 DICOM 传输协议("事实上的"标准,由大多数设备制造商和 PACS 供应商提供支持)从设备接收和处理医学图像。在接收到图像之后,解析 DICOM 标题信息并将其转换为 XML 格式,然后将其存储到 DIT 数据库中。DIT 不存储图像数据(它可以接受 DICOM 二次捕获)以提高性能并减少存储需求。

DICOM 标签因品牌、型号和软件版本不同而存在差异,DICOM 标准不断推进导致特定的销售产品版本落后于新的 DICOM 委员会标准。尽管如此,即使是基础标准也提供了患者(受检者)的广泛信息,精确的医学检查方案以及成像模态采集设置。每个符合 DICOM 标准的图像文件都包含特定属性信息,包括患者(受检者)年龄、性别、检查项目、协议、系列描述符、设备位置、设备软件版本等。辐射剂量特定信息因设备不同而存在差异,但包括 kV、mA/mA·s、视野、曝光指数、患者(受检者)入口参考点(PERP)的空气比释动率、乳房器官剂量、身体部位等。乳腺 X 线机还提供平均腺体器官剂量。其他重要信息可能位于图像文件(DICOM 二次采集)中。如 CT 程序图像中记录了 CT 剂量指数($CTDI_{vol}$)和剂量长度乘积(DLP)。

不同 CT 的 DICOM 标签可能存在差异,因此设计了知识库架构(见图 6-2),按设备品牌、型号和软件版本匹配 DICOM 标签,标签映射驱动适当的算法匹配相应的信息。即每个已知的 CT 属于一组特定标签。对于已知 CT,Grp_ID 定义专有数据元素组,这些数据元素是来自 DICOM 头文件以外的非标准元素。从 Grp_ID 到剂量相关信息的映射在 Grp_specific_tags 中定义。这种模式设计的优点是它提供了系统的可扩展性。例如,当添加新 CT 时,或者对于现有 CT 更新软件版本时,将一条记录添加到已知的 CT,并确定其剂量相关标签列表并将其附加到 Grp_specific_tags 中。重要的是,此扩展不会干扰现

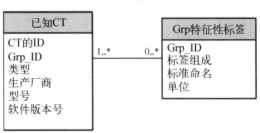

图 6-2 知 识 库 架 构

有图像的处理,并且不需要对新图像进行任何编程修改。总的来说,向 DIT 添加未知扫描仪软件版本的成本很低。

由于知识库是 DIT 系统的基础,因此其全面而准确的内容对于成功实施至关重要。供应商模态特定标签列表最初是作为团队工作创建的:来自每种模式的放射学专家、DICOM 工程人员、质量保证人员和系统开发人员。该任务确保所收集的标签将满足技术和预期 QA 需求的所有方面,例如,系统技术限制内的剂量计算和质量监测。

DIT 数据库旨在存储所有收集的标签,同时避免冗余并保持平衡存储以优化数据访问效率。结果模式包含 5 个部分:患者(受检者)信息、检查信息(如协议)、系列信息、图像信息和供应商模态特定相关信息(如剂量)。当图像从各种成像设备发送到 DIT 时,提取 DICOM 标签,解析出数据元素并将其填充到数据库中。指定的元素放在适合信息级别的数据库表中。

在图 6-3 中,患者(受检者)表格为每位患者(受检者)提供了一条记录,其中包含患者(受检者)检查号、姓名、性别和生日等信息。检查表格包含与每种检查模式相关的基本信息,包括检查信息(检查项目名称,转诊医师和放射科医师)、检查时间、地点等。序列表格存储了与序列相关的信息,如序列唯一标识、序列描述。图像表格信息包括图像唯一标识和图像采集时间。剂量相关表格信息包含适用于图像唯一识别、标准名称、剂量值和单位。模式采用图 6-3 所示的串行排列,其中两个相邻表之间的关系都是一对多。也就是说,一个患者(受检者)可以有一个或多个检查,一个检查记录包含一个或多个序列,一个序列通常具有一个或多个图像记录,并且一个图像记录可以与一个或多个剂量相关记录。以这种方式将患者(受检者)、检查、序列、图像和剂量信息的分层结构反映在数据库设计中。

DIT 数据库与知识库连接获取剂量相关信息,当每次检查数据进入 DIT 数据库时,将制造商、型号、软件版本的标签与知识库中的已知 CT 进行匹配。

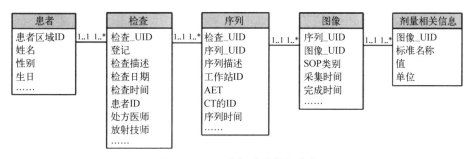

图 6-3　DIT 数据库的数据表单

如果匹配成功,DIT 将从知识库表格 Grp_specific_tags 中获取特定所需标签的列表,并将这些标签(取自图像标题)填充到 DIT 数据库表剂量相关信息中。如果匹配失败(扫描仪/软件未知),数据库将自动提醒数据库管理员或医学物理学家需要准确指定 DICOM 标签剂量相关字段以供将来存档。这种数据库设计可最大限度地减少数据冗余并加速数据库搜索。较低级别的表格(见图 6-3 中表格左侧)具有更多的记录,因此,与更高级别(见图 6-3 中表格右侧)相比,导致执行查询的计算成本显著降低。例如,列出特定患者(受检者)的检查,对患者(受检者)和检查表的查询即可,不涉及表系列、图像和剂量相关信息。另外,剂量相关信息表格的设计为查询任何信息提供了灵活性,因为剂量相关数据元素的数量,它们的含义和单位不受表结构的限制。

(2) 剂量分析仪。对于每种 X 射线诊断设备,即 CT、CR、DR 等,需要估计患者每一次诊疗的特异性辐射剂量,进而开发个体累积剂量估算方法。DIT 提取的 DICOM 标签信息包括了较多的剂量信息:检查项目、性别、年龄、投射角度、透视曝光率、透视时间、空气比释动能率、剂量-面积乘积(DAP)、$PERP$、DLP、乳腺器官剂量、$CTDI_{vol}$ 等。物理师可根据 DIT 提供的剂量信息评估不同检查项目、不同品牌设备、不同操作技师,甚至不同医疗机构的剂量差异。在某些情况下,设备和软件版本精确计算剂量的相应标记。

(3) 在线报告。随着诊断和介入放射学检查的数量和多部位检查的增加,IT 系统必须能够提供在线报告和实时诊疗回顾,这可以说是处理剂量信息访问复杂性的唯一方法。为了保证质量,Web 报告模块支持可配置报告的管理和临时执行。每个报告模板都在 OracleReporter®中创建,以便在该服务器上运行。可以在 ASP. NET 网页中选择报告配置文件;用户在线设置其配置并生成报告。由于该项目的重点是质量保证,其中内容多种多样但未完全定义,因此该工具在设计上是有意识的,为其他基于数据库的 Web 报告应用程序提供了灵活性。

可以修改在线报告工具,以便在报告中添加感兴趣的 DICOM 标签值。搜索结果还会创建搜索数据列表,该列表将在数据表中呈现。如乳腺 X 射线摄影搜索可能包括辐射剂量、乳房厚度和过滤器类型(由技术人员选择或由设备自动选择)。"保存"按钮创建一个 Excel 文件,可用于创建任何所需的图形格式,即图表向导包含一个框,用于插入关于适当使用特权 QA 信息的法律免责声明。

(4) 预警机制。即时消息警报系统按照用户定义的关键事件启用。系统可设定不同级别的警报,在用户设置的时间段内自动生成 DIT 警报。当达到某个警告阈值时将发送警报。此时,通过内部电子邮件,指定的手机短信和内部寻呼机文本消息发送警报,质量控制工作人员可实时地收到预警报告。

2)成效

(1)知识库。系统于2009年1月在美国亚利桑那州梅奥诊所(MCA)开发,包含6个模块。自2009年8月以来,DIT的测试和开发一直在持续。DIT(v1.0)于2009年9月被引入临床使用。初始测试数据库包含大约650个项目(约70 000个图像标签),这些项目是从不同供应商和模式中有目的地选择的,包括25种不同的设备。目前,系统正在不断地增加其他设备,包括CT、MRI、US、介入放射学、计算机X线摄影、DR、心导管插入术、PET和乳腺摄影机。

预计2010年的MCA量为250 K,约1 M的图像标题。Web报告QA工作人员可以通过临时访问协议了解全人群或特定患者(受检者)的辐射暴露指数。图6-4显示了用于创建临时报告的当前Web用户界面。用户从下拉菜单有7个选项,包括DAP、CT剂量、检查持续时间、检查间隔时间、预约间隔时间、序列检查时间。每份报告都旨在解决质量保证问题,并提供配置选项。

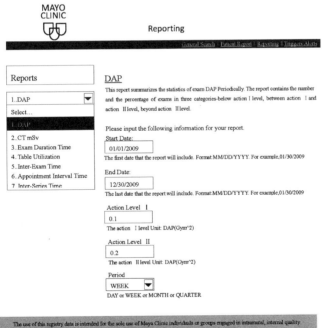

图6-4　用于创建临时报告的Web用户界面

(2) 患者(受检者)剂量报告。例如,DAP 报告包含特定时期内人群DAP 分布,选定 DAP 菜单后可进一步输入其他选项。如日期(报告时间范围的开始日期和结束日期)、干预级别(设置Ⅰ级 DAP 阈值,DAP 超过此级别的检查将触发干预措施Ⅰ;设置二级 DAP 阈值,DAP 超过此级别的检查将触发干预措施Ⅱ)、间隔期间(日、周、月、季度)、汇总统计数据的频率。按照所选配置参数的请求发送 Web 服务器。

用户单击"生成报告"按钮。Web 服务器将在 OracleReport®服务器上执行请求,该服务器负责查询数据库,编写报告并将结果返回给用户。该报告将显示在 ASP. NET 网页中,用户可以轻松地将其保存为本地驱动器上的 pdf 文件(见图 6-5)。报告提供了完整的详细信息,为了便于数据的展示,通过图表汇总了统计数据。例如,DAP 报告按周期列出相关检查的 DAP 分布直方图。图 6-5 是 DAP 报告的最后一页,总结了 2009 年 1 月 1 日至 2009 年 12 月 31 日的周 DAP 统计数据。仅在该特定时间段内存在数据时才绘制,因此 x 轴不一定是连续的。y 轴为达到 DAP 阈值(三级分类)的百分比:小于Ⅰ级别的值被认为是安全的,级别Ⅰ和Ⅱ(灰色)之间的值以及超过级别Ⅱ的值需要关注(黑色)。这些图表有助于指出可能需要特别关注的趋势。图 6-5 显示从第 27 周到第 31 周 DAP 值呈升高趋势。

图 6-6 是 CT 有效剂量报告,使用符合 DICOM 剂量结构报告数据,比较

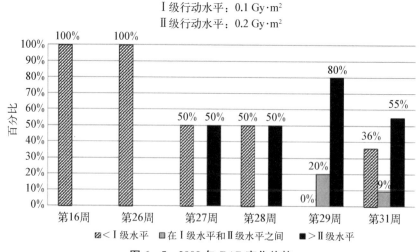

图 6-5　2009 年 *DAP* 变化趋势

头部和颈部的有效剂量。遵循 AAPM 96 号报告描述的方法,使用 DLP、患者(受检者)年龄和目标区域计算有效剂量。从图 6-6 中可以看出,颈部检查结果中具有比头部检查结果中更高的有效剂量。可以通过设备和/或检查类型和体位对有效剂量进行任何所需的比较。

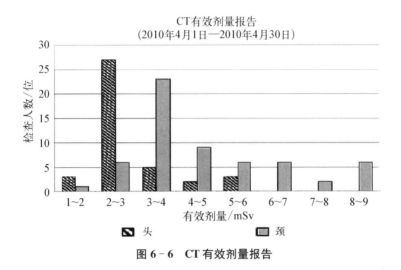

图 6-6 CT 有效剂量报告

(3) 预警报告。当应用程序以用户可配置的预定义频率(如每 2 小时、每天)执行警报过程时,自动执行对 QA 人员的实时通知。数据库定期查询检查每个预定标准,并在满足任何条件时发送警报。现有触发器通过 Web 用户界面进行管理。用户可以从下拉列表中按照说明和条件参数选择警报设置。目前,6 种警报类型正在临床使用:

——单次 CT 检查:监测 CT 检查单个实例超过预定的球管电流(mA)值、扫描时间(s)或球管峰值电压(kVp);

——多次 CT 检查:在指定的时间段内监测同一患者(受检者)的多次 CT 检查;

——单次检查 DAP:监视 DAP 值超过可配置阈值的单一检查实例;

——多次检查 DAP:监测同一患者(受检者)的多次检查,其中累积的 DAP 值超过可配置的阈值;

——设备空置时间:监视预定工作时间内的常闲置设备时间;

——未知扫描仪:当有未知扫描仪发送到 DIT 的 DICOM 图像时通知工作人员。

如果任何值超过触发值,则会向分发列表中的所有收件人发送警报(移动文本或电子邮件),以便立即调查和响应。

6.3.2 基于 Google 搜索引擎的影像报告数据挖掘系统[7]

数字信息存档是计算革命的最大成果之一,在过去 30 年中,存储和访问放射学数据(图像和文本报告)的能力已经极大地改变了放射学。PACS 保留了历史影像资料,极大地提高临床比对分析的能力,而放射信息系统(RIS)允许快速访问用于临床、计费和研究目的的文本报告。随着放射学检查需求的增长,这些放射学档案的不断进步在提高放射科医师临床诊断技能上发挥了重要作用。

随着数字档案的增加,访问信息变得更加困难,服务器的价值不仅限于大量信息的存储,而在于能够对信息进行高效的访问。像 PubMed 这样的医学文献,以及用于基因组/蛋白质组学数据的 Entrez 和 Blast 等搜索工具,使这些资源库成为临床护理和研究的源泉。从更广泛的意义上说,像谷歌这样的在线搜索引擎让患者(受检者)和医师能够在世界上最大的数据存储库万维网中有效地搜索。

"数据挖掘"定义为"从大型数据集或数据库中提取有用信息的科学"。数据挖掘技术已应用于学术医师的所有活动,包括临床、教育、研究和行政任务。尽管放射学数据(图像和文本)占医院数据库中患者(受检者)电子病历的很大比例,但是存在相对较少的工具来帮助放射科医师从医院数据库中提取相关信息。在学术放射科部门挖掘报告信息的能力对放射科医师的日常临床、教学、研究和行政活动具有重大意义。

1) 方法

Radsearch(HIPAA 兼容数据存储库)的结构如图 6 - 7 所示。

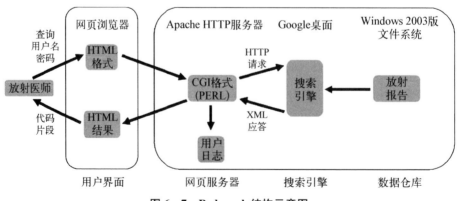

图 6 - 7 Radsearch 结构示意图

（1）数据存储库。机构注册了一个新的受保护健康信息（PHI）存储库，其中包含医疗中心创建的所有放射学报告的文本。该存储库包含一个带有 Intel Xeon 5160 处理器和 2 GB 随机存取内存的文件服务器。安装了 Microsoft Windows Server 2003 操作系统。磁盘存储由两个独立磁盘冗余阵列（RAID‐1）容器组成。文件服务器联网到安全的防火墙内联网连接，用于访问电子 PHI，允许从医疗中心内的计算机免费访问，并通过机构外部的虚拟专用网络（VPN）保护加密访问。

IdxRad RIS 文本文件格式的数据存储于该数据库，数据存储周期 1 个月更新一次。使用实用的提取和报告语言（PERL）脚本和解释器将文档解析为单独的报告。该文档还使用另一个 PERL 脚本解析为可扩展标记语言（XML）表示（见图 6‐8）。PERL 翻译器免费提供（ActivePerl，版本 5.8.8. 817,2006；http://www.activestate.com）。

（2）搜索引擎。为了方便文档搜索，使用 Google 桌面企业软件在文件服务器上索引放射学报告的 XML，根据最终用户许可协议使用该软件。我们指

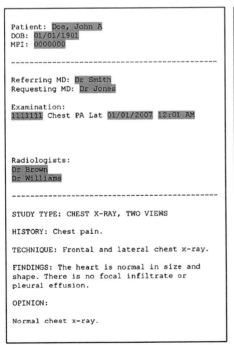
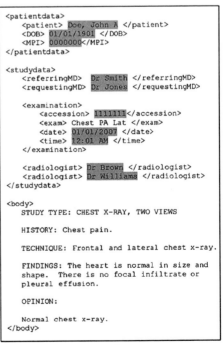

(a)　　　　　　　　　　　(b)

图 6‐8　Text 和 XML 放射学报告

定只有文件服务器上包含放射学报告的文件夹可以索引,禁用了 Google 桌面与项目无关的其他功能(如 Google 小工具,跨计算机共享,电子邮件索引,网络历史记录索引)。搜索引擎是免费提供的(Google 桌面企业版,第 4 版;http://desktop.google.com/enterprise)。

(3) 用户界面。为了允许用户向搜索引擎提交查询,开发者创建了一个 Web 表单,该表单使用开源 Apache 超文本传输协议(HTTP)服务器提供给客户端计算机。该表单包含以下字段,这些字段将提交给 Web 服务器:用户名、密码、查询、搜索原因和显示模式。要提交每个查询,用户必须选择一个或多个批准的搜索原因:临床护理、教育/培训、管理、质量保证、管理和研究准备(见图 6 - 9)。

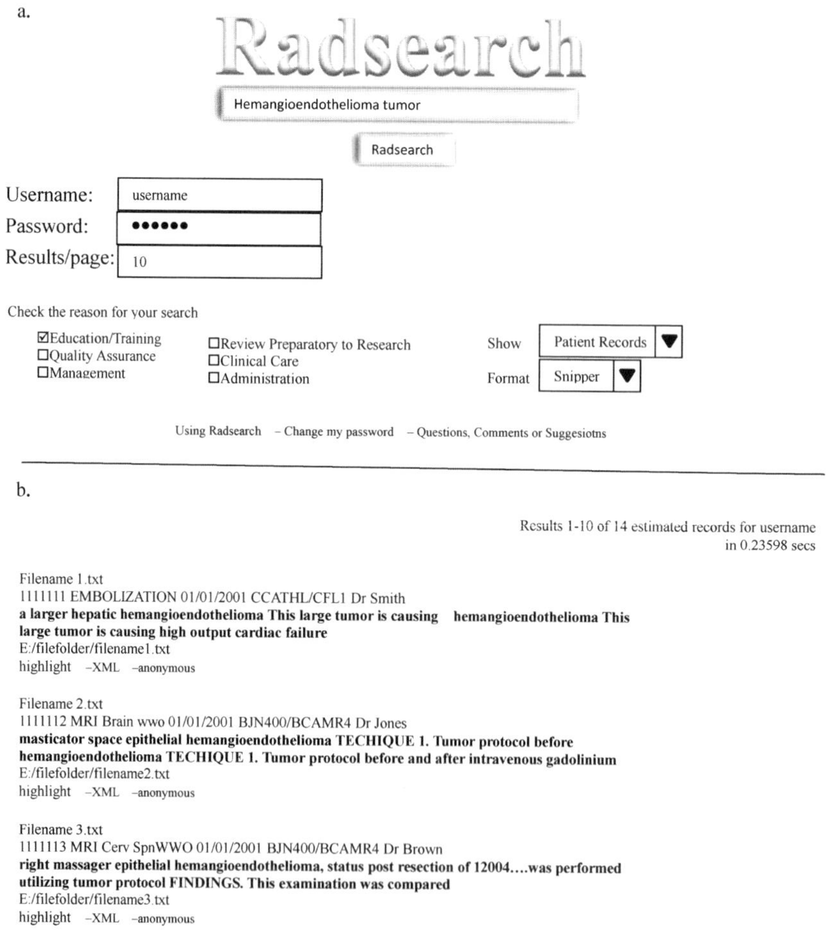

图 6 - 9　搜　索　界　面

提交表单后,用 PERL 编写的通用网关接口(CGI)脚本验证用户名和密码,解释查询,并向 Google 桌面提交 HTTP 请求。相同的 CGI 从 Google 桌面接收 XML 响应,并将输出格式转化为超文本标记语言(HTML)。输出包括"命中"列表,其是与搜索查询匹配的放射学报告的超链接,按相关性排序。根据输出格式,每个匹配可以包含"片段",它是来自相关文档的简短文本样本,以及显示原始 XML,突出显示搜索术语和匿名化文档的 PHI 的链接。可以免费获得 Web 服务器(Apache HTTP 服务器,版本 2.2.3;http://httpd.apache.org)。

(4) 用户日志。作为访问 PHI 存储库的 HIPAA 合规性的一部分,我们创建了一个审计跟踪,跟踪所有用户与 Radsearch 的交互,包括日期、时间、搜索条件和搜索原因。由于搜索后返回的片段可能包含 PHI,因此我们会从片段来源的报告中记录患者(受检者)的姓名和出生日期。如果放射科医师跟踪文档的链接,则会记录访问的日期和时间以及患者(受检者)的姓名和出生日期。

2) 结果展示

(1) 存储库。Radsearch 存储库目前包含 2 944 740 个关联报告,其历史可以追溯到 2001 年 1 月 1 日至 2006 年 10 月 31 日。文件的总大小为 7.9 GB,在文件服务器上占用 12.9 GB。数据集的初始索引花费了 90 小时。索引速度在每小时超过 100 000 条记录的早期达到峰值,减慢到每小时约 25 000 条记录的平均速度。每月大约增加 50 000 条新记录,每月新记录索引大约需要 1 小时。

(2) 用法。研究者为每个主治放射科医师,研究员和我们部门的居民创建了 171 个账户。在运作的前 2 个月,该部门的 84 名成员使用该系统:43 名居民(51%)、16 名研究员(19%)和 25 名放射科医师(30%)。Radsearch 在居民中的使用率最高,71 名居民中有 43 名(60%)使用 Radsearch,其次是研究员(33 名中的 16 名,48%)和放射科医师(67 名中的 25 人,37%)。

在手术的前 2 个月,进行了 4 224 次查询。共有 3 146 个查询(88%)用于教育/培训,其次是质量保证(230 个查询,6%),准备研究的评论(108 个查询,3%),临床护理(81 个查询,2%),行政管理(26 个查询,<1%)和经营管理(1 个查询,<1%)。在临床工作日(上午 7 点至下午 5 点)进行了总共 2 674 次搜索(64%),其余 1 550 次(36%)在数小时后进行。周末期间进行了 443 次查询(10%)。

每天平均进行 76±64 次查询(范围 1～290)。总共 3 592 个(85%)产生了一个或多个结果。通常由于不正确的搜索语法或拼写错误的搜索词,有 614 个(15%)未能产生任何结果。在 3 592 个阳性搜索结果中,608 个(16%)产生了 1 到 9 个结果,1 078 个(30%)产生了 10 到 99 个结果,938 个(26%)产生了 100 到 999 个结果,462 个(13%)产生了 1 000～9 999 个结果,506 个(14%)产生了超过 10 000 个结果。完成平均查询需要(1.56±1.4)s。点击次数与查询时间无关。相反,命中数更多地取决于搜索的术语数量和数据集中术语的"唯一性"。

3)评价

该系统描述了一种使用免费和开源技术创建符合 HIPAA 标准,基于 Google 的数据挖掘工具的方法,用于放射学报告。预计使用 Radsearch 等放射学报告数据挖掘工具将成为学术放射学家日常工作流程的一个组成部分。该系统也为患者(受检者)剂量的管理提供了一种可能思路。

参考文献

[1] Gibaud B. The quest for standards in medical imaging[J]. European Journal of Radiology, 2011, 78(2): 190 - 198.

[2] Branstetter B F. Basics of Imaging Informatics: Part 1[J]. Radiology, 2007, 243 (3): 656 - 667.

[3] Branstetter B F. Basics of Imaging Informatics: Part 2[J]. Radiology, 2007, 244 (1): 78 - 84.

[4] 曹厚德,詹松华. 现代医学影像技术学[M]. 上海:上海科学技术出版社,2016.

[5] Kapoor D. Picture archiving and communication systems (PACS)—a new paradigm in healthcare[J]. Apollo Medicine, 2010, 7(3): 181 - 184.

[6] Wang S, Pavlicek W, Roberts C C, et al. An automated DICOM database capable of arbitrary data mining (including radiation dose indicators) for quality monitoring[J]. Journal of Digital Imaging, 2011, 24(2): 223 - 233.

[7] Erinjeri J P, Picus D, Prior F W, et al. Development of a google-based search engine for data mining radiology reports[J]. Journal of Digital Imaging, 2009, 22(4): 348 - 356.

第7章

X 射线诊断的临床操作规范

X 射线诊断中患者(受检者)医疗照射的防护,归根结底依赖于临床医技人员的规范操作。本章主要参考整理《医学 X 射线检查操作规程》(WS/T 389—2012)和《CT 检查操作规程》(WS/T 391—2012)的相关内容,供读者参考使用。

7.1 X 射线摄影

尽管单次 X 射线摄影检查导致的患者(受检者)照射剂量相对较低,但由于其应用最广泛,受众普遍,导致的集体剂量十分巨大,因此应充分重视 X 射线摄影检查患者(受检者)的防护。

7.1.1 胸部 X 射线摄影

1) 摄影前的准备

(1) 认真核对 X 射线摄影检查申请单,了解病情,明确检查目的和摄影部位。对检查目的、摄影部位不清的申请单,应与临床医师核准确认。

(2) 根据检查部位选择适宜尺寸的影像接收器。

(3) X 射线照片标记[包括患者(受检者)片号、日期、照片的序号、体位左右标记等],要齐全、核准无误,开机预热,拟定并调整摄影条件。

(4) 清除患者(受检者)胸部可造成影像伪影的衣服和饰物。

(5) 摄影条件宜采用高电压、大毫安、短时间,以减少心脏搏动或呼吸对肺的影响,采用高电压摄影时要使用栅比值不小于 10∶1 的滤线栅,摄影距离为 150~180 cm。

（6）对患者（受检者）进行吸气、屏气训练。

（7）小儿胸部摄影应采用大毫安、短时间，以保证肺纹理清晰。

（8）心脏摄影的侧位及右前斜位，需服钡剂，为了在曝光中充盈食道，可嘱患者（受检者）含服钡剂，后屏气曝光。

（9）肋骨摄影不宜采取侧位，应根据病变或外伤部位，分别采取正位、斜位、切线位摄影。

2）操作方法、图像显示要求和注意事项（见表7-1）

表7-1　胸部X射线摄影的操作方法、图像显示要求和注意事项

检查部位	操 作 方 法	图像显示要求	注意事项
胸部后前位	患者（受检者）站立于摄影架前，取后前位，两足分开，站稳； 人体正中矢状面与影像接收器长轴中线重合，下颌略仰，影像接收器上缘超出两肩；双肘屈曲，手背置于髂上，肘部内旋尽量前贴摄影架；中心线呈水平方向，经第六胸椎垂直射入影像接收器；深吸气后屏气曝光	肺野部血管影（肺纹理）自肺门向肺野外带能连续追踪；并且清晰可见直径2 mm的血管影像； 肩胛骨内侧缘投影于肺野之外；清晰可见气管和邻近的支气管、横膈和双侧肋膈角、心脏和主动脉边缘；可见横膈以上完整胸廓结构；隐约可见心影后肺野及脊柱； 影像密度和对比度良好，无运动伪影及栅切割伪影	摄影时，两肩尽量放平，不可高耸，使锁骨成水平位，可使肺尖部清晰显示。重症患者及婴幼儿可采取半卧位或仰卧正位摄影； 心脏摄影时，经第七胸椎垂直射入影像接收器，平静呼吸下屏气曝光，摄影距离为200 cm
胸部侧位	患者（受检者）侧立于摄影架前，被检侧靠近影像接收器，双上肢上举，环抱头部，两足分开，以稳定身体； 胸部腋中线对准影像接收器长轴中线； 影像接收器上缘应超出肩部； 中心线经腋中线第六胸椎水平高度，垂直射入影像接收器； 深吸气后屏气曝光	肺野部血管影（肺纹理）自肺门向肺野外带能连续追踪；并且清晰可见直径2 mm的血管影像； 双肺后缘重叠；清晰可见心脏后缘、主动脉、横膈、胸骨和胸椎；可见气管、肋膈角； 影像密度和对比度良好，无运动伪影及栅切割伪影	重症患者及婴幼儿可采取侧卧位或仰卧水平侧位摄影； 心脏侧位摄影时采用左侧位，平静呼吸下屏气曝光，摄影距离为200 cm

（续表）

检查部位	操 作 方 法	图像显示要求	注意事项
胸部前弓位	患者(受检者)面向X射线球馆,站立于摄影架前,上胸后仰,使后背上部紧贴摄影架面板,腹部向前挺出,胸部冠状面与影像接收器约呈45°;人体胸部正中矢状面与影像接收器长轴中线重合;手背放于髂上,肘部弯曲并尽量向前,两足分开,站稳;影像接收器上缘超出肩部上方约7 cm;中心线呈水平方向经胸骨颈静脉切迹下8~10 cm处射入影像接收器;当人体冠状面倾斜角度小于15°~20°时,可采用中心线向头侧倾斜角度加以调整,采用自动毫安曝光系统(AEC)时选用上部的左右两个电离室;深吸气后屏气曝光	两侧肺野对称显示;两侧锁骨投影于肺尖以上;前后肋骨接近重叠	当患者(受检者)身体后倾角度不够时,中心线可向头侧倾斜一定角度,经胸骨角与剑突连线的中点射入影像接收器;检查立位摄影架是否牢固、可靠,防止患者(受检者)摔伤。婴幼儿及体弱不能配合者不宜选择该体位
胸部侧卧后前正位	患者(受检者)侧卧于摄影床上,检查胸腔积液时,患侧在下,检查气胸时,患侧在上;探测器(影像接收器)横立,紧靠胸前,使其能包括整个胸部;中心线呈水平方向,经第六胸椎垂直射入影像接收器;深吸气后屏气曝光	显示为一幅有肩胛骨重叠于肺野的胸部正位影像;清晰显示胸腔积液的液面或气胸的边界	
胸部仰卧侧位	患者(受检者)仰卧于摄影床或平板担架上,背部用棉垫垫高,两臂上举或抱头;影像接收器横立于胸部被检侧,与人体冠状面垂直,并以沙袋支撑或用木架固定;中心线水平投影,经腋中线第六胸椎水平高度,垂直射入影像接收器;深吸气后屏气曝光	图像显示要求与常规胸部侧位相同	用以检查胸内液体平面,对不能采取站立侧位的患者,可用此位置摄影

检查部位	操 作 方 法	图像显示要求	注意事项
肋骨切线位	患者(受检者)取仰卧位或前后立位,身体旋转使被检侧胸部靠近影像接收器; 旋转角度以使其受检部位边缘与中心线呈切线位; 上部肋骨中心线向足侧倾斜20°,下部肋骨中心线向足侧倾斜30°,沿受检部位边缘切入; 屏气曝光	受检部肋骨边缘呈弧形线样显示; 肋骨边缘排列走行清晰可见	摄影前技师进行触诊,以使病变处于X线投影的切线位下显示。对可疑有病变的肋骨进行标记
心脏右前斜位(RPO)	患者(受检者)站立于摄影架前,胸壁右前方靠近影像接收器; 左手高举抱头,右肘弯曲内旋,右手背置于髂上; 人体冠状面与影像接收器呈45°~55°角; 影像接收器上缘超出锁骨5~6 cm,左前及右后胸壁包括在影像接收器内; 中心线呈水平方向,经左侧腋后线第七胸椎水平高度垂直射入影像接收器; 吞服医用硫酸钡剂; 平静呼吸状态下屏气曝光	胸部呈斜位投影。胸椎位于胸部的右后1/3处,心脏、大血管投影于胸椎左侧,不与胸椎重叠; 心脏、升主动脉及主动脉弓清晰可见,胸部周边肺纹理能够追踪到。肺尖显示清楚,食道的胸段钡剂充盈良好	掌握好钡剂的稠度和吞服的时机是心脏右前斜位摄影的关键要素
心脏左前斜位(LPO)	患者(受检者)立于摄影架前,胸壁左前方靠近影像接收器; 人体冠状面与摄影架面板呈55°~65°角; 右手高举抱头,左肘弯曲内旋,左手背置于髂上; 影像接收器上缘达肩部上方。右前、左后胸壁包括在影像接收器内; 中心线呈水平方向,通过左侧腋后线第七胸椎水平高度垂直射入影像接收器; 平静呼吸状态下屏气曝光	胸部呈斜位投影,心脏、大血管投影于胸椎右侧显示,胸椎投影于胸部左后方1/3偏前处; 下腔静脉阴影基本落于心影底部中央; 胸主动脉全部显示,边界清晰; 胸部周边肺纹理能够追踪到; 肺尖显示清楚	对于降主动脉检查的病例应服钡剂,以观察其对食管的压迹

7.1.2　四肢 X 射线摄影检查

1）摄影前准备

（1）常规为正侧位,放于同一张照片上,便于比较。

（2）骨外伤摄影,搬动时要注意患者的受伤肢体,避免第二次创伤。

（3）长骨摄影,至少包括邻近的一个关节,便于诊断与整复中参考,并使正、侧位关节显示在同一水平面上。

（4）指、趾骨摄影,应包括邻近指(趾)骨,便于在诊断时比较,或在技术上左右肢体的鉴别审定。

（5）骨病摄影,影像接收器使用面积应适当加大,以包括病变的全部区域。

（6）对于儿童的骨关节摄影,一般需要两侧同时摄影,以便于鉴别诊断,如髋关节。

（7）异物摄影,应将被照部位皮肤表面包括在照片内,以便确定异物深度的定位诊断,为取出异物提供依据。

（8）四肢摄影一般不用滤线栅;骨肿瘤、慢性骨髓炎摄影时建议使用滤线栅;股骨上端因部位较厚,一般也使用滤线栅摄影。摄影距离为 100 cm。

（9）其他同胸部摄影检查。

2）操作方法、图像显示要求和注意事项(见表 7-2)

表 7-2　四肢 X 射线摄影的操作方法、图像显示要求和注意事项

检查部位	操 作 方 法	图像显示要求	注 意 事 项
手后前正位	患者(受检者)在摄影台旁侧坐,曲肘约 90°; 手掌紧贴影像接收器,五指自然分开,第 3 掌骨头置于影像接收器中心; 中心线经第 3 掌骨头垂直射入影像接收器	显示全部指骨、腕骨及前臂远端约 2.5 cm 范围内的后前位像;清晰可见骨皮质和骨小梁;可见软组织层次;第 3 掌骨头位于该图像中心;拇指为斜位像;五指自然分开,无软组织重叠;影像密度和对比度良好,无运动伪影	手部的 X 射线检查常规取手后前正位或加掌下斜位,诊断上如有特殊要求可加照手部侧位,痛风、风湿及大骨节病只取手正位;为防止手的移动,前臂可考虑用沙袋固定;照片影像应包括腕关节及指端;单独检查 2～5 指的某一指骨正位时,均采用此体位,用片大小酌情而定

（续表）

检查部位	操 作 方 法	图像显示要求	注 意 事 项
手掌下斜位	患者(受检者)在摄影台旁侧坐，曲肘约90°； 第5掌骨和指骨内侧贴近影像接收器，手内旋，使手掌冠状面与影像接收器的角成45°； 五指均匀分开，稍弯曲，指尖触及影像接收器； 中心线经第5掌骨头垂直射入影像接收器	显示全部指骨、腕骨及前臂远端约2.5 cm范围内的后前位像；清晰可见骨皮质和骨小梁；可见软组织层次； 2～5掌骨基底部略有重叠，拇指呈侧位显示； 影像密度和对比度良好，无运动伪影	为防止手的移动，前臂可考虑用沙袋固定； 照片影像应包括腕关节； 检查拇指和食指时，采用拇指侧靠片的侧位；检查3～5指侧位采用小指靠片； 拇指侧位也是采用手掌下斜位
拇指正位	拇指正位分掌上位和掌下位； 掌上位，手内旋使掌心向上，嘱患者(受检者)用非检测手将其余四指握住避免与拇指重叠； 掌下位，手侧位稍外旋，2～5指稍弯曲略呈握物状，其下方有可透过X线的棉织物支撑，拇指掌面向下自然伸直； 中心线经第1指掌关节垂直射入影像接收器	拇指呈正位并单独显示，无变形； 第1掌指关节同时显示； 影像密度和对比度良好，无运动伪影	拇指正位取掌上位时，拇指更加贴近影像接收器，其容易固定，影像与掌下位相比更加清晰
腕关节后前位	患者(受检者)侧坐于摄影台旁，前臂伸直呈前后位； 手呈半握拳，腕关节置于影像接收器中心，腕部掌面紧贴影像接收器； 中心线经尺骨和桡骨茎突连线中点垂直射入影像接收器	显示腕骨、尺桡骨远端与掌骨近端的后前位像；清晰可见骨皮质和骨小梁；可见软组织层次； 掌腕关节及桡腕关节间隙显示清晰，腕关节位于该图像中心；远侧桡尺关节略有重叠； 影像密度和对比度良好，无运动伪影	为防止腕部移动，可考虑用沙袋固定前臂； 腕关节正、侧位分格摄影时，远端和近端分别位于影像接收器同侧，且关节间隙处于同一水平； 婴幼儿腕关节正位摄影可采用前后位；测骨龄患者(受检者)除手诸骨外，还应包括尺、桡骨远端骨干3～4 cm，五指稍分开，拇指和食指约成30°，中指轴与前臂轴成直线

（续表）

检查部位	操作方法	图像显示要求	注意事项
腕关节侧位	患者(受检者)侧坐于摄影台一端,肘部弯曲,约成直角; 手和前臂呈侧位,第5掌骨和前臂尺侧紧靠影像接收器; 尺骨茎突置于影像接收器中心; 中心线经尺骨茎突垂直射入影像接收器	显示被检测腕关节侧位影像;清晰可见骨皮质和骨小梁、腕关节间隙;可见软组织层次; 尺桡骨远端重叠良好; 第2至第5掌骨近端全部排成直线且重叠;通过重叠的桡骨能够显示尺骨远端的边缘; 影像密度和对比度良好,无运动伪影	为防止腕部移动,可考虑用沙袋固定前臂; 腕关节正、侧位分格摄影时,远端和近端位于影像接收器同侧,且关节间隙处于同一水平; 患者(受检者)掌骨外展困难时,拇指可稍抬高
尺桡骨前后正位	患者(受检者)面向摄影台一端就座,前臂伸直,掌心向上,手背紧贴影像接收器;肩部应略向被检侧外旋; 前臂长轴与影像接收器长轴平行抑制; 影像接收器上缘包括肘关节,下缘包括腕关节; 中心线经前臂中点垂直射入影像接收器	显示完整的桡骨、尺骨和腕关节、肘关节的前后位像;清晰可见骨皮质和骨小梁;可见软组织层次; 前臂长轴与该图像长轴平行,桡骨头和桡骨粗隆略与尺骨重叠; 影像密度和对比度良好,无运动伪影	为防止患者(受检者)移动,可考虑用沙袋固定手掌和上臂; 肢体长轴与影像接收器长轴平行; 尺桡骨正、侧位分格摄影时,远端和近端位于影像接收器同侧,且关节间隙处于同一水平
尺桡骨侧位	患者(受检者)面向摄影台一端侧坐,曲肘成90°; 前臂呈侧位,尺侧紧贴影像接收器,肩部尽量下移,尽量接近肘部高度; 影像接收器上缘包括肘关节,下缘包括腕关节; 中心线经前臂中点垂直射入影像接收器	显示完整的桡骨、尺骨和腕关节、肘关节的侧位影像;清晰可见骨皮质和骨小梁;可见软组织层次; 尺骨喙突与桡骨头重叠,肱骨外上髁与滑车重叠; 影像密度和对比度良好,无运动伪影	同尺桡骨前后正位
肘关节前后正位	患者(受检者)面向摄影台一端就座,前臂伸直,掌心向上; 尺骨鹰嘴突置于影像接收器中心并紧贴影像接收器。肩部应略向被检侧外旋,且肩部下移,尽量接近肘部高度; 中心线经肘关节(肘横纹中点)垂直射入影像接收器	显示肱骨远端、肘关节及尺骨、桡骨近端前后位影像;清晰可见肘关节间隙、骨皮质和骨小梁;可见软组织层次; 肘关节位于该图像中心;可见肱骨内、外上髁轮廓,桡骨头、桡骨颈与尺骨无重叠或略有重叠; 肘关节面呈切线位显示; 影像密度和对比度良好,无运动伪影	照片影像应包括肱骨下段和尺骨、桡骨上段; 为防止患者(受检者)移动,可考虑用沙袋固定手掌; 肘关节正、侧位在同一片中分格摄影时,远、近端方向保持一致,且关节间隙处于同一水平

检查部位	操 作 方 法	图像显示要求	注 意 事 项
肘关节侧位	患者（受检者）面向摄影台一端侧坐，曲肘成 90°； 拇指在上，尺侧朝下，肘关节内侧紧贴影像接收器呈侧位，肩部下移，尽量接近肘部高度； 中心线经肘关节间隙，垂直射入影像接收器	显示肱骨远端、肘关节及尺骨近端侧位影像； 明显显示肘关节间隙； 清晰可见骨皮质和骨小梁；可见软组织层次； 肱骨远端与尺桡骨近端呈 90°； 肘关节位于该图像中心；肱骨内外上髁重叠；约半个桡骨头与冠状突重叠； 影像密度和对比度良好，无运动伪影	同肘关节前后正位
肱骨前后正位	患者（受检者）仰卧于摄影台上，前臂伸直稍外展，掌心朝上，对侧肩部稍抬高，使被检侧上臂贴近影像接收器； 肱骨长轴与影像接收器长轴平行一致； 影像接收器上缘包括肩关节，下缘包括肘关节； 中心线经肱骨中点，垂直射入影像接收器	显示肱骨，包括肩关节和肘关节的前后影像； 清晰可见肱骨骨皮质和骨小梁；可见软组织层次； 肱骨大结节充分展示；可见肱骨外上髁和内上髁； 影像密度和对比度良好，无运动伪影	如病变局限于肱骨一端，摄影时可包括邻近一端关节； 因病情所致无法仰卧时，也可采用立位摄影
肱骨侧位	患者（受检者）仰卧于摄影台上，对侧肩部稍垫高，使被检侧上臂尽量接近影像接收器； 被检侧上臂与躯干稍分开，肘关节弯曲呈 90°角，置于胸前，肘关节呈侧位姿势； 肱骨长轴与影像接收器长轴平行一致； 影像接收器上缘包括肩关节，下缘包括肘关节； 中心线经肱骨中点，垂直射入影像接收器	显示肱骨，包括肩关节和肘关节的侧位影像； 清晰可见肱骨骨皮质和骨小梁；可见软组织层次； 肱骨内外髁重叠；可见肱骨小结节； 影像密度和对比度良好，无运动伪影	疑外科颈骨折时，可采用肱骨上端穿胸片； 其他同肱骨前后正位

（续表）

检查部位	操 作 方 法	图像显示要求	注 意 事 项
肩关节前后位	患者(受检者)仰卧于摄影台上,肩胛骨喙突置于影像接收器中心。对侧躯干略垫高,使被检侧肩部紧贴床面。被检侧上肢向下伸直,掌心朝上; 影像接收器上缘超出肩部,外缘包括肩部软组织; 使用滤线栅; 中心线经喙突,垂直射入影像接收器; 屏气曝光	显示肱骨近端和锁骨外2/3以及肩胛骨的上半部分;显示肱骨头和关节盂的关系;清晰可见肱骨骨皮质和骨小梁;可见软组织层次; 肩关节盂前后重合呈切线位显示,关节间隙显示清晰; 肱骨大结节位于肱骨外上方;肱骨小结节与肱骨重叠; 肱骨小结节位于肱骨头外1/3处显示; 影像密度和对比度良好,无运动伪影	对肩部骨折或脱位的患者(受检者),仰卧困难时,可采用前后立位摄影
足前后正位	患者(受检者)仰卧或坐于摄影台上,被检侧膝关节弯曲,足底部紧贴影像接收器; 影像接收器上缘包括足趾,下缘包括跗骨。第3跖骨基底部置于影像接收器中心; 中心线经第3跖骨基底部垂直射入影像接收器	显示跖骨、趾骨及部分跗骨的正位像;清晰可见骨皮质和骨小梁;可见软组织层次; 第3跖骨基底部位于该图像中心;清晰可见舟距关节与骰跟关节间隙; 影像密度和对比度良好,无运动伪影	若重点观察诸跗骨,则中心线可向足跟侧倾斜10°～15°
足内斜位	患者(受检者)坐于摄影台上,被检测膝部弯曲,足底部置于影像接收器上; 影像接收器上缘包括足趾,下缘包括足跟; 被检侧下肢向内倾斜,使足底与影像接收器成30°～45°。第3跖骨基底部置于影像接收器中心; 中心线经第3跖骨基底部垂直射入影像接收器	显示完整足部的斜位像;清晰可见第5跖骨基底部的粗隆、骰骨周围间隙和距骨沟以及趾骨、跖骨和跗骨骨皮质、骨小梁;可见软组织层次; 第3、第4跖骨基底部位于该图像中心部位;第1、第2跖骨部分重叠,其余均单独显示;明确显示距跟关节、楔舟关节及第3、第4跗跖关节间隙; 影像密度和对比度良好,无运动伪影	若重点观察第1、第2跖骨或第1、第2楔骨关节间隙时,则可采用足的外斜位

(续表)

检查部位	操 作 方 法	图像显示要求	注 意 事 项
足侧位	患者(受检者)侧卧于摄影台上,被检侧下肢靠近床面,膝部屈曲45°; 被检侧足部外侧缘紧贴影像接收器,必要时小腿和膝关节下方加棉垫,以使足底平面垂直影像接收器; 影像接收器上缘包括足趾,下缘包括跟骨; 中心线经跗骨基底部垂直射入影像接收器	显示完整足部的侧位影像;清晰可见跟骨、距骨、舟骨及第五跖骨基底部等骨的骨皮质、骨小梁;可见软组织层次;第1~5跖骨重叠,第5跖骨基底部可单独显示; 影像密度和对比度良好,无运动伪影	该体位诸跗、趾骨重叠较多,故一般用于定位检查; 对于扁平足进行足弓测量时,应采用双足的负重水平侧位
跟骨侧位	患者(受检者)侧卧于摄影台上,膝部屈曲,被检侧下肢外侧靠近床面; 被检侧足部外侧紧贴影像接收器,足背曲使足底平面垂直影像接收器; 跟骨置于影像接收器中心,整个跟骨包括在影像接收器内; 中心线经跟距关节,垂直射入影像接收器	显示完整的跟骨侧位影像;清晰可见跟骨、距骨及舟骨的骨皮质、骨小梁;距跟关节、跟骰关节及胫腓关节清晰显示,可见软组织层次; 影像密度和对比度良好,无运动伪影	检查跟骨骨刺时,应双侧对照
跟骨轴位	患者(受检者)仰卧或坐于摄影台上,被检侧下肢伸直,影像接收器置于踝部下方,下肢长轴与影像接收器长轴一致; 踝关节置于影像接收器中心,足背屈曲使足底尽量与影像接收器垂直; 用绷带套住足的前部,让患者(受检者)自信拉紧,使足底尽量与影像接收器垂直; 中心线向头端倾斜35°~45°,经第3跖骨基底部射入影像接收器	显示包括从跟骨粗隆后方到距跟关节前方在内的全部跟骨轴位影像;清晰可见跟骨的骨皮质、骨小梁,距跟关节;跟骨没有旋转,内侧的载距突应单独显示; 影像密度和对比度良好,无运动伪影	为防止跟骨投影变形,下肢长轴、影像接收器长轴和中心线射入方向三者应保持一致; 患者(受检者)踝关节背屈时,可借助绷带牵拉; 中心线倾角大小以踝关节背屈程度来决定。背屈角度大,中心线倾角可减小。中心线倾角大小的原则是垂直跟骨长轴与台面夹角的平分线

检查部位	操 作 方 法	图像显示要求	注 意 事 项
踝关节前后位	患者(受检者)仰卧或坐于摄影台上,被检侧下肢伸直,踝关节置于影像接收器中心偏下处; 足稍内旋,足尖下倾,下肢长轴与影像接收器中线平行; 中心线经内、外踝连线中点上方 1 cm 处,垂直射入影像接收器	图像显示要求胫腓骨远端 1/3、内踝、距骨的正位;清晰可见骨皮质和骨小梁;可见软组织层次; 踝关节位于该图像中心,关节面呈切线位,其间隙清晰可见;可见胫腓联合间隙和周围软组织层次; 影像密度和对比度良好,无运动伪影	为防止患者(受检者)移动,下肢可考虑用沙袋固定
踝 关 节侧位	患者(受检者)侧卧于摄影台上,被检侧靠近台面; 被检侧膝关节稍屈曲,外踝紧贴影像接收器,使踝关节成侧位; 将内踝上方 1 cm 处放于影像接收器中心,下肢长轴与影像接收器长轴平行; 中心线经内踝上方 1 cm 处,垂直射入影像接收器	显示胫腓骨远端 1/3、内踝、外踝及距骨等足诸跗骨的侧位影像;清晰可见骨皮质和骨小梁;可见软组织层次; 踝关节位于该图像中心;距骨滑车面内外缘重叠良好;腓骨小头重叠于胫骨正中偏后踝; 影像密度和对比度良好,无运动伪影	为防止患者(受检者)移动,下肢可考虑用沙袋固定
胫腓骨前后位	患者(受检者)仰卧或坐于摄影台上,被检侧下肢伸直,足稍内旋; 影像接收器上缘包括膝关节,下缘包括踝关节。下肢长轴与影像接收器长轴一致; 中心线经下肢中点,垂直射入影像接收器	显示胫腓骨全长,包括踝关节和膝关节的正位影像;清晰可见骨皮质和骨小梁;可见软组织层次; 胫腓骨位于该图像正中,踝关节隆起位于踝间中央; 胫骨和腓骨在近端和远端均有部分重叠;影像密度和对比度良好,无运动伪影	如病变局限于一端者,可仅包括邻近的一个关节; 胫腓骨正位、侧位分格摄影,关节面应保持同一水平

（续表）

检查部位	操 作 方 法	图像显示要求	注 意 事 项
胫腓骨侧位	患者（受检者）侧位于摄影台上，被检侧靠近台面； 被检侧下肢膝部稍屈曲，下肢外缘紧贴影像接收器； 影像接收器上缘包括膝关节，下缘包括踝关节，下肢长轴与影像接收器长轴一致； 中心线经下肢中点，垂直射入影像接收器	显示胫腓骨全长，包括踝关节的侧位影像；清晰可见骨皮质和骨小梁；可见软组织层次； 胫腓骨位于该图像正中，胫骨粗隆呈侧位显示，腓骨头被胫骨部分重叠； 影像密度和对比度良好，无运动伪影	同胫腓骨前后位； 为保持下肢稳定，跟部可考虑用棉垫或沙袋稍垫高一些
膝关节前后正位	患者（受检者）仰卧或坐于摄影台上，下肢伸直。影像接收器放于被检侧膝下，髌骨下缘置于影像接收器中心； 下肢长轴与影像接收器长轴一致； 中心经髌骨下缘，垂直射入影像接收器	显示股骨远端、胫骨近端及周围软组织的前后位像；清晰可见股骨远端及胫骨近端骨小梁；可见软组织层次；隐约可见髌骨； 关节间隙位于该图像中心，关节面前后缘重叠，腓骨小头与胫骨仅有少许重叠； 股骨、胫骨内外踝和关节间隙对称显示，踝间隆起位于踝间中央；影像密度和对比度良好，无运动伪影	膝关节不能伸直时，可采取后前正位； 检查髌骨骨折宜选择后前正位
膝关节侧位	患者（受检者）仰卧于摄影台上，被检侧膝部外侧靠近影像接收器； 被检侧膝关节屈曲成120°～135°； 髌骨下缘置于影像接收器中心，前缘包括软组织，髌骨面与影像接收器垂直； 中心线经胫骨上端，垂直射入影像接收器	显示股骨远端、胫骨近端及周围软组织的侧位像；清晰可见股骨远端及胫骨近端骨小梁；可见软组织层次； 关节间隙位于该图像中心，股骨内外踝基本重叠；髌骨呈侧位显示，无双边，完全显示髌骨关节间隙；腓骨小头前1/3与胫骨重叠；股骨与胫骨长轴成120°～135°； 影像密度和对比度良好，无运动伪影	为使股骨内外踝保持投影重叠，可将小腿用棉垫或沙袋垫高

(续表)

检查部位	操 作 方 法	图像显示要求	注 意 事 项
髌骨轴位	患者(受检者)俯卧于摄影台上,被检侧膝部弯曲约成直角; 影像接收器置于大腿远端上方,紧贴大腿前缘,髌骨上缘置于影像接收器中心; 影像接收器中线与股骨长轴一致。患者(受检者)双手按住摄影台面,以作固定; 中心线经髌骨后缘,平行经股髌关节间隙,射入影像接收器中心	髌骨显示为三角形的轴位影像;清晰可见髌骨的骨小梁;可见软组织层次; 踝间窝位于该图像正中,髌骨内侧缘呈切线位显示,无双边,与股骨间隙呈倒认字形,清晰可见;影像密度和对比度良好,无运动伪影	髌骨轴位摄影体位较多,如坐位、俯卧位、侧卧位、侧卧坐位等,可根据患者(受检者)具体情况和设备条件进行选择; 髌骨纵行骨折适宜此种检查
股骨前后正位	患者(受检者)仰卧于摄影台上,下肢伸直,足略内旋; 影像接收器放于被检侧的股骨下面,股骨长轴与影像接收器中线一致; 上缘包括髋关节,下缘包括膝关节; 中心线经股骨中点,垂直射入影像接收器	显示为股骨远端 2/3 正位影像,包括膝关节;清晰可见股骨的骨小梁;可见软组织层次; 股骨和胫骨内外踝大小及形态对称显示,隐约可见髌骨; 影像密度和对比度良好,无运动伪影	如病变局限于一端,可仅包括邻近一端关节; 病变位于股骨中上段时,因组织较厚,应使用滤线栅摄影
股骨侧位	患者(受检者)侧卧于摄影台上,被检侧靠近台面,健侧髋及膝弯曲,置于被检侧下肢的前上方; 被检侧下肢伸直,膝关节略弯曲,踝关节用沙袋垫平固定,影像接收器置于股骨外侧缘的下方,股骨长轴与影像接收器中线一致; 影像接收器上缘包括髋关节,下缘包括膝关节; 中心线经股骨中点垂直射入影像接收器	显示为股骨远端 2/3 侧位影像,包括膝关节;清晰可见股骨的骨小梁;可见软组织层次; 股骨内外踝应重叠显示; 影像密度和对比度良好,无运动伪影	健侧下肢尽量上移,以减少健侧髂上对被检侧股骨上端的重叠; 若病变主要在股骨中上段,中心线可向头侧倾斜 20°~30°; 病变位于股骨中上段时,因组织较厚,应使用滤线栅摄影

(续表)

检查部位	操作方法	图像显示要求	注意事项
髋关节前后正位	患者(受检者)仰卧于摄影台上,被检侧髋关节置于台面中线; 双下肢伸直,足跟分开,足略内旋,使两足尖内侧互相接触; 股骨头放于影像接收器中心,股骨长轴与影像接收器长轴平行; 影像接收器上缘包括部分髂骨,下缘包括股骨上端; 使用滤线栅摄影; 中心线经股骨头(相当于髂前上棘与耻骨联合上缘连线中垂线向下2.5 cm处),垂直射入影像接收器	显示为髋关节、股骨近端位1/3正位影像,包括同侧耻骨、坐骨和部分髂骨翼;清晰可见股骨的骨小梁;可见软组织层次; 股骨头大体位于该图像正中或该图像1/3正中,大转子内缘与股骨颈重叠1/2,股骨颈充分显示; 股骨颈及闭孔无投影变形,申通氏线光滑锐利,曲度正常; 影像密度和对比度良好,无运动伪影	为保持患者的稳定,两踝部可考虑用沙袋固定; 对股骨颈骨折患者,在设置体位时,应牵拉患者患肢,既减少患者痛苦,又易达到体位标准

7.1.3 脊柱和骨盆 X 射线摄影

1) 摄影前准备

(1) 脊柱 X 射线摄影图像中一定要包括邻近具有明确标志的椎体,以便鉴别椎体的序列;

(2) 下部脊柱 X 射线摄影要注意性腺部位的辐射防护;

(3) 脊柱和骨盆 X 射线摄影均应使用滤线栅;

(4) 脊柱外伤患者,搬动时易损伤脊髓和血管,因此,动作要谨慎,避免二次损伤;

(5) 其他同胸部摄影检查。

2) 操作方法、图像显示要求和注意事项(见表 7 - 3)

表 7 - 3　脊柱和骨盆 X 射线摄影操作方法、图像显示要求和注意事项

检查部位	操作方法	图像显示要求	注意事项
第1、第2颈椎开口位	患者(受检者)仰卧于摄影台上,头颅正中矢状面垂直台面,并与影像接收器中线重合; 头后仰,使上颌门齿咬合面与乳突尖端的连线垂直于	齿突、第2颈椎、第1颈椎侧块以及第1、2颈椎关节突关节应在上、下齿列之间显示;清晰可见诸骨质结构;	颈椎开口位摄影时,应除去口内的活动假牙; 外伤患者的检查应尽量减少头的搬动,

检查部位	操 作 方 法	图像显示要求	注 意 事 项
第 1、第 2 颈 椎 开口位	台面； 摄影距离为 100 cm； 中心线经两嘴角连线中点，垂直射入影像接收器； 曝光时，患者（受检者）口尽量张大	上门齿与颅底后缘重叠为一线，牙齿、颅底不应与齿突重叠； 第 1 颈椎侧块与下颌骨髁状突等距离； 影像密度和对比度良好，无运动伪影及栅切割伪影	必要时应有临床医师帮助，避免在检查时加重损伤
颈 椎 前后位	患者（受检者）站立于摄影架前，或仰卧于摄影台上。人体正中矢状面垂直台面，并与影像接收器中线重合； 头略后仰，使上颌门齿咬合面与乳突尖端的连线垂直于台面； 影像接收器上缘与外耳孔平齐，下缘包括第 1 胸椎； 摄影距离为 100～150 cm； 中心线向头侧倾斜 10°～15°角。通过甲状软骨下缘射入影像接收器	第 3～7 颈椎与第 1 胸椎投影于图像长轴正中；清晰可见椎体骨质结构； 颈椎棘突位于椎体正中，左、右横突对称显示； 椎间隙与钩突关节显示清晰，气管投影于椎体正中，其边界易于分辨； 下颌骨于第 2～3 颈椎间隙的水平高度显示； 影像密度和对比度良好，无运动伪影及栅切割伪影	根据颈椎的生理曲度调整中心线倾斜角度； 第 1 肋弓及颈旁软组织均应包括在照片内
颈椎侧位	患者（受检者）侧立于摄影架前，人体正中矢状面平行于摄影架面板，外耳孔与肩峰连线置于影像接收器中线； 头部后仰，下颌前伸，使上门齿咬合面与乳突尖端连线与水平面平行； 双肩尽量下垂，必要时辅以外力或持重物向下牵拉； 影像接收器上缘包括外耳孔，下缘包括肩峰； 摄影距离为 100～150 cm； 中心线呈水平方向，经甲状软骨平面颈部前后缘连线的中点，垂直射入影像接收器	显示包括颅底、第 1 胸椎和带有颈部前后软组织的颈椎侧位影像；清晰可见棘突、椎体、椎间隙、骨质结构及颈部前后软组织； 第 1～7 颈椎位序列以正常生理曲度位于该图像中心部位；一侧椎间关节呈切线位显示；椎间隙无双边影，下颌骨不与椎体重叠； 气管、颈部软组织与椎体层次可辨； 影像密度和对比度良好，无运动伪影及栅切割伪影	根据 Ｘ 射线机性能，尽量加大摄影距离，以减小影像放大； 照片包括外耳孔、第 7 颈椎及颈部前后缘软组织； 外伤危重患者只能采取仰卧水平侧位摄影。应尽量减少头的搬动，必要时应有临床医师帮助，避免在检查时加重损伤

（续表）

检查部位	操作方法	图像显示要求	注意事项
颈椎斜位	患者(受检者)面向立式摄影架前站立,身体旋转,被检侧前胸靠近面板,对侧远离;使人体冠状面与摄影架面板约成45°; 头部偏转呈侧位姿势,下颌略前伸,上肢尽量下垂; 颈椎椎体序列置于影像接收器长轴中线; 影像接收器上缘包括外耳孔,下缘包括第一胸椎; 摄影距离为100～150 cm; 中心线经甲状软骨平面颈部中点垂直射入影像接收器	显示第1～7颈椎的斜位影像;清晰可见椎间孔以及椎体骨质结构;椎间孔呈卵圆形序列,边缘清晰锐利;对侧的椎弓根位于椎体前1/3,下颌骨不与椎体重叠; 两侧颈椎斜位图像应在同一画面中显示,且患者(受检者)面骨相对显示为佳; 影像密度和对比度良好,无运动伪影及栅切割伪影	此位置也可采取俯卧位摄影或选择前后斜位; 其他同颈椎侧位
胸椎前后正位	患者(受检者)仰卧于摄影台上,人体正中矢状面垂直台面,并与影像接收器中线重合; 头部略后仰,双上肢放于身体两侧; 影像接收器上缘包括第7颈椎,下缘包括第1腰椎; 摄影距离为100 cm; 中心线通过第6胸椎垂直射入影像接收器	显示第1～12胸椎的正位像;清晰可见椎间隙、骨质结构;对称显示胸锁关节、横突及双侧后肋骨; 第1～12胸椎及第7颈椎或第1腰椎呈正位,显示于该图像中心部位; 两侧胸锁关节与椎体等距;影像密度和对比度良好,无运动伪影及栅切割伪影	由于心脏重叠的影响,胸椎的检查应以下段胸椎的摄照条件为准; 取呼气位摄影
胸椎侧位	患者(受检者)侧卧于摄影台上,双侧上肢尽量上举抱头,双下肢屈曲,膝部上移; 腰部垫以棉垫,使胸椎序列平行于台面,并置于影像接收器中线; 影像接收器上缘包括第1胸椎,下缘包括第1腰椎; 摄影距离为100 cm; 中心线通过第7胸椎垂直射入影像接收器	显示第3～12胸椎的侧位影像;清晰可见椎间隙、骨质结构; 第3～12胸椎显示于该图像中心部位; 椎间盘间隙应展开;影像密度和对比度良好,无运动伪影及栅切割伪影	如腰部未垫棉垫,可采取中心线向头侧倾斜方式,倾斜大小一般为5°～10°

（续表）

检查部位	操 作 方 法	图像显示要求	注 意 事 项
腰椎前后正位	患者(受检者)仰卧于摄影台上,人体正中矢状面垂直台面,并与影像接收器中线重合; 两髋及膝关节屈曲,双足踏于台面,以使腰部贴靠台面、减小腰椎前凸度; 双上肢放于身体两侧; 影像接收器上缘包括第 12 胸椎,下缘包括第 1 骶椎; 摄影距离为 100 cm; 中心线通过第 3 腰椎(相当于脐上 3 cm 处)垂直射入影像接收器	显示第 11 胸椎体至第 2 骶椎骨及两侧腰大肌的正位像;清晰可见椎弓、椎间关节、棘突和横突、椎间隙、骨质结构;椎体序列位于该图像中心长轴部位,两侧横突、椎弓根对称显示;第 3 腰椎椎体各缘呈切线状显示,无双边显示;影像密度和对比度良好,无运动伪影及栅切割伪影	患者(受检者)仰卧身体不能扭曲,避免出现人为的腰椎侧弯
腰椎侧位	患者(受检者)侧卧于摄影台上,双侧上肢自然上举,双下肢屈曲,膝部上移; 季肋下垫以棉垫,使腰椎序列平行于台面,并置于影像接收器中线; 影像接收器上缘包括第 11 胸椎,下缘包括上部骶椎; 摄影距离为 100 cm; 中心线通过第 3 腰椎垂直射入影像接收器	显示第 11 胸椎体至第 2 骶椎骨及部分软组织;清晰可见椎体骨质结构;可见椎弓根、椎间孔和邻近软组织、椎间关节、腰骶关节及棘突;椎体序列位于该图像中心长轴部位,腰椎体各缘无双边显示,椎间隙显示良好;棘突与腰骶关节均应清晰显示;影像密度和对比度良好,无运动伪影及栅切割伪影	如果季肋部未垫棉垫,可采取中心线向足侧倾斜的方式,倾角大小一般为 5°～10°; 患者(受检者)脊柱腰段有侧弯时,体位选择应采取突出侧贴近影像接收器的方式,用锥形线束原理,最大限度地减少椎体间隙显示的失真
腰椎斜位	患者(受检者)侧卧于摄影台上,然后身体后倾,使冠状面与台面约成 45°; 腰椎序列长轴与影像接收器长轴中线重合; 影像接收器上缘包括第 11 胸椎,下缘包括上部骶椎; 摄影距离为 100 cm; 中心线通过第 3 腰椎垂直射入影像接收器	显示第 1～5 腰椎体及骶髂关节呈斜位显示;清晰可见椎体骨质结构;可见椎弓根、椎间孔和邻近软组织、椎间关节、腰骶关节及棘突;各椎弓根位于椎体正中,被检测椎间关节间隙呈切线位,投影于椎体后 1/3 处,显示良好;第 3 腰椎上、下面的两侧缘应重合为一致密影,与椎体相重叠的椎弓部结构清晰显示;影像密度和对比度良好,无运动伪影及栅切割伪影	患者(受检者)后倾身体不稳时,可用棉垫或沙袋支撑; 常规摄取左后斜位和右后斜位,双侧对比观察

（续表）

检查部位	操 作 方 法	图像显示要求	注 意 事 项
骶尾椎前后位	患者（受检者）仰卧于摄影台上，人体正中矢状面垂直台面，并与影像接收器中线重合； 双下肢伸直，双侧足尖靠拢； 影像接收器上缘包括第4腰椎，下缘包括尾椎； 摄影距离为100 cm； 中心线向头侧倾斜15°～20°角，通过耻骨联合上方3 cm处射入影像接收器	显示骶椎、腰骶关节正位投影；椎体骨质结构清晰可见； 骶椎位于骨盆开口中心耻骨联合没有重叠；影像密度和对比度良好，无运动伪影及栅切割伪影	对于骶尾部骨病的观察，应注意盆腔肠道的清洁； 中心线倾斜角度的大小与骶骨向后倾斜的角度有关，骶骨向后倾角大，中心线倾角相应加大；中心线倾斜以垂直骶骨长轴与影像接收器平面夹角的角平分线为宜
骶尾椎侧位	患者（受检者）侧卧于摄影台上，双侧上肢自然置于胸前，双下肢屈曲，膝部上移； 骶部后平面垂直台面，腰部垫以棉垫，使骶、尾骨正中矢状面与台面平行，骶尾骨置于影像接收器范围内； 影像接收器上缘包括第5腰椎，下缘包括全部尾骨； 摄影距离为100 cm； 中心线通过髂后下棘前方8 cm处垂直射入影像接收器	骶尾椎及腰骶关节呈侧位位于图像长轴中心显示，边界明确；其椎体各节易于分辨； 骶椎两侧无名线重叠为一致密线，腰骶关节和骶尾关节间隙可见；影像密度和对比度良好，无运动伪影及栅切割伪影	对于骶尾椎伤势较严重的患者，仅摄取骶尾椎侧位即可，不必摄取骶尾椎正位，以减少损伤
骨盆前后正位	患者（受检者）仰卧于摄影台上，人体正中矢状面垂直台面，并与影像接收器中线重合； 双下肢伸直，双足轻度内旋10°～15°； 影像接收器上缘包括髂骨嵴，下缘达耻骨联合下方3 cm； 摄影距离为100 cm； 中心线通过两髂前上棘连线的中点下方3 cm处，垂直射入影像接收器	显示骨盆诸骨及关节；清晰可见骨盆诸骨骨质结构； 双侧大转子形态、大小相等；对称显示双侧髂骨翼、髂骨嵴和闭孔；影像密度和对比度良好，无运动伪影及栅切割伪影	对于骨盆部骨病的观察，应注意盆腔肠道的清洁； 对骨盆骨折患者，搬动时应平托，不要用力挤压

（续表）

检查部位	操 作 方 法	图像显示要求	注 意 事 项
骶髂关节前后位	患者(受检者)仰卧于摄影台上,人体正中矢状面垂直台面,并与影像接收器中线重合;双下肢伸直,或双髋和双膝略弯曲并用面枕垫稳,使后腰部尽量贴近台面;影像接收器上缘超出骶骨嵴,下缘包括耻骨联合;摄影距离为 100 cm;中心线向头侧倾斜约 20°～30°角,通过两髂前上棘连线中点射入影像接收器	显示骶髂关节、腰骶关节及全部骶骨影像;清晰可见诸骨质结构;第 5 腰椎棘突位于椎体中心显示,两侧髂骨翼对称;两侧骶髂关节位于图像中心位置;影像密度和对比度良好,无运动伪影及栅切割伪影	必要时,可考虑清洁肠道,以减少肠内容物和气体的重叠干扰;中心线倾斜的角度,依据骶骨的后倾角度决定

7.1.4　颅骨与面骨 X 射线摄影

1) 摄影前准备

(1) 头颅与面骨每个检查部位都会有几个摄影体位。因此,应按头颅解剖特点,体表定位标志以及诊断要求来选择摄影体位;

(2) 在颅骨与面骨 X 射线摄影中要注意了解头型、面型与常规摄影角度之间的差异,从而调整摄影角度以获取诊断所需解剖结构的显示;

(3) 除鼻骨侧位摄影外,均使用滤线栅摄影,摄影距离为 100 cm;

(4) 其他同胸部摄影检查。

2) 操作方法、图像显示要求和注意事项(见表 7-4)

表 7-4　颅骨与面骨 X 射线摄影操作方法、图像显示要求和注意事项

检查部位	操 作 方 法	图像显示要求	注 意 事 项
颅骨后前正位	患者(受检者)仰卧于摄影台上,两臂置于头部两旁;头部正中矢状面垂直床面,并与影像接收器中线重合;两侧耳垂根部与台面等距,下颌稍内收,使听眦线与台面垂直;影像接收器上缘超过头顶3 cm,下缘包括部分下颌骨;	显示全部颅骨及下颌骨升支的后前位像;清晰可见蝶骨大翼和小翼、额骨、眶上裂、额窦和筛窦、眶下裂和鸡冠;完整显示人字缝,可见冠状缝与人字缝大致重叠,颅盖骨外板可连续追踪观察,可见板障结构;	患者(受检者)俯卧有困难时,也可采用仰卧位摄影

（续表）

检查部位	操 作 方 法	图像显示要求	注 意 事 项
颅骨后前正位	中心线经枕外隆突，通过眉间垂直射入影像接收器	矢状缝与鼻中隔位于该图像中心长轴部位；眼眶、上颌窦左右对称显示；鼻根部位于图像中心；岩骨上缘位于眼眶内正中，或内听道显示于眼眶正中，两侧无名线距颅板等距；影像密度和对比度良好，无运动伪影及栅切割伪影	
颅骨侧位	患者（受检者）俯卧于摄影台上，头侧转，被检侧紧贴床面；对侧前胸抬起，肘部弯曲，用前臂支撑身体；头颅矢状面与床面平行，瞳间线与床面垂直，下颌略收；影像接收器上缘超出头顶，下缘包括部分下颌骨；中心线经蝶鞍，即外耳孔前、上方各2.5 cm处，与影像接收器垂直射入	显示全部颅骨及下颌骨升支的侧位影像；清晰可见颅骨穹窿内、外板、蝶骨壁、颞骨岩部、颅前窝底、蝶骨小翼、颅骨小梁结构及血管沟；听眶线与该图像水平轴平行；蝶鞍位于该图像中心略偏前显示，各缘呈单线半月球，无双边影；前颅窝底重叠为单线；影像密度和对比度良好，无运动伪影及栅切割伪影	颅骨侧位摄影技术的关键是头颅矢状面与床面平行，瞳间线与摄影床面垂直；颅骨侧位摄影技术的另一个要点是蝶鞍的定位。两线交叉定位：以外耳孔为定位点，向前（颜面部）3 cm，再向上2 cm，即为蝶鞍中心；连线分段定位法：将听眶线等分三段，自中、后分段点向上2 cm，即为蝶鞍中心；蝶鞍侧位于颅骨侧位的摄影技术是一致的，区别只是照射野缩小到蝶鞍周围
鼻骨侧位	患者（受检者）俯卧于摄影台上或坐于摄影台一端的座椅上；头颅呈标准侧位；影像接收器置于颧骨外侧，将鼻骨置于影像接收器中心；中心线切入鼻根部，垂直射入影像接收器	鼻骨、鼻部软组织、额鼻缝及鼻前棘均呈侧位显示；鼻骨位于图像中心，骨质清晰可见；影像密度和对比度良好，无运动伪影	不使用滤线栅

（续表）

检查部位	操 作 方 法	图像显示要求	注 意 事 项
鼻窦瓦氏位	患者(受检者)坐于立式摄影架前,或俯卧于摄影台上,取后前位,两手平放于头部外侧,支撑固定,下骸部紧贴面板; 头颅正中矢状面与面板垂直,并与面板中线重合; 头部后仰,听眦线与面板夹角呈 37°。鼻尖置于影像接收器中心; 中心线呈水平方向,经鼻尖垂直射入影像接收器	对称显示双侧眼眶、上颌窦;清晰可见眼眶、上颌骨及颧骨骨质结构、上颌窦、额窦边界清晰;鸡冠与鼻中隔连线位于该图像中心部位,两侧眼眶外缘与正中矢状面(或鼻中隔)等距;颞骨岩嵴投影于上颌窦下缘;影像密度和对比度良好,无运动伪影及栅切割伪影	当观察窦腔内积液时,应取坐位或立位
鼻窦柯氏位	患者(受检者)俯卧于摄影台上,两上肢放于头部两侧; 前额及鼻尖紧贴台面,使头部正中矢状面与台面垂直,并与影像接收器中线重合,听眦线垂直台面; 影像接收器横放,眶间线与影像接收器横长轴重合; 中心线向足侧倾斜 23°角,经鼻根部射入影像接收器	影像密度和对比度良好,无运动伪影及栅切割伪影	

7.1.5　腹部 X 射线摄影

1）摄影前准备

（1）腹部 X 射线摄影体位的选择会因腹部病症的不同有很大区别。肠梗阻、肠穿孔病症需要选择腹部立位摄影,而肝胆系统和泌尿系统阳性结石需要选择仰卧位摄影。

（2）腹部范围较大,应根据患者(受检者)体型尽量选择大尺寸的影像接收器。

（3）对于肝胆系统和泌尿系统阳性结石的腹部 X 线摄影,一定要清洁肠道后进行。

（4）使用滤线栅摄影。摄影距离为 100 cm。

（5）其他同胸部摄影检查。

2）操作方法、图像显示要求和注意事项（见表 7-5）

表 7-5 腹部 X 射线摄影操作方法、图像显示要求和注意事项

检查部位	操 作 方 法	图像显示要求	注 意 事 项
腹部平片前后正位	患者（受检者）站立于摄影架前，背部紧贴摄影架面板，双上肢自然下垂略外展，以防与腹部重叠； 人体正中矢状面与摄影架面板垂直，并与影像接收器长轴中线重合； 影像接收器上缘包括横膈，下缘包括耻骨上缘； 中心线呈水平方向，经剑突与耻骨联合连线的中点垂直射入影像接收器； 平静呼吸状态下屏气曝光	影像应最大限度地包含双侧横膈至耻骨联合的范围，应包括部分肺野，根据 X 线检查申请单的病史，设计腹平片的范围和对比度； 双侧膈肌、腹壁软组织及骨盆腔均对称性显示，椎体棘突序列位于图像正中； 双侧膈肌边缘锐利清晰并与肺野形成良好对比，胃内液平面及可能出现的肠内液平面均应辨认明确； 能明确分辨肾脏外形、腰大肌、腹壁脂肪线的层次及软组织轮廓，图像内尽量不含有身体以外的异物； 影像密度和对比度良好，无运动伪影及栅切割伪影	疑消化道穿孔者，必须包括两侧膈肌； 摄影前应让患者坐立片刻，以使腹腔内游离气体移动到膈下； 疑肠梗阻者，应摄取立位及侧卧水平位；对于不能取立位的患者，可取侧卧水平正位； 对于肠梗阻的患者，为观察肠袢膨胀形态和鉴别不同肠段时，可采取立位和卧位对照
腹部平片仰卧位（KUB 平片）	患者（受检者）仰卧于摄影台上，双上肢伸直，人体正中矢状面垂直台面并与影像接收器长轴中线重合，两臂置于身体两侧； 影像接收器上缘包括胸骨剑突，下缘包括耻骨联合； 中心线经剑突与耻骨联合连线的中点垂直射入影像接收器； 平静呼吸状态下屏气曝光	显示从第 11 胸椎下缘至耻骨联合；可见肾轮廓、腹脂线及双侧腰大肌； 人体正中矢状面位于该图像中心部位；肠内容物清除良好，对诊断无影响； 影像密度和对比度良好，无运动伪影及栅切割伪影	主要观察泌尿系、胆系结石，应清洁肠道，减少肠内容物和气体的重叠干扰； 除急诊外，患者（受检者）检查前 2～3 d 内禁用不透 X 射线的药物，如硫酸钡、钙片等； 观察肾脏移位时，应取立位摄影

7.1.6 乳腺 X 射线摄影

1）摄影前准备

（1）使用乳腺 X 射线摄影的专用设备，其验收检测应符合相关标准的

规定；

（2）根据乳腺大小选择适宜尺寸的影像接收器；

（3）作为永久的必须标记，应包括检查单位名称、患者（受检者）姓名、唯一的患者（受检者）标识号和检查日期、方位性指示（R/L）等不透X射线的标记物，放在最靠近腋窝的乳腺一侧附近；

（4）乳腺摄影应在患者（受检者）的乳腺不敏感期（即月经结束后1周）进行；

（5）乳腺X射线摄影的常规体位为内外斜位（MLO）和头尾位（CC），双侧对照；

（6）根据乳腺大小及乳腺类型选择适宜尺寸的压迫器；

（7）"瓷实"的乳腺压迫是乳腺X射线摄影中特殊的也是重要的技术操作；

（8）需要向患者（受检者）说明必须予以配合的内容，特别是乳腺压迫过程，要使患者（受检者）消除不安和紧张情绪；

（9）其他同胸部摄影检查。

2）操作方法、图像显示要求和注意事项（见表7-6）

表7-6　乳腺X射线摄影操作方法、图像显示要求和注意事项

检查部位	操 作 方 法	图像显示要求	注意事项
内外斜位（MLO）	患者（受检者）面对摄影设备站立，两足自然分，乳腺托盘平面与水平面成30°～60°，使得影像接收器与胸大肌平行，X射线束方向从乳腺的上内侧到下外侧面。其角度必须调整到影像接收器与胸大肌角度平行； 患者（受检者）成像乳腺侧的手放在手柄上移动患者（受检者）的肩部，使其尽可能靠近滤线栅的中心，技师提升被检侧乳腺，向前、向内移动乳腺组织和胸大肌，使其最大限度包括在影像内； 乳腺托盘的拐角放在胸大肌后面腋窝凹陷的上方，即滤线栅拐角处定位在腋窝的后缘，但要在背部肌肉的前方； 患者（受检者）的臂悬在影像接收器托盘的后面，肘弯曲以松弛胸大肌，向影像接收器托盘方向旋转患者（受检者），使托盘边缘替代技师的手向前承托乳腺组织和胸大肌； 向上向外牵拉乳腺，离开胸壁以避免组织影像相互重叠； 开始压迫，压迫板经过胸骨后，连线旋转受检	胸大肌显示充分，其下缘能显示到后乳头线（PNL）或以下； 乳腺下皱褶（IMF）分散展开，且能分辨； 腺体后部的脂肪组织充分显示； 乳腺无下垂，乳头呈切线位显示； 不可以显现皮肤皱褶； 左、右乳腺照片影像对称放置呈菱形； 影像密度和对比度良好，无运动伪影及栅切割伪影	后乳头线（PNL）是以近似垂直于胸壁肌肉的角度，从乳头向后画线至胸壁肌肉或影像接收器边缘； 内外斜位（MLO）摄影体位一定要尽可能包括更多的胸大肌

检查部位	操 作 方 法	图像显示要求	注意事项
内外斜位 (MLO)	者使她的双臂和双足对着乳腺摄影设备。压迫器的上角应稍低于锁骨。当将手移开成像区域时,应该用手继续承托乳腺,直至有足够压力能保持乳腺位置时为止; 向下牵拉腹部组织以打开乳腺下皮肤皱褶; 使用滤线栅; 嘱咐患者(受检者)保持身体不动,于屏气状态下曝光		
头尾位 (CC)	技师站在患者(受检者)所检查乳腺的内侧;按乳腺的自然运动性高度,提高可运动乳腺下皱褶(IMF),从中等位置开始此距离范围为 1~7 cm。升高影像接收器托盘与提升的 IMF 缘接触; 技师的一只手放在乳腺下,另一只手放在乳腺上方,轻轻将乳腺组织牵拉远离胸壁,且将乳头放在影像接收器托盘的中心;用一只手将乳腺固定在此位置上;提升对侧乳腺,转动患者(受检者),直至滤线栅的胸壁缘紧靠在胸骨上; 将对侧乳腺放在影像接收器托盘的拐角上(而不是放在影像接收器托盘后方); 患者(受检者)头部向前伸向球管侧,使前面的乳腺组织摆在影像接收器上; 利用另一只空闲的手牵拉未被成像的乳腺(靠近技师一侧的乳腺)位于影像接收器托盘的拐角处; 运用乳腺上方的手,经过影像接收器托盘胸壁缘,将乳腺后外侧缘提升到影像接收器托盘上,这应在患者(受检者)无旋转下完成;此步操作将会提高后外侧组织的可显示性; 使患者(受检者)非检侧手臂向前抓住手柄; 技师手臂放在患者(受检者)背后,手放在被检查侧的肩上;保持患者(受检者)肩部"松弛";同时用手轻推患者(受检者)后背,用手指牵拉锁骨上皮肤,以缓解在最后加压过程中患者(受检者)皮肤的牵拉感; 在进行压迫时,固定乳腺的手向乳头方向移动,同时向前平展外侧组织以消除皱褶;患者(受检者)成像一侧的手臂下垂,肱骨外旋;此种上臂摆位也可去除皮肤皱褶;如果皮肤皱褶仍然存在,则用你的一个手指在压迫装置外侧缘滑动,用它碾平外侧的皮肤皱褶; 使用滤线栅; 然后嘱咐患者(受检者)保持身体不动,于屏气状态下曝光	包含乳腺的后内侧缘,能显示胸大肌边缘; CC 位于 MLO 位摄影的后乳头线(PNL)长度差距必须在 1 cm 范围之内; 双侧乳腺 CC 位照片相对放置,则两侧乳腺呈球形; 影像密度和对比度良好,无运动伪影及栅切割伪影;其他同内外斜位摄影检查	乳腺的内侧后部组织是 MLO 位中最容易漏掉的区域,因此,在 CC 位中最重要的是要包含乳腺的后内侧缘

7.2　X 射线造影

目前,X 射线造影技术在临床上使用主要包括泌尿系统造影和消化系统造影两大类。

7.2.1　泌尿系统造影

1) 静脉肾盂造影(IVP)

(1) 造影前准备。

患者(受检者)准备:造影前 2~3 d 患者(受检者)禁用不透射 X 射线药物。造影前 1 d 进少渣饮食,不宜摄入会使胃肠胀气的食物(蔬菜、豆类、水果及烤的面食)。对于卧床的患者(受检者)应给予排气药物。造影前 1 d 晚服番泻叶 9~10 g。造影前清洁肠道,排空尿液。造影前 6 h 禁食、禁水。碘剂注射前,应按药典规定进行必要处理。

摄影前准备:准备对比剂为 76% 非离子型对比剂,其量为 20~50 ml。对比剂注射前应加温与体温相同。认真核对 X 射线摄影检查申请单,了解病情,明确检查目的和摄影部位。对检查目的、摄影部位不清的申请单,应与临床医师核准确认。根据检查部位选择适宜尺寸的影像接收器。X 射线照片标记[包括患者(受检者)片号、日期、造影照片的序号、体位左右标记等]要齐全、核准无误。开机预热,拟定并调整摄影条件。清除患者(受检者)检查部位可能造成伪影的衣物等。

(2) 操作方法。

摄影体位:患者(受检者)仰卧于摄影台上,双下肢伸直,正中矢状面垂直台面并与影像接收器长轴中线重合,两臂置于体侧。在相当骶髂关节水平,利用肾盂造影压迫器、充气气囊或加压腹带,对下段输尿管进行压迫,压力一般为 14.7 kPa 并以患者(受检者)耐受为限。双肾区造影片上缘包括 11 肋骨,下缘包括第 3 腰椎。双肾区造影中心线垂直经胸骨剑突与脐连线中点射入影像接收器中心。全泌尿系统造影照片上缘包括膈肌,下缘包括耻骨联合。全泌尿系统造影片,中心线经剑突与耻骨联合连线的中点垂直入射影像接收器。使用滤线栅。摄影距离为 100 cm。平静呼吸状态下屏气曝光。

摄影程序:造影前先摄影腹部(KUB)平片。如发现肾区有钙化,加摄腹部侧位平片。对比剂注射后应即刻施加腹压,腹部压迫器呈八字摆放。对比剂注射后 7 min、15 min,分别摄影双肾区造影片,至双肾显影良好为止。解除腹部压迫,立即摄影全泌尿系统造影片。其关键是解除腹压后的曝光时机,应在曝光前全部技术操作的最后一步,即解除腹部压迫 30 s 后曝光,可获得泌尿系全通路的造影影像。

(3)图像显示要求。腹腔未见肠内容物和与胆囊区域重叠的肠气。两侧肾实质与周围软组织有良好对比。两肾区可见对比剂充盈良好的肾盂、肾盏形态。腹部解压后,全泌尿系统全通路的造影影像显示良好,边界清晰。影像无运动伪影及栅切割伪影。

(4)注意事项。静脉肾盂造影(IVP)有两个目的:显示泌尿系统解剖结构;评估肾脏功能。静脉肾盂造影(IVP)检查成功与否在很大程度上取决于腹部压迫部位与压力。腹部压迫点应放在两侧髂骨前上棘的连线的水平上。因为这是输尿管进入盆腔的部位,其向中央靠拢,且后面有骶椎阻挡可以牢固地压迫输尿管。遇对比剂注射 30 min 后,肾盂、肾盏仍显影不佳时,可延迟摄影时间。疑肾下垂者,腹部压迫解除后,即刻同时摄取立位腹部前后位造影片。疑膀胱占位性病变者,解压后,待排尿前摄取膀胱造影片。输尿管加压压力视患者(受检者)的耐受能力调整。加压期间,若患者(受检者)出现迷走神经反应和下肢循环障碍时,应立即减压或解压。对于肥胖体型或下腹部有较大肿块,无法施加腹压者,可采用头低位 30°,并缩短第一片拍摄时间,即对比剂注射后 5 min 或 8 min、10 min 拍摄造影后的第一片。造影过程中出现碘过敏症状时,应立即解除腹压,终止检查,并进行对症治疗。

2)逆行肾盂造影

(1)造影前准备。

患者(受检者)准备:造影前 2~3 d 患者(受检者)禁用不透射 X 射线药物。造影前 1 d 进少渣饮食,造影前 6 h 禁食、无须禁水。碘剂注射前,应按药典规定进行必要处理。

摄影前准备:对比剂由临床医师负责准备,经输尿管注入。认真核对 X 射线摄影检查申请单,了解病情,明确检查目的和摄影部位。对检查目的、摄影部位不清的申请单,应与临床医师核准确认。根据检查部位选择适宜尺寸的影像接收器。X 射线照片标记[包括患者(受检者)片号、日期、造影照片的序号、体位左右标记等]要齐全、核准无误。开机预热,拟定并调整摄影条件。清除患者(受检者)检查部位可能造成伪影的衣物等。

（2）操作方法。

摄影体位：患者（受检者）仰卧于摄影台上，双下肢伸直，人体正中矢状面垂直台面并与影像接收器长轴中线重合，两臂置于身体两侧。影像接收器上缘包括肾上极，下缘包括耻骨联合。X 射线中心线通过剑突与耻骨联合连线的中点垂直射入影像接收器。使用滤线栅。摄影距离为 100 cm。曝光时机的控制应遵从检查医师的指令协同进行。平静呼吸状态下屏气曝光。

摄影程序：造影前先摄影腹部（KUB）平片。由临床医师经输尿管缓慢注入对比剂，待检查医师发出指令，即可曝光摄影。当肾盂、肾盏显影满意后，由临床医师拔出输尿导管，造影结束。

（3）图像显示要求。腹腔未见肠内容物和与胆囊区域重叠的肠气。两侧肾实质与周围软组织有良好对比。图像中可见由尿道插入的导管远端开口。两肾区可见对比剂充盈良好的肾盂、肾盏及部分输尿管形态。影像无运动伪影及栅切割伪影。

（4）注意事项。膀胱镜、输尿导管插入及对比剂的注射均由泌尿外科医师准备及操作。造影过程中出现碘过敏症状时，听从临床医师指挥，终止检查，配合治疗。

7.2.2　消化道造影

1）食管造影

（1）造影前准备。去除患者（受检者）检查部位可能造成伪影的衣、物。

（2）操作方法。患者（受检者）取站立位，口服 2.5～3.0 g 产气剂使食管充气扩张，患者（受检者）在吞钡的同时，观察食管在不同的充盈状态下显示出的轮廓和黏膜像，并需做多方位透视，发现病变立刻点片，常规应包括食管正位像、食管右前斜位像、食管左前斜位像。

2）胃十二指肠造影

（1）造影前准备。

患者（受检者）准备：禁食、禁水 6～12 h。检查前 2 日禁服重金属类药品及影响胃肠功能的药物，如铁剂、碘剂、钙剂、阿托品及硫酸镁等。

造影剂准备：硫酸钡干混悬剂加水配制的混悬液，浓度为 160％～200％，约 200 ml。另准备产气剂。

（2）操作方法。造影常用气钡双重对比法：口服 2.5～3.0 g 产气剂使胃充气扩张，然后口服钡剂，嘱患者（受检者）变换体位使钡剂均匀地涂布在黏膜表面,以显示内腔表面的细微结构。在透视观察下,发现病变即刻点片。常规应包括立位食管像及胃底、胃体、胃窦和十二指肠的双对比像。

(3)注意事项。对于儿童应减小光圈,在不影响病变显示情况下,可以酌情减少曝光次数。

7.2.3 小肠造影

(1)造影前准备。

患者(受检者)准备:禁食、禁水 6～12 h。检查前 2 日禁服重金属类药品及影响胃肠功能的药物,如铁剂、碘剂、钙剂、阿托品及硫酸镁等。

对比剂准备:硫酸钡干混悬剂加水配制的混悬液,浓度为 40%～100%,约 500～800 ml。

(2)操作方法。

一次服钡法:口服钡剂 600 ml 后,观察钡剂流动情况,直至钡剂到达回盲部,或采用多次服钡法,每次服钡 200 ml,分 3～4 次服下,间隔 30 min,最后一次服完后,观察全部小肠。小肠检查均需用仰卧位。观察小肠的轮廓、黏膜及其分布情况和移动性。需多方位观察,结合加压使小肠散开,有利于观察,疑有病变立刻点片。

气钡双重对比造影法:口服 2.5～3.0 g 产气剂使胃充气扩张,然后口服钡剂 200 ml 形成气钡双重对比,在 1 h 后在透视的观察下,利用体位的转动使小肠肠腔扩张,仔细观察小肠的细微结构和轮廓并摄片。

(3)注意事项。对于儿童应减小光圈,在不影响病变显示情况下,可以酌情减少曝光次数。

7.2.4 结肠钡灌肠造影

(1)造影前准备。

患者(受检者)准备:检查前一日患者(受检者)不吃有渣食物。检查前的晚上 8 h 服泻药清洁肠道,如肠道处理不佳需做清洁灌肠。当日早上禁食。

对比剂准备:硫酸钡干混悬剂加水配制的混悬液,浓度为 40%～100%,约为 1 000～1 500 ml。

(2)操作方法。

传统钡灌肠造影法:灌注钡剂 1 000～1 500 ml,使大肠充盈,观察其充盈像,检查过程中如发现病变立刻点片。然后使钡剂排泄后观察其黏膜像。常规应包括直肠侧位像;仰卧位直肠、乙状结肠像;升结肠(必要时加摄加压像使回肠末端显示清晰);结肠肝曲像;结肠脾曲像;降结肠像。

气钡双重造影法:灌注钡剂前先注射低张性药物。将钡剂经肛管注入,再注入气体,使钡剂直达升结肠,钡剂总量约为 200～300 ml,空气总量约为 600～800 ml。于不同体位点片以分段显示大肠的不同部位,检查过程中如发现病变立刻点片。常规应包括直肠侧位像;仰卧位直肠、乙状结肠像;升结肠像;结肠肝曲像;结肠脾曲像;降结肠像。

(3) 注意事项。检查后,如下腹或腰部疼痛,应留院观察 1 h 后方可离开。

7.3　CT 扫描检查

由于分辨力高,对疾病的诊断效果好等优点,CT 在临床的应用越来越广泛。与此同时,CT 检查导致的患者(受检者)剂量比普通 X 射线摄影高许多。因此在做好正当性判断的前提下,规范操作并采取最优化的措施,是控制患者(受检者)剂量的基本措施。

为方便读者查阅,本节以表格形式呈现各类 CT 扫描的规范性要求。

7.3.1　颅脑检查

颅脑 CT 检查要求如表 7-7 所示。

7.3.2　头颈部

头颈部 CT 扫描要求如表 7-8 所示。

7.3.3　胸部

胸部 CT 扫描要求如表 7-9 所示。

7.3.4　腹部

腹部 CT 扫描要求如表 7-10 所示。

7.3.5　骨关节系统

骨关节系统 CT 扫描要求如表 7-11 所示。

表7-7 颅脑CT检查要求

检查类型	扫描前准备①	扫描范围	扫描基线	扫描条件	扫描方式	层厚/层间隔	重建算法	图像后处理	照片要求
颅脑常规检查		从基线向上扫描至颅顶	多选用听眦线(即外眦与外耳道的连线)	120 kV,150～180 mA·s,儿童100～120 mA·s	横轴位非螺旋连续扫描	5 mm 或10 mm/5 mm 或10 mm	头窗算法,如需观察颅骨情况,需进行骨重建算法		头窗(如有需要包括骨窗),需包含定位像
颅脑增强扫描②	检查前禁食4 h,不需禁水,签署知情同意书,建议用高压注射器经上肢静脉注射含碘对比剂,注射流率2.5～3 ml/s,总量50 ml,注射完成后启动扫描。扫描条件和参数同轴位平扫								
颅脑CT血管造影③	检查前禁食4 h,不需禁水,签署知情同意书	从基线向上扫描至颅顶	多选用听眦线(即外眦与外耳道的连线)		螺旋扫描,螺距因子为1.0	图像后处理所用横断面图像层厚≤2 mm,重建间隔50%	软组织算法	层厚≤2 mm,观察动脉断面,进行三维重建,血管容积再现,最大密度投影观察全长	横断面层厚5 mm,容积再现,密度投影,其中容积再现像需多角度旋转

（续表）

检查类型	扫描前准备	扫描体位	扫描范围	扫描基线	扫描条件	扫描方式	层厚/层间隔	重建算法	图像后处理	照片要求
鞍区薄扫①	如需增强扫描，检查前禁食4h。签署知情同意书	患者（受检者）仰卧于检查床上，头置于头架内，头颅内收，左右对称	基线向上，包括全鞍区及相应病变范围	多用听眉线（即眉毛上缘中点与外耳道的连线）		螺旋扫描，螺距因子为1.0	图像后处理所用横断图像层厚≤2mm，重建间隔50%	骨算法和软组织算法	横断面多平面重组层厚<5mm，软组织窗冠及骨窗冠状面及矢状面重组层厚≤2mm	骨窗和软组织窗轴位、冠状位、矢状位、定位像，须包含及定位线

① 所有检查在检查前均应去除扫描区域表面所有金属及异物。
② 凡是涉及对比剂使用的，检查结束后观察20min，患者（受检者）无不适方可离开，若病情允许，嘱患者（受检者）多饮水，以利于对比剂排泄。
③ 需使用对比剂，建议用高压注射器经上肢静脉注射达到相应阈值时开始扫描。所用脑血管成像时开始扫描，注射流率为4ml/s，总量为80～100ml，注射开始后，在患者（受检者）靶血管（一般监测颈内动脉）强化达到阈值时开始扫描，或行颅脑血流灌注扫描。所用脑血管造影注射含碘对比剂，注射流率为2.5～3.0ml/s，总量为50ml，注射完成后动动扫描。
④ 若是增强扫描需使用对比剂，建议用高压注射器经上肢静脉注射达到相应阈值时开始扫描，如需观察脑血流灌注情况，则行颅脑血流灌注扫描。

表7-8　头颈部CT扫描要求

检查类型	扫描前准备①	扫描体位	扫描范围	扫描基线	扫描条件	扫描方式	层厚/层间隔	重建算法	图像后处理
眼眶（逐层扫描）		横断面：仰卧位，听眶下线垂直床面　冠状面	横断面：由眼眶上缘扫描至眼眶下缘	横断面：平行于听眶下线　冠状面：平	120kV，150～180mA·s，儿童100～120mA·s		2.0～4.0mm/2.0～4.0mm	骨算法、软组织算法	

（续表）

检查类型	扫描前准备①	扫描体位	扫描范围	扫描基线	扫描条件	扫描方式	层厚/层间隔	重建算法	图像后处理
眼眶（逐层扫描）		冠状面：仰卧或俯卧位，头部后仰尽量使听眶下线平行于床面	冠状面：由眼眶前缘扫描至前床突	行于听眶下线的垂线					
眼眶（容积扫描）		仰卧位，听眶下线垂直床面	眼眶上缘至眼眶下缘		120 kV，200 mA·s/层，儿童 150 mA·s/层	0.5～0.75 mm，螺距因子 0.7	重建层厚 0.7 mm，层间距 0.35 mm（重叠 50%重建）	骨算法、软组织算法	根据横断面和冠状面逐层扫描的基线、层厚和间距，将重建的薄层图像重组出横断面和冠状面图像
眼眶（增强扫描）②	根据具体的设备类型选择逐层或容积扫描方法；检查前禁食 4 h，签署知情同意书；对比剂按每千克体重 300～450 mg 碘计算，注射流率为 3 ml/s；对于血管性病变，注射开始后延迟 20 s 开始扫描；炎性和肿瘤病变：注射开始后延迟 40 s 开始扫描；必要时可延迟扫描；图像重建和重组方法同上								
视神经管（逐层扫描）		横断面：仰卧位，听眶下线垂直床面	横断面：以前床突为中心，上下各 0.6 cm；	横断面：平行于后床突至鼻骨尖的连线	120 kV，150～180 mA·s，儿童 100～120 mA·s		1.0 mm/1.0 mm	骨算法	

（续表）

检查类型	扫描前准备①	扫描体位	扫描范围	扫描基线	扫描条件	扫描方式	层厚/层间隔	重建算法	图像后处理
视神经管（逐层扫描）		冠状面：仰卧或俯卧位，颈部后仰尽量使听眶下线平行于床面	冠状面：由眶尖扫描至前床突	冠状面：平行于听眶下线的垂线					
视神经管（容积扫描）		仰卧位，听眶下线垂直床面	眼眶上缘至眼眶下缘		120 kV，200 mA·s/层，儿童140 mA·s/层	0.5～0.75 mm，螺距因子0.7	重建层厚0.7 mm，层间距0.35 mm（重叠50%重建）	骨算法	根据横断面和冠状面逐层扫描的基线，层厚和间距，将重建的薄层图像重组出横断面和冠状面图像
颞骨（逐层扫描）		横断面：仰卧位，听眶下线垂直床面 冠状面：仰卧或俯卧位，颈部后仰尽量使听眶下线平行于床面	横断面：由岩锥上缘至外耳道下缘 冠状面：以外耳道为中心前后各10 mm	横断面：平行于听眶下线 冠状面：平行于听眶下线的垂线	140 kV，200 mA·s 儿童120 kV，160 mA·s		1.0 mm/1.0 mm	骨算法，软组织算法	

（续表）

检查类型	扫描前准备①	扫描体位	扫描范围	扫描基线	扫描条件	扫描方式	层厚/层间隔	重建算法	图像后处理
颞骨（容积扫描）		仰卧位,听鼻线（外耳孔与鼻翼连线）垂直于床面（晶状体位于扫描野之外）	岩锥上缘（眼眶下缘）至乳突尖		140 kV,240 mA·s/层,儿童120 kV,240 mA·s/层	0.5～0.75 mm,螺距因子0.7	重建层厚0.7 mm,层间距0.35 mm（重叠50%重建）	骨算法	根据横断面和冠状面逐层扫描的基线,层厚和间距,重建的薄层图像重组出横断面和冠状面图像
颞骨（增强扫描）	对软组织病变、面神经、听神经病变等应行增强扫描；根据具体的设备类型选择逐层扫描或容积扫描方法；检查前禁食4 h,不需禁水。签署知情同意书；对比剂按每千克体重300～450 mg碘计算,注射流率为3 ml/s;对于血管性病变,注射开始后延迟20 s开始扫描；炎性和肿瘤病变,注射开始后延迟40 s开始扫描;必要时可延迟重建和重组;软组织算法重建和重组								
颞骨CT血管成像	检查前禁食4 h,不需禁水,签署知情同意书	仰卧位,听眶下线垂直床面	枢椎至眼眶上缘		120 kV,200 mA·s/层,儿童140 mA·s/层	容积扫描,0.5～0.75 mm,螺距因子1.0	重建层厚0.7 mm,层间距0.35 mm（重叠50%重建）	软组织算法	重组出横断面图像3.0/3.0 mm,三维图像重组和后处理,包括最大密度投影,SSD和容积再现技术,曲面重组,左右侧颈内静脉,动脉

（续表）

检查类型	扫描前准备①	扫描体位	扫描范围	扫描基线	扫描条件	扫描方式	层厚/层间隔	重建算法	图像后处理
鼻骨（逐层扫描）		横断面：仰卧位,听眶下线垂直床面 冠状面：仰卧或俯卧位,颈部后仰尽量使听眶下线平行于床面	横断面：由鼻根扫描至鼻尖 冠状面：由鼻骨前缘扫描至泪骨	横断面：平行于听眶下线 冠状面：平行于鼻骨长轴	120 kV, 150 mA·s, 儿童 100 mA·s		横断面：2.0 mm/ 2.0 mm 冠状面：1.0 mm/ 1.0 mm	骨算法	
鼻骨（容积扫描）		仰卧位	鼻根至鼻尖		120 kV, 200 mA·s/层, 儿童 140 mA·s/层	容积扫描 0.5～ 0.75 mm, 螺距因子 0.7	重建层厚 0.7 mm,层间距 0.35 mm (重叠 50% 重建)	骨算法、软组织算法	根据横断面和冠状面逐层扫描的基线,层厚和层间距,将重建的薄层图像组和横断面软组织影像组进行重建;利用 3D SSD 影像重建;必要时平行于正中矢状面行矢状面的重组

277

（续表）

检查类型	扫描前准备①	扫描体位	扫描范围	扫描基线	扫描条件	扫描方式	层厚/层间隔	重建算法	图像后处理
鼻窦、颌面及颅底扫描（逐层扫描）		横断面：仰卧位，听眶下线垂直床面；冠状面：仰卧或俯卧位，颈部后仰尽量使听眶下线平行于床面	横断面：由额窦上缘扫描至硬腭，或根据具体病变确定范围；冠状面：由鼻根扫描至蝶窦后缘，或以病变为中心确定范围	横断面：平行于听眶下线；冠状面：平行于硬腭的垂线	120 kV，150 mA·s，儿童100～120 mA·s		骨算法：2.0 mm/2.0～5.0 mm 软组织算法：3.0 mm/3.0～5.0 mm	骨算法、软组织算法	
鼻窦、颌面及颅底扫描（容积扫描）		仰卧位，听眶下线垂直床面	额窦上缘至硬腭或根据具体病变范围定范围		120 kV，200 mA·s/层，儿童140 mA·s/层	容积扫描，0.5～0.75 mm，螺距因子1.0	重建层厚0.7 mm，层间距0.35 mm（重叠50%重建）	骨算法、软组织算法	根据横断面和冠状面的基线，层距和层距薄层重建组出横断面和冠状面图像；鼻窦和颅底CT以骨算法图像为主，其他部位

（续表）

检查类型	扫描前准备①	扫描体位	扫描范围	扫描基线	扫描条件	扫描方式	层厚/层间隔	重建算法	图像后处理
鼻窦、颅面及颅底（容积扫描）									以软组织算法为主；必要时行矢状面重组；根据临床需要行三维图像重组，包括最大密度投影、SSD 和容积再现术
鼻窦、颅面及颅底（增强扫描）	对软组织病变、面神经、听神经病变等应行增强扫描；根据具体的设备类型选择逐层或容积扫描方法；检查前禁食 4 h，不需禁水，签署知情同意书；对比剂按每千克体重 300~450 mg 碘计算，注射流率为 3 ml/s；对于血管性病变，注射开始后延迟 20 s 开始扫描；炎性和肿瘤病变，注射开始后延迟 40 s 开始扫描；必要时可延迟扫描；图像重建和重组方法同上								
咽（逐层扫描）		横断面：仰卧位，听眶下线垂直床面 冠状面：仰卧或俯卧位，颈部后仰尽量使听眶下线平行于床面	横断面：由眼眶上缘扫描至舌骨 冠状面：由上颌窦扫描至鼻咽腔后缘	横断面：平行于听眶下线 冠状面：平行于硬腭的垂线	120 kV，150~180 mA·s，儿童 100~120 mA·s		4.0 mm/4.0~5.0 mm	软组织算法	

（续表）

检查类型	扫描前准备①	扫描体位	扫描范围	扫描基线	扫描条件	扫描方式	层厚/层间隔	重建算法	图像后处理
咽（容积扫描）		仰卧位，听眶下线垂直床面	眼眶上缘扫描至舌骨，嘱患者平静呼吸，勿做吞咽动作		120 kV，200 mA·s/层，儿童140 mA·s/层	容积扫描，0.5～0.75 mm，螺距因子1.0	重建层厚0.7 mm，层间距0.35 mm（重叠50%重建）	软组织算法	根据横断面和冠状面逐层扫描的基线，层厚和层间距，将重建的薄层图像重组出横断面和冠状面图像；必要时行矢状面重组
咽（增强扫描）	对软组织病变、面神经、听神经病变等应行增强扫描；根据具体病变类型选择设备类型或容积扫描方法；检查前禁食4 h，不需禁水，签署知情同意书；对比剂按每千克体重300～450 mg碘计算，注射流率为3 ml/s；对于血管性病变，注射开始后延迟20 s开始扫描；炎性和肿瘤病变，注射开始后延迟40 s开始扫描；必要时可延迟扫描；图像重建和重组方法同上								
颈（逐层扫描）		仰卧位，听眶下线垂直床面	喉由会厌上缘扫描至C6下缘，必要时可加扫发"i"的声音时扫描；甲状腺由C4下缘扫	听眶下线	120 kV，150 mA·s（喉）或200 mA·s（甲状腺、颈部）儿童100 mA·s		3.0 mm/3.0～4.0 mm（喉、甲状腺）5.0 mm/5.0 mm（颈部）	软组织算法、骨算法（外伤或有骨质病变的患者）	

（续表）

检查类型	扫描前准备①	扫描体位	扫描范围	扫描基线	扫描条件	扫描方式	层厚/层间隔	重建算法	图像后处理
颈（逐层扫描）			描至 C7 下缘或甲状腺下缘；颈部由颅底扫描至胸骨上切迹；嘱患者（受检查者）平静呼吸，勿做吞咽动作		（喉）或 140 mA·s（甲状腺，颈部）				
颈（容积扫描）		仰卧位，听眶下线垂直床面	喉由会厌上缘扫描至 C6 下缘；甲状腺由 C4 下缘扫描至 C7 下缘或甲状腺下缘；颈部由颅底扫描至胸骨上切迹；嘱患者（受检查者）平静呼吸，勿做吞咽动作		120 kV，160 mA·s/层（喉）或 200 mA·s/层（甲状腺，颈部）儿童 100 mA·s/层（喉）或 140 mA·s/层（甲状腺，颈部）	容积扫描，0.5～0.75 mm/层螺距因子 1.2	重建层厚 1.0 mm，层间距 0.5 mm	软组织算法、骨算法（外伤或有骨质变的患者）	根据横断面和冠状面逐层扫描的基线，层厚和间距，将重建的薄层图像组重建出横断面和冠状面矢状像；重组 3.0 mm/3.0 mm（喉），5.0 mm/5.0 mm（颈部）；以软组织算法为主，外伤或有骨

（续表）

检查类型	扫描前准备①	扫描体位	扫描范围	扫描基线	扫描条件	扫描方式	层厚/层同隔	重建算法	图像后处理
颈（容积扫描）									质病变的患者重组背算法图像；根据临床需要行三维图像和后处理，包括最大密度投影,SSD和容积再现术
颈（增强扫描）	根据具体的设备类型选择逐容积扫描方法；检查前禁食4 h,不需禁水,签署知情同意书;对比剂按每千克体重300~450 mg碘计算,注射流率为3 ml/s;注射开始后延迟35~40 s开始扫描;必要时可延迟扫描;图像重建和重建组方法同上								
颈部CT动脉血管成像③	检查前禁食4 h,不需禁水,签署知情同意书	仰卧位,听眶下线垂直床面	颅底外耳孔水平至主动脉弓		120 kV,200 mA·s/层 儿童140 mA·s/层	容积扫描,选择最宽的探测器排数;螺距因子1.0	重建层厚1.0 mm,层间距0.7 mm	软组织算法	重组出横断面图像3.0 mm/3.0 mm;三维图像重组和后处理,包括最大密度投影,SSD和容积再现术,曲面重组出左右侧椎动脉和颈内动脉

① 所有检查,在检查前均应去除扫描区域表面所有金属及异物。
② 凡是涉及对比剂使用的检查结束后,观察20 min,患者(受检者)无不适方可离开;若病情允许,嘱患者(受检者)多饮水,以利于对比剂排泄。触发方法:采用对比剂跟踪技术,
③ 注射方式:370 mg/ml碘对比剂:60~70 ml;补盐水40 ml;注射流率为5 ml/s,前臂或足部注射;以右侧前臂为主。
在主动脉弓水平设置自动触发区,触发阈值120 HU,由足侧向头侧扫描。

表 7 - 9　胸部 CT 扫描要求

检查类型	扫描前准备①	扫描体位	扫描范围	扫描基线	扫描条件	扫描方式	层厚/层间隔	重建算法	图像后处理
肺（常规平扫）		仰卧位，身体置于床面中间，两臂上举，吸气末屏气扫描	胸廓入口～后肋膈角	水平线	120 kV，自动毫安（100～300 mA）；0.5～1.0 r/s		扫描层厚根据具体机型选择，重建层厚＜10 mm	标准算法，肺组织算法	
肺（常规增强扫描）②③	检查前禁食4 h，不需禁水，签署知情同意书	仰卧位，身体置于床面中央，两臂上举，吸气末屏气扫描	胸廓入口～后肋膈角	水平线	120 kV，自动毫安（100～300 mA）；0.5～1.0 r/s		扫描层厚根据具体机型选择，重建层厚＜10 mm	标准算法，肺组织算法	
胸部低剂量 CT（常规平扫）④		仰卧位，身体置于床面中央，两臂上举，吸气末屏气扫描	胸廓入口～后肋膈角	水平线	120 kV，20～50 mA·s，0.5～1.0 r/s，也可采用自动毫安技术		重建层厚＜10 mm	标准算法，肺组织算法	照相条件：纵隔窗，肺窗，如需要加骨窗
胸部低剂量 CT（增强扫描）		仰卧位，身体置于床面中央，两臂上举，吸气末屏气扫描	胸廓入口～后肋膈角	水平线	120 kV，2平扫采用50 mA·s，动脉期采用100 mA·s，个别根据数适当增减		重建层厚＜10 mm	标准算法，肺组织算法	最大密度投影，最小密度投影及容积成像等多种技术进行后处理。照相条件：纵隔窗，肺窗，如需要加骨窗

（续表）

检查类型	扫描前准备①	扫描体位	扫描范围	扫描基线	扫描条件	扫描方式	层厚/层间隔	重建算法	图像后处理
胸部多层螺旋CT图像后处理	多平面重组（用肺和软组织函数重建图像）的要求： 将轴位、冠状位和矢状位图像摆正,对称； 窗宽：纵隔窗 350～450 HU,肺窗 1 400～1 500 HU； 窗位：纵隔窗 35～45 HU,肺窗 −600～−700 HU； 层厚：采集层厚 1～0.5 mm； 轴位图像：范围自肺尖至后肋膈角； 冠状位图像：平行于气管,包括肺门和病灶； 矢状位或斜位图像：主要显示病灶与血管的关系（要插入定位像）； 必要的测量（在肺函数图像中）：病灶的直径及气管或支气管狭窄处的最大和最小直径及狭窄段的长度,最小密度投影显示气管支气管树； CT仿真内窥镜显示气管和支气管内病变								
肺动脉CT成像	扫描程序及要求： 扫描程序同常规增强； 检查前禁食 4 h,不需禁水,签署知情同意书； 注射总量：1.0～1.5 ml/kg体重；注射速率：4 ml/s； 延迟,时间：利用对比剂跟踪技术确定； 扫描层厚：根据具体CT机型选择 图像后处理 多平面重组（用肺和软组织函数重建图像）的要求： 将轴位、冠状位和矢状位图像摆正,对称； 窗宽：纵隔窗根据血管内对比剂浓度调节,肺窗 1 500～1 600 HU； 窗位：纵隔窗根据血管内对比剂浓度调节,肺窗 −550～−650 HU； 层厚：采集层厚； 轴位肺函数图像（肺窗）：范围自肺尖至后肋膈角；								

（续表）

检查类型	扫描前准备①	扫描体位	扫描范围	扫描基线	扫描条件	扫描方式	层厚/层间隔	重建算法	图像后处理
肺动脉CT成像		轴位软组织函数图像（纵膈窗）；范围包括肺动脉主干及其远端细小分支； 冠状位软组织函数图像（纵膈窗）；范围包括肺动脉主干及其远端细小分支； 矢状位或斜位图像：主要显示梗塞的动脉血管（要插入定位像）； 容积再现显示肺动脉全貌							
胸主动脉CT成像	扫描程序及扫描参数利用对比剂跟踪技术确定 图像后处理要求： 曲面重建血管分析方法显示胸主动脉全程，确定病变的位置和性质，尽可能显示破口的位置； 动脉瘤要求测量：内膜破口至左右锁骨下动脉开口处的距离；左锁骨下动脉开口处主动脉弓的最大和最小直径； 动脉狭窄要求测量：狭窄处的血管直径；狭窄的长度 多平面重组要求： 将轴位、冠状位和矢状位图像摆正，对称； 层厚：1 mm（<2 mm）； 轴位图像：范围自主动脉弓上分支至胸主动脉末端； 斜位图像：平行于主动脉弓，显示胸主动脉全程及弓上分支； 容积再现图像要求： 除去胸骨，左右前肋骨的标准前后位像； 除去全部肋骨的标准前后位像，左右前斜 45°像和侧位像 最大密度投影图像：除去全部胸骨的标准前后位像，显示动脉管壁钙化程度和钙化斑的分布							
冠状动脉CT成像	检查前准备： 测量患者（受检者）平静状态下的心率，注意有无心律不齐、早搏等，如有严重心律不齐或严重心功能不全者，应拒绝检查或推迟检查。心率超过 70 次/min，允许以药物控制心率。检查前需禁食 4 h，不需禁水，签署知情同意书； 患者（受检者）仰卧位，扫描前先对患者（受检者）进行屏气训练；打开心电监护仪开关，正确安放电极，如心电监护仪不能正常工作，可用心电模拟器进行检测。先获得胸部定位图像，扫描范围从锁骨上方至隔下，扫描方向上：正、侧位两个方向								

（续表）

检查类型	扫描前准备①	扫描体位	扫描范围	扫描基线	扫描条件	扫描方式	层厚/层间隔	重建算法	图像后处理
冠状动脉CT成像	测量延迟时间：对比剂跟踪技术或小剂量对比剂测量技术 扫描技术及条件： 扫描范围从气管隆突至心尖部下方，注意冠状动脉搭桥术后患者扫描范围要扩大，上至主动脉弓上方层面； 对比剂注射流率与小剂量试验流速一致； 扫描类型：Cardiac Segment/burst/plus 序列，同时加用回顾性心电门控； 扫描条件：120 kV，300～400 mA。层厚 0.625 mm； 延迟时间：根据时间-密度曲线测量结果，再增加 5～8 s； 扫描时嘱患者（受检者）屏住呼吸。扫描结束拔除穿刺针后，嘱患者（受检者）按压穿刺部位 10～20 min 以防止出血。多饮温开水以促进对比剂的排出。								

① 所有检查在检查前均应去除扫描区域表面所有金属及异物。
② 增强条件：注射总量按每千克体重 300～450 mg 碘计算，射流率为 3～4 ml/s，注射后开始扫描时间：20～30 s，80～120 s 延迟扫描，如有特殊情况，酌情处理。
③ 凡是涉及对比剂使用的，检查结束后，观察 20 min，患者（受检者）无不适方可离开，若病情允许，嘱患者（受检者）多饮水，以利于对比剂排泄。
④ 检查前禁食 4 h，不需禁水，需要签署知情同意书。注射总量：对比剂按每千克体重 300～450 mg 碘计算，流率为 3～4 ml/s，注射后开始扫描时间 25～30 s。
必要时可以延迟扫描，如有特殊情况，酌情处理。

表 7 - 10　腹部 CT 扫描要表

检查类型	扫描前准备①	扫描范围	扫描基线	扫描条件	扫描方式	层厚/层间隔	重建算法	图像后处理
肝胆脾CT检查（常规平扫）	患者（受检者）扫描前 6～8 h 禁食；扫描前 25～45 min	在定位片上确定扫描范围，从右膈面至肝脏下缘	正位定位片，以剑突为定位片扫描定位点。	呼吸相：深吸气后屏气曝光。采用自动毫	螺旋扫描	重建层厚≤5 mm	标准算法或软组织算法	

（续表）

检查类型	扫描前准备①	扫描体位	扫描范围	扫描基线	扫描条件	扫描方式	层厚/层间隔	重建算法	图像后处理
肝胆脾CT检查（常规平扫）	口服清水；训练患者呼吸及屏气	于床面中间，侧面定位线对准人体正中冠状面。特殊情况下采用其他体位，如侧卧位及俯卧位		扫描基线为右膈面或肝脏下缘	安技术，1.0 s 每圈，矩阵 512×512，视野 30～40 cm				
肝胆脾CT检查（增强扫描）	检查前禁食 6～8 h，不需禁水，签署知情同意书；增强扫描在平扫后进行，对比剂注射方法采用静脉内团注法：对比剂注射总量：按每千克体重 300～450 mg 碘计算，补充盐水量 15～20 ml，对比剂注射流率为 2.5～3.5 ml/s；注射对比剂后开始扫描时间：动脉期 25～30 s，门脉期 50～65 s，平衡期 120 s 扫描（延迟期）120 s 扫描，如有特殊情况，酌情处理，如做过清肠或排空后再行检查；患者（受检者）上检查合前，应训练注意事项：扫描前先问清其一周内是否做过钡餐检查，如做过应请清肠或排空后再行检查；其平静呼吸下屏气。								
胰腺（常规平扫）	患者（受检者）扫描前 6～8 h 禁食；扫描前半小时口服清水 500 ml，检查前 5 min 口服 300 ml；训练患者（受检者）呼吸及屏气	仰卧位，头先进，身体置于床面中间，两臂上举抱头	从胰腺尾部上缘至十二指肠水平段	胰腺尾部上缘	呼吸相：深吸气后屏气曝光。采用自动毫安技术，1.0 s 每圈，矩阵 512×512，中扫描视野		重建层厚 4.0～5.0 mm，间隔 4.0～5.0 mm	标准算法、软组织窗	

（续表）

检查类型	扫描前准备①	扫描体位	扫描范围	扫描基线	扫描条件	扫描方式	层厚/层间隔	重建算法	图像后处理
胰腺（增强扫描）	检查前禁食 6~8 h，不需禁水，签署知情同意书；对比剂对注射总量：按每千克体重 15~20 ml，对比剂注射流率为 2.5~3.5 ml/s；注射对比剂开始扫描时间：动脉期 25~30 s，胰腺实质期 45 s，必要时延迟 120 s 扫描，如有特殊情况，酌情处理；后处理方法：冠状、矢状和轴位重建；注意事项：扫描前先问清其一周内是否做过钡餐检查，如做过应清肠后或排空后再行检查；患者（受检者）上检查台前，应训练其平静呼吸下屏气								
胆管（常规平扫）	患者（受检者）扫描前禁食 6~8 h 禁水；扫描前半小时口服清水，训练患者（受检者）呼吸及屏气	仰卧位，头先进，身体置于床面中间，两臂上举抱头	从右膈面开始扫描至十二指肠水平部	以右膈面为准	呼吸相：深吸气后屏气曝光。采用自动毫安技术		重建层厚1.0 mm，间隔 0.5 mm	标准算法	曲面、冠状面、矢状面和轴位多平面重组重建
胆管（增强扫描）	检查前禁食 6~8 h，不需禁水，签署知情同意书；对比剂对注射总量：按每千克体重 15~20 ml，对比剂注射流率为 2.5~3.5 ml/s；注射对比剂开始扫描时间：60~65 s，必要时可以延迟扫描。如有特殊情况，酌情处理；后处理方法：冠状、矢状和轴位重建；注意事项：扫描前先问清其一周内是否做过钡餐检查，如做过应清肠后或排空后再行检查。患者（受检者）上检查台前，应训练其平静呼吸下屏气。								
肾上腺（常规平扫）	患者（受检者）扫描前禁食 6~8 h 禁食；训练患者（受检者）呼吸及屏气	仰卧位，头先进，身体置于床面中间，两臂上举抱头	从胸 11 椎体上缘扫描至肾门水平	胸 12 椎体上级或肾上级	呼吸相：深吸气后屏气曝光。采用自动毫安		重建层厚3.0 mm，间隔3.0 mm	标准算法，软组织窗	

（续表）

检查类型	扫描前准备①	扫描体位	扫描范围	扫描基线	扫描条件	扫描方式	层厚/层间隔	重建算法	图像后处理
肾上腺（常规平扫）					安技术：1.0 s 每圈，矩阵 512×512；小扫描野				
肾上腺（增强扫描）	检查前禁食 6~8 h，不需禁水，签署知情同意书；对比剂注射总量：按每千克体重 300~450 mg 碘计算，补充盐水量 15~20 ml，对比剂注射流率为 2.5~3.5 ml/s；注射对比剂后开始扫描时间：60~65 s，必要时可以延迟扫描。如有特殊情况，酌情处理；后处理方法：冠状、矢状和轴位重建；注意事项：扫描前先问清其一周内是否做过钡餐检查，如做过应清肠后或排空后再行检查。患者（受检者）上检查台前，应训练其平静呼吸下屏气。								
肾脏（常规平扫）	患者（受检者）扫描前 6~8 h 禁食；扫描前 25~45 min 口服清水或阳性对比剂；训练患者（受检者）呼吸及屏气	仰卧位，头先进，两臂上举抱头。上举置于床身体置于床面中间，侧面定位线对准人体正中冠状面。特殊情况下采用其他体位，如侧卧位及俯卧位	从肾上极扫描至肾下极，从胸 11,12 椎体扫描至腰 3 椎体下缘	以胸 11 椎体为准	呼吸相：深吸气后屏气曝光；采用自动毫安；技术：1.0 s 每圈，矩阵 512×512；中扫描野		重建层厚 5~7 mm，层间隔 3.0 mm	标准算法、软组织窗	

（续表）

检查类型	扫描前准备①	扫描体位	扫描范围	扫描基线	扫描条件	扫描方式	层厚/层间隔	重建算法	图像后处理
肾脏（增强扫描）	检查前禁食6～8 h,不需禁水、签署知情同意书; 对比剂注射总量:按每千克体重300～450 mg碘计算,补充生理盐水15～20 ml,对比剂注射流率为2.5～3.5 ml/s; 注射对比剂后开始扫描时间:动脉期(皮质期)25～30 s,实质期(髓质期)注射后80～90 s,排泄期(肾盂期)注射后210～420 s。必要时可以延迟扫描。如有特殊情况,酌情处理; 后处理方法:冠状、矢状和轴位重建。 注意事项:扫描前先问清其一周内是否做过钡餐检查,如做过应清腹后或排空后再行检查;同时72 h内不得做过肾盂造影。对移植肾患者主要行下腹髂区扫描 患者(受检者)上检查台前,应训练其平静呼吸下屏气。遇有一侧肾缺如患者,须加大扫描范围。								
CT尿路造影（平扫）	患者(受检者)扫描前6～8 h禁食:扫描前让患者(受检者)口服清水,待膀胱完全充盈开始扫描;训练患者(受检者)呼及屏气	仰卧位,头先进,两臂上举抱头。身体置于床面中间,面定位线对准人体正中冠状面。特殊情况下采用其他体位,如侧卧位及俯卧位	从肾上极至膀胱入口	肾上极	呼吸相:深吸气后屏气曝光。采用自动毫安技术		重建层厚1.0 mm,间隔0.5 mm	标准算法,软组织窗	
CT尿路造影（增强）	检查前禁食6～8 h,不需禁水、签署知情同意书; 对比剂注射总量:按每千克体重300～450 mg碘计算,补充生理盐水15～20 ml,对比剂注射流率为2.5～3.5 ml/s; 注射对比剂后开始扫描时间:50～60 s;轻度肾盂积液,延迟20～30 min开始扫描;中度肾盂积液,延迟50～70 min开始扫描;重度肾盂积液,延迟100～120 min开始扫描,必要时可延时更多时间,酌情处理								

（续表）

检查类型	扫描前准备①	扫描体位	扫描范围	扫描基线	扫描条件	扫描方式	层厚/层间隔	重建算法	图像后处理
CT 尿路造影（增强）									后处理方法：肾实质期和排泄期肾脏冠状、矢状、曲面状和轴位多平面组重建；输尿管实质期和排泄期冠状、曲面或斜冠状和轴位多平面组重建。注意事项：扫描前先问清一周内是否做过钡餐检查，如做过应清腹后或排空后再行检查；同时 72 h 内不得做过肾盂造影。患者（受检者）上检查台前，应训练其平静呼吸下屏气。遇有一侧肾缺如患者，须加大扫描范围。对移植肾患者主要行下腹髂区扫描
盆腔（常规平扫）	患者（受检者）扫描前 6～8 h 禁食水；扫描前让患者口服清水，膀胱充盈后开始扫描	仰卧位，头先进、两臂上举抱头；身体置于床面中间、侧面定位线对准人体正中冠状面；特殊情况下采用其他体位，如侧卧位及俯卧位	从耻骨联合下缘至髂嵴水平	耻骨联合下缘或髂嵴水平	采用自动毫安技术		重建层厚 5～8 mm	标准算法、软组织窗	
盆腔（增强扫描）	检查前禁食 6～8 h，不需禁水，签署知情同意书；对比剂注射总量：按每千克体重 300～450 mg 碘计算，补充盐水量 15～20 ml，对比剂注射流率为 2.5～3.5 ml/s；注射对比剂开始扫描时间：动脉期 25～30 s；静脉期 65 s。必要时可延迟扫描，如有特殊情况，酌情处理；后处理方法：冠状、矢状和轴位组重建；注意事项：患者喝完药后，嘱患者只有尿感强烈才能开始扫描，确保膀胱充盈安全。膀胱镜检查当天不行此检查								

（续表）

检查类型	扫描前准备①	扫描体位	扫描范围	扫描基线	扫描条件	扫描方式	层厚/层间隔	重建算法	图像后处理
会阴部（常规平扫）	患者（受检者）扫描前6~8 h禁食、水	仰卧位,头先进,两臂上举抱头;身体置于床面中间、侧面定位线对准人体正中;特殊情况下采用其他体位,如侧卧位及俯卧位	从直肠子宫隐窝或直肠膀胱隐窝扫描至病变以下	以直肠子宫隐窝或直肠膀胱隐窝为准	采用自动毫安技术		重建层厚3 mm	标准算法,软组织窗	
会阴部（增强扫描）	检查前禁食6~8 h,不需禁水,签署知情同意书;对比剂注射总量:按每千克体重300~450 mg碘计算,补充盐水量15~20 ml,对比剂注射流率为2.5~3.5 ml/s;注射对比剂开始扫描时间:动脉期25~30 s;静脉期65 s。必要时可延迟扫描,如有特殊情况,酌情处理;后处理方法:冠状、矢状和轴位重建;注意事项:勿与盆腔相混								
胃（常规平扫）	患者（受检者）扫描前6~8 h禁食,扫描前口服产气剂6~9 g;	仰卧位,头先进,两臂上举抱头;身体置于床面中间、侧面定位线对准	从左膈顶扫描至胃下缘	以左膈顶为准	呼吸相:深吸气后屏气曝光;采用自动毫安技术		重建层厚1 mm,间隔0.5 mm	标准算法,软组织窗	作多平面重组重建,也可作胃腔仿真内窥镜

（续表）

检查类型	扫描前准备①	扫描体位	扫描范围	扫描基线	扫描条件	扫描方式	层厚/层间隔	重建算法	图像后处理
胃（常规平扫）	口服 1 000～1 500 ml 水；训练患者呼吸及屏气	准人体正中冠状面。特殊情况下采用其他体位，如侧卧位及俯卧位。							
胃（增强扫描）	检查前禁食 6～8 h，不需禁水，签署知情同意书；对比剂注射总量：按每千克体重 300～450 mg 碘计算，补充盐水量 15～20 ml。对比剂注射流率为 2.5～3.5 ml/s；注射对比剂后开始扫描时间：动脉期 25～30 s，静脉期 65 s。必要时可延迟扫描，如有特殊情况，酌情处理；后处理方法：冠状、矢状和轴位重建；注意事项：患者（受检者）口服发泡剂时嘱其服药后不能打嗝。三维重建时，可采用薄层扫描计划扫描，行轴位、冠状位、矢状位多平面重组重建；仿真内窥镜重建							
小肠（常规平扫）	扫描前禁食 10 h，急性肠梗阻患者不做任何准备直接平扫及增强检查。训练患者（受检者）呼吸及屏气	身体置于床面中间，侧面定位线对准人体正中冠状面。特殊情况下采用其他体位，如侧卧位及俯卧位	从十二指肠水平段扫描至耻骨联合上缘	以十二指肠球部或水平部为准	呼吸相：深吸气后屏气。曝光：采用自动毫安技术		重建层厚 3 mm	标准算法，软组织窗	

293

（续表）

检查类型	扫描前准备①	扫描体位	扫描范围	扫描基线	扫描条件	扫描方式	层厚/层间隔	重建算法	图像后处理
小肠（增强扫描）	检查前禁食6~8 h,不需禁水,签署知情同意书;对比剂注射总量:按每千克体重300~450 mg碘计算,补充盐水量15~20 ml,对比剂注射流率为2.5~3.5 ml/s;注射对比剂后开始扫描时间:动脉期25~30 s;静脉期65 s。必要时可延迟扫描,如有特殊情况,酌情处理;后处理方法:冠状位、矢状位和轴位重建;注意事项:行轴位、冠状位、矢状位多平面组重建								
结肠（常规平扫）	扫描前一日夜间让患者（受检者）清洁肠道（口服泻药）;患者（受检者）上检查台后,经肛门向结肠内注入空气,以被检查者可以耐受,1 000~1 500 ml左右较合适;训练患者（受检者）呼吸及屏气	仰卧位、头先进、两臂上举抱头、身体置于床面中间,侧面定位线对准人体正中冠状面。特殊情况下采用其他体位,如侧卧位及俯卧位	从结肠脾曲上缘扫描至直肠末端	以结肠脾曲上缘为准	呼吸相:深吸气后屏气曝光;采用自动毫安技术		重建层厚5 mm	标准算法软组织窗	
结肠（增强扫描）	检查前禁食6~8 h,不需禁水,签署知情同意书;对比剂注射总量:按每千克体重300~450 mg碘计算,补充盐水量15~20 ml,对比剂注射流率为2.5~3.5 ml/s;注射对比剂后开始扫描时间:动脉期25~30 s;静脉期60 s。必要时可延迟扫描,如有特殊情况,酌情处理;后处理方法:冠状位、矢状位和轴位重建;注意事项:直肠病变的患者（受检者）可采取俯卧位扫描。行轴位、冠状位、矢状位多平面组重建、仿真内窥镜重建								

（续表）

检查类型	扫描前准备①	扫描体位	扫描范围	扫描基线	扫描条件	扫描方式	层厚/层间隔	重建算法	图像后处理
腹部血管②③	患者（受检者）扫描前6～8 h禁食，不需禁水，签署知情同意书；扫描前30 min口服水500 mL，然后开始扫描；训练患者（受检者）呼吸及屏气	仰卧位，头先进，两臂上举抱头；身体置于床面中间，侧面定位线对准人体正中冠状面；特殊情况下采用其他体位，如侧卧位及俯卧位	依扫描目的而定：腹主动脉：从膈肌上缘至髂总动脉；肾动脉：从肾门至肾下极	依扫描目的而定	呼吸相：深吸气后屏气曝光；采用自动毫安技术		重建层厚1 mm，间隔0.8 mm	标准算法，做血管的三维重建，软组织窗	多平面重组，最大密度投影和容积再现，其中多平面重组中要求测量双肾动脉、腹腔干、肠系膜上动脉内径和动脉瘤或夹层的相关数据；如为大范围3D，则应有上述部位和病变处的小视野多平面重组图像

① 所有检查在检查前均应去除扫描区域表面所有金属及异物。

② 凡是涉及对比剂使用的，检查结束后，观察20 min，患者（受检者）无不适方可离开，若病情允许，嘱患者（受检者）多饮水，以利于对比剂排泄。

③ 腹部血管扫描，对比剂总量：按每千克体重300～450 mg碘计算，补充盐水量40～50 mL，对比剂注射流率为4～5 mL/s；注射对比剂后开始扫描时

同：动脉期25 s开始扫描或使用对比剂跟踪技术。静脉期60 s。

表 7-11 骨关节系统 CT 扫描要求

检查类型	扫描前准备①	扫描体位	扫描范围	扫描基线	扫描条件	扫描方式	层厚/层间隔	重建算法	图像后处理
脊柱(椎间盘常规)		仰卧位,身体置于床面中间,颈椎扫描需两臂向足侧下沉,腰椎检查时,建议垫高腘部	以椎间盘为中心,包括床上下位终板,按临床要求扫描相应椎间盘	平行于该椎间盘的中心线		横轴位非螺旋连续扫描	层厚≤3 mm,连续扫描	软组织算法	照片要求:软组织窗及骨窗,需包含定位像及定位线
脊柱(椎体常规)		仰卧位,身体置于床面中间,颈椎扫描需两臂向足侧下沉,腰椎检查时,建议垫高腘部	按临床要求扫描相应椎体	平行于椎体上下缘		横轴位非螺旋连续扫描	层厚≤5 mm,连续扫描	骨算法,观察骨组织和骨小梁;软组织算法,观察软组织	照片要求:骨窗和软组织窗,需包含定位像及定位线
脊柱(CT三维成像)		仰卧位,身体置于床面中间,颈椎扫描需两臂向足侧下沉,腰椎检查时,建议垫高腘部	包括全临床要求扫描区域	垂直于扫描区域脊柱长轴		螺旋扫描方式,螺距≤1.0	重建层厚≤2 mm,重建间隔50%	骨算法和软组织算法	横断面多平面重组层厚≤5 mm,冠状面多平面重组层厚≤2 mm。椎间盘横轴位重组

（续表）

检查类型	扫描前准备①	扫描体位	扫描范围	扫描基线	扫描条件	扫描方式	层厚/层间隔	重建算法	图像后处理
脊柱（CT三维成像）									需平行于椎间盘，层厚2 mm。三维容积再现，必要时可选做透明三维重建和最大密度投影。照片要求：骨窗和软组织窗。三维容积再现旋转，多角度旋转。三维需包含定位像及定位线
四肢骨与关节（常规检查）		仰卧位，将扫描区域置于床面中间，一般行单侧检查	应包括全相关关节及临床要求扫描区之骨骼区域；长管骨检查时，建议包括邻近的关节	垂直于扫描区域长管状骨的长轴		非螺旋扫描方式，轴位连线扫描	层厚≤5 mm，连续扫描	观察骨结构用骨算法，观察软组织用软组织算法	照片要求：骨窗和软组织窗，需包含定位像和定位线

（续表）

检查类型	扫描前准备①	扫描体位	扫描范围	扫描基线	扫描条件	扫描方式	层厚/层间隔	重建算法	图像后处理
四肢骨与关节（三维扫描）		仰卧位，将置扫描区域置于床面中间，一般行单侧检查	包括全临床扫描区要求扫描区域，并至少包括一个关节	垂直于目标关节长骨之长轴		螺旋扫描方式，螺距≤1.0	层厚≤2 mm，重建间隔50%	观察骨结构用骨算法，观察软组织用软组织算法	横断面多平面重组层厚≤5 mm，冠状面及矢状面多平面重组层厚≤2 mm。必要时可选做透明和最大密度投影。照片要求：骨窗和软组织窗，容积多角度再现需旋转，三维重建度需包含定位像及定位线
骨盆（常规检查）		仰卧位，将置扫描区域置于床面中间	上界在两侧髂嵴连线，下界在耻骨联合下缘	平行于两侧髂嵴连线，双侧对称		横轴位非螺旋连续扫描	层厚≤5 mm，连续扫描	观察骨结构用骨算法，观察软组织用软组织算法	照片要求：骨窗和软组织窗。需包含定位像及定位线

（续表）

检查类型	扫描前准备①	扫描体位	扫描范围	扫描基线	扫描条件	扫描方式	层厚/层间隔	重建算法	图像后处理
骨盆（三维扫描）		仰卧位，将扫描区域置于床面中间	上界在两侧髂嵴连线，下界在耻骨联合下缘	平行于两侧髂嵴连线		螺旋扫描方式，螺距≤1.0	层厚≤2mm，重建间隔50%	观察骨结构用骨算法，观察软组织用软组织算法	横断面多平面重组层厚≤5mm，冠状面及矢状面多平面重组层厚≤2mm。容积再现。必要时可选做透明三维重建和最大密度投影。照片要求：骨窗和软组织窗。容积再现需旋转角度多角度。需包含定位线及定位线
骶髂关节（常规检查）		仰卧位，将扫描区域置于床面中间	上界在双侧骶髂关节上缘连线、下界在双侧骶髂关节下缘连线以下	平行于两侧髂嵴连线		横轴位非螺旋连续扫描	层厚≤5mm，连续扫描	骨算法，和软组织算法（必要时）	照片要求：骨窗和软组织窗（必要时）。需包含定位像及定位线

（续表）

检查类型	扫描前准备①	扫描体位	扫描范围	扫描基线	扫描条件	扫描方式	层厚/层间隔	重建算法	图像后处理
骶髂关节（三维扫描）		仰卧位，将扫描区域置于床面中间，双侧对称	上界在双侧骶髂关节上缘，下界在双侧骶髂关节下缘连线下方	平行于两侧髂嵴连线		螺旋扫描方式，螺距≤1.0	层厚≤2 mm，重建间隔50%	软组织算法及骨算法	横断面多平面层组，层厚≤5 mm，冠状面及矢状面多平面层组层厚2 mm，容积再现。必要时可选做透明三维重建和最大密度投影。照片要求：骨窗和软组织窗，容积再现需多角度旋转。需包含定位线及定位线投影
四肢动脉CT成像（上肢动脉）		仰卧位，将扫描区域尽量置于床面中间	上界包括全肩部软组织，下界包括全手指	垂直于目标侧肱骨长轴		螺旋扫描方式，螺距1.0	层厚≤2 mm，重建间隔50%	软组织算法	多平面重组层厚2 mm观察动脉横断面，血管容积再现，最

（续表）

检查类型	扫描前准备①	扫描体位	扫描范围	扫描基线	扫描条件	扫描方式	层厚/层间隔	重建算法	图像后处理
四肢动脉CT成像（上肢动脉）									大密度投影，曲面重建观察动脉全长；照片要求：横断面层厚5 mm。容积最大密度投影再现，曲面重建，其中容积再现像需多角度旋转
四肢动脉CT成像（下肢动脉）①	仰卧位，将扫描区域尽量置于床面中间	上界包括全肾动脉（胸12椎体水平），下界包括全双侧胸趾	垂直于股骨长轴		螺旋扫描方式；螺距1.0	层厚≤2 mm，重建间隔50%	软组织算法		层厚2 mm观察动脉横断面。血管最容积再现，最大密度投影，曲面重建观察动脉全长；照片要求：横断面层厚5 mm。容积最大密度投影再现，曲面重建，其中容积再现像需多角度旋转

（续表）

检查类型	扫描前准备①	扫描体位	扫描范围	扫描基线	扫描条件	扫描方式	层厚/层间隔	重建算法	图像后处理
四肢深静脉CT成像（上肢静脉）⑤		仰卧位，将需要扫描区域尽量置于床面中间	上界包括全部肩部软组织，下界包括全手指	垂直于目标侧肱骨长轴		螺旋扫描方式，螺距1.0	层厚≤2 mm，重建间隔50%	软组织算法	层厚2 mm横断面。曲面重建观察静脉全长；照片要求：横断面层厚5 mm。曲面重建
四肢深静脉CT成像（下肢静脉）⑥		仰卧位，将需要扫描区域尽量置于床面中间	上界自两侧髂嵴连线，下界包括全两侧脚趾	垂直于目标股骨长轴		螺旋扫描方式，螺距1.0	层厚≤2 mm，重建间隔50%	软组织算法	层厚2 mm～5 mm观察静脉。横断面、曲面重建观察静脉全长；照片要求：横断面层厚5 mm。曲面重建

① 所有检查在检查前均应去除扫描区域表面所有金属及异物。

② 需要做增强扫描时，检查前禁食4 h，不需禁水。签署知情同意书。

③ 凡是涉及对比剂使用的，检查结束后，观察20 min，患者（受检者）无不适方可离开。若病情允许，嘱患者（受检者）多饮水，以利于对比剂排泄。

④ 增强扫描时对比剂应用：建议用高压注射器经上肢静脉注射含碘对比剂，注射流率为2～4 ml，总量为80～100 ml，注射开始后25～30 s启动扫描。及后续注入50 ml生理盐水。注射流率为4 ml/s。注射开始后30～35 s启动扫描。

⑤ 增强扫描时对比剂应用：建议用高压注射器经上肢或足部静脉注射含碘对比剂。注射流率为4 ml/s，总量为80～100 ml。注射开始后160 s启动扫描。

⑥ 增强扫描时对比剂应用：建议用高压注射器经上肢或足部静脉注射含碘对比剂。注射流率为4 ml/s，总量为80～100 ml。注射开始后180 s启动扫描。

参考文献

［1］　中华人民共和国卫生部.医学 X 线检查操作规程：WS/T 389—2012［S］.北京：中国标准出版社,2012 - 09 - 03.

［2］　中华人民共和国卫生部.CT 检查操作规程：WS/T 391—2012［S］.北京：中国标准出版社,2012 - 09 - 03.

第 8 章
X 射线诊断医疗照射剂量水平
控制技术

临床医技人员在利用 X 射线诊断技术进行疾病诊断时,在满足诊断需要的前提下,身体力行地贯彻落实放射防护最优化原则,采取措施合理降低患者(受检者)医疗照射剂量水平,是义不容辞的责任。《放射诊疗管理规定》第二十五条规定:"放射诊疗工作人员对患者和受检者进行医疗照射时,应当遵守医疗照射正当化和放射防护最优化的原则,有明确的医疗目的,严格控制受照剂量;对邻近照射野的敏感器官和组织进行屏蔽防护,并事先告知患者和受检者辐射对健康的影响"。第二十六条规定:"医疗机构在实施放射诊断检查前应当对不同检查方法进行利弊分析,在保证诊断效果的前提下,优先采用对人体健康影响较小的诊断技术"[1]。

本章分类介绍各主要类型 X 射线诊断技术的放射防护技术。

8.1 数字化 X 射线成像

当前,传统的屏-片系统和模拟信号设备已逐渐被数字化 X 射线成像设备所取代,后者已经非常普及,并且国产设备的市场份额也呈逐年上升趋势。数字化的变革对 X 射线影像诊断医疗照射防护带来了新的挑战。当然,这并不意味着从零开始,基于物理学基本原理,很多适用于传统模拟信号 X 射线设备的放射防护措施,仍然适用于数字化 X 射线设备。只是数字化设备具有它自身的一些特点,对放射防护提出了一些新的要求。

8.1.1 数字化成像中图像质量与剂量的关系

数字化成像的图像质量与剂量有着密切的联系。对于数字探测器,在一定剂量条件下使用较高的剂量可以降低噪声,得到较好的图像质量。当剂量增加时,图像的信噪比(SNR)也会随之改善。因此,在床边拍片等无法自动调节曝光剂量的情况下,就很适合使用高剂量。图像的质量主要取决于分辨率和信噪比,而后者则由曝光的剂量所决定。在数字图像中,噪声会影响图像的分辨率并降低对比度。较低的剂量则会有相反的效应,产生明显的噪声。当剂量增加时,噪声就会减弱,图像质量也不会受到影响[2]。

1) 数字化摄影

在数字化成像系统中,由于动态范围的增加,使得很难识别剂量偏高或偏低的情况。同时,系统的初始设置也存在较多问题。因此,具有自动调节程序的测试方案、测试仪器(包括模体)和对 X 射线发生器的初始设置的评价,以及质量评价程序就显得尤其重要。数字化成像系统不同于传统的屏/片成像系统,因此它的灵敏度也会有所不同,机器的自动调节程序也需要重新设置。当一台非数字化系统新安装了数字化图像接收器或者完全升级为数字化系统时,都需要重新调节。

数字化成像系统较宽的动态范围使其能够在探测器上或患者(受检者)的患处运用较高的剂量,并且不影响图像质量。而传统的屏/片成像系统则无法做到,如果增加剂量,将会导致图像过黑,影响图像质量。计算机 X 射线摄影(CR)系统对曝光的线性响应大于 4 个数量级。然而,即使对于数字化探测器,较高的剂量也会导致信号的饱和,降低一些区域的图像质量,影响诊断。当进行胸部检查时,使用较高剂量来获得肺部的图像会尤其明显。此时,原始图像数据的可获得性可以避免不必要的重复曝光。

2) 数字化透视

在数字化透视检查中,可以非常容易地得到足够多数量的图像,而不必像传统透视那样使用磁带或胶片。另外,可以将一次检查中得到的大量图像进行筛选,更有利于正确的临床诊断。所有的这些操作将导致患者(受检者)接受较高的吸收剂量。患者(受检者)吸收剂量的大小与诊断信息(图像的数量和质量)密切相关。Axelsson 等人证明,在上消化道的检查中,一些数字化透视检查平均需要 68 次曝光,而传统的透视检查平均需要 16 次曝光。图像数据可直接使用,以及能够便利地得到新的图像,这些优点使得图像的数量大大增加,同时也增加了放射检查的射线暴露量。

因此,在培训材料、定点培训和继续教育中应明确指出随意使用数字透视的后果。应建立数字技术的影像质量标准,该标准应包括每一检查的合理图像采集数。在数字化透视中,可以很容易地在将图像发送到图片存档通信系统(PACS)前把不需要的图像删除,但是进行不需要图像的分析及统计患者(受检者)剂量就比较困难。即使这些图像被发送到 PACS,统计不需要图像的数量也很困难并且相当费时。

8.1.2　X 射线摄影中影像质量与剂量的权衡

并非所有医学诊断任务都需要相同水平的图像质量,应针对不同的诊断目的建立标准,以避免在没有明显净效益的情况下为保持高质量图像而过量照射(增加受照者的剂量负担)。例如,骨折的随访不需要与其诊断所需的图像质量水平相同的图像质量。对于诸如常规随访研究,不稳定性评估或整形外科测量等任务,与传统的屏/片技术相比,数字化技术的辐射剂量减少高达 75%[3]。

传统放射学质量标准已不适用于数字化 X 射线系统的质量控制,但其中的一些指标对于制定数字化 X 射线系统在不同诊疗部位条件下的剂量标准仍有参考意义。如原标准中提到的屏片组合(感度级)和对不同部位的剂量要求,在数字系统中针对不同的诊疗方式进行选择仍有参考意义。在数字影像和介入放射学中的剂量及影像质量(DIMOND)研讨会上开发了数字放射学图像质量和患者(受检者)剂量管理的三级图像质量分类(即高、中、低),相对剂量速度登记(相当于胶片屏幕成像中的速度等级 400、800 和 1 600)分配给特定成像方法的图像质量水平。速度等级的数值越高,患者(受检者)剂量越低。表 8-1 列出了需要高、中或低图像质量的临床成像任务的例子[3]。

表 8-1　临床诊断需要的高、中、低图像质量

临 床 问 题	图像质量	评 论
原发性骨肿瘤	高	图像分辨率要求高
慢性背痛,无感染或肿瘤迹象	中	常见非特异性退行性改变,主要针对年轻的诊疗者(如小于 20 岁的脊椎前移等)
成人肺炎随访病例	低	诊断确认者,检查间隔不到 10 天重复检查者(尤其是老年人)

表 8-2 列出了平板、磷光存储体(即 CR)和屏/片成像方法之间的比较研究的图像质量分类结果和分配的示例。

表 8‑2　不同探测器的影像质量比较

高	中	低
平板(400)[①]	平板(800)	平板(1 600)
磷光存储(200/400)	磷光存储(400)	磷光存储(800)
屏片(200)	屏片(400)	屏片(800)

① 括号中的数字是速度等级。

8.1.3　影响患者(受检者)剂量的行为

表 8‑3 至表 8‑5[3]总结了影响患者(受检者)剂量和图像质量的一些行为(包括数字化或非数字化摄影和透视),同时包含了对每种行为影响的评定。表格后面是一些降低剂量或改进图像质量的特殊的例子。如删除工作站中无用的图片将可能导致就诊者重复摄影的剂量被忽略,如果在 X 射线系统或放射学信息系统中安装剂量寄存器,那些被删除的影像图片的剂量信息也会被保存。随着数字化后处理技术的飞速发展,可通过后处理技术提高影像中某些结构的可见度,从而避免了阳性诊断被遗漏的可能,避免了重复摄影。此外,数字化 X 射线摄影技术的发展,也有助于优化图像质量,避免重复摄影。

表 8‑3　影响患者(受检者)剂量和图像质量的一些行为(适用于摄影和透视)

行　　为	患者(受检者)剂量	图像质量/诊断信息
增加图像的信噪比	增加	改进
显著降低噪声(某些区域探测器过于饱和)	增加	恶化,重摄
删除工作站中无用的图片	增加	难以把握重复摄影
在较差的条件下使用监视器	增加	损失诊断信息
改进工作站的图像显示能力	减少	获得更多诊断信息
后处理中存在问题	增加	遗失图像,重摄
工作中图像遗失	增加	重摄
不正确的后处理导致显示错误的病理损害	无影响	信息遗失,需重摄
图像无法进行后处理	增加	无法重复分析图像
使用不同后处理方式	减少	改进
方便地查看过去图像	减少	改进
获得可能无用的图像	增加	不必要的诊断信息
使用剂量提示工具	减少	无影响

表 8 - 4　影响患者(受检者)剂量和图像质量的一些行为(适用于数字摄影)

行　　为	患者(受检者)剂量	图像质量/诊断信息
校准不正确	增加	恶化、重摄
缺少自动曝光程序	增加	恶化、重摄
平板出现质量问题	增加	质量下降,重摄
减少不必要的图像数	减少	无变化
使用合适的管电压	减少	轻微恶化或改进
合理使用后处理	减少	改进

表 8 - 5　影响患者(受检者)剂量和图像质量的一些行为(适用于数字透视)

行　　为	患者(受检者)剂量	图像质量/诊断信息
增加每次检查图像数	增加	改进
提高放大倍数增加空间分辨率	增加皮肤剂量	改进
使用高剂量模式透视	增加	改进
连续摄影代替透视	可能增加	可能改进
使用有效的校准	减少	无影响
使用脉冲透视	减少	略微恶化

8.1.4　患者(受检者)剂量和图像质量管理的实用性建议

1) 初始化设置

当临床引进一台新的数字化设备时,设备首先应当进行设置以达到图像质量和患者(受检者)剂量的最佳平衡点。Launders 等建立了一套为胸部检查选择最适宜管电压范围的方法。非晶态硒 X 射线设备胸部检查最合适的管电压范围是 90~100 kV,这比其他设备通常推荐的范围(150 kV)要低很多。厂商为防止计算机 X 射线摄影(CR)过度曝光,设置了一套曝光指数,但这套数值的基础原理并不明确。Peters 和 Brennan 建立了一套较适宜的曝光指数,将其作为 CR 设备的指导方针使得移动式计算机胸部摄影的辐射剂量最小,并将其与厂商方针和实际应用做比较。

2) 数字化系统的操作

每次检查的曝光次数和图像质量水平应该限制在临床需要的范围内。应该多发挥图像后处理的作用,如修改窗宽/窗位、使用数字化放大、灰度逆转等技术来获得更多的诊断信息。相比传统设备,使用后处理可以避免许多不必要的曝光。

3) 显示和利用剂量相关参数

如果患者(受检者)的剂量参数可以显示在控制台上,并起到对曝光的干预作用,就可以协助技师、放射医师和医学物理师更好地管理患者(受检者)剂量,并建立相关方案。一些数字化设备提供曝光指数。它可以提示操作者探测器的吸收剂量是否在正常范围内(绿色或蓝色)或剂量过大(红色)。这是一种很有用的测试和质量控制(QC)的工具,但是曝光指数并不直接表示患者(受检者)的剂量。

4) 制订临床诊断参考水平

在数字放射学中,通过增加患者(受检者)剂量来提高图像质量比较容易。因此,患者(受检者)剂量的向上漂移倾向于高于必要的水平。出于这个原因,患者(受检者)剂量的评估作为影像质量控制方案的一部分。以往标准中制定了针对非数字化X射线摄影不同诊疗部位的临床诊断参考水平(DRL),但这一系列标准并不适用于数字化设备,当一个数字系统引入临床实践中时,应该建立实现图像质量和患者(受检者)剂量之间最佳平衡的质控方案,避免在工作站删除有用的图像,并定期进行统计拒绝率分析。逐步建立适合本医疗机构数字化设备的临床诊断参考水平。

目前,不同品牌设备对患者(受检者)剂量的记录存在较大差异,如果能有一种标准化的方法将其统一将更有利于患者(受检者)剂量的监测。在将来,寄希望于技术的发展,实现就诊者实时剂量数据收集,并在控制面板上直接显示,便于临床医师对比DRL值,进行针对性的剂量管理,避免患者(受检者)接触过多剂量。表8-6描述了不同的数字技术对患者(受检者)剂量数据的现状和期望的未来情况。

表8-6　不同数字技术对患者(受检者)剂量数据记录的现状和期望

数字化技术	现　　状	寄　予　将　来
CR	剂量或曝光指数	放射诊断技术,患者(受检者)估算剂量和患者(受检者)数据存档于RIS系统
DR	摄影技术、患者(受检者)资料、患者(受检者)剂量估算	DICOM头文件自动提取,存档于RIS系统
透视	射线照相技术,辐射场几何学和每个系列的剂量参数	透视信息、DICOM头信息的自动提取入射体表剂量,归档于RIS系统

8.1.5　医用X射线检查的合理应用原则

1) 胸部X射线检查

(1) 群体X射线普查。不应将年度胸部X射线普查作为发现非选择人群肺癌、肺结核或其他心肺疾患的首选手段。仅在结核病高发区才可对饮食业人员、教育工作者和学生行上岗或入学前的胸部 X 射线检查。职业性接触呼吸性有毒、有害物质者，可根据职业情况开展上岗前和上岗后定期的胸部 X 射线检查。禁止使用便携式小型 X 射线机进行集体 X 射线检查。

（2）住院常规 X 射线检查。如无与胸部有关的症状，不发热，则不应行常规胸部 X 射线检查。恶性肿瘤治疗前，或全身麻醉前应进行胸部 X 射线摄影检查。

（3）胸部疾患的 X 射线检查。表 8 - 7 列举了常见胸部疾患的 X 射线检查要求。

表 8 - 7　常见胸部疾患的 X 射线检查要求

疾　　　患	X 射线检查要求
肺结核	结核菌素试验阴性患者转阳时应行胸部 X 射线摄影检查； 活动性肺结核患者应定期 X 射线检查，其间隔时间取决于临床情况和诊治要求； 老年人或慢性病患者在安排长期疗养前应有近期的 X 射线胸部检查结果
慢性阻塞性肺病	不应以胸部 X 射线检查评价阻塞性肺疾病（如支气管炎、肺气肿或支气管扩张）的进展程度； 不宜用胸部 X 射线检查作为哮喘的常规检查，重症哮喘反复发作的儿童患者例外
恶性肿瘤	对无症状者不用或少用定期胸部 X 射线检查； 对原发肺癌患者，胸部 X 射线复查的间隔时间取决于临床和治疗处理的情况
接受免疫抑制治疗、化学治疗或放射治疗，以及其他高危险因子的患者（如重症糖尿病）	应行胸部 X 射线摄影检查
胸部创伤后，临床疑有血胸，或有大血管损伤、气胸、肺实质损伤，或上胸部肋骨骨折者	应行胸部 X 射线摄影检查
气管插管或气管切开患者	应定时行胸部 X 射线摄影检查
急性肺炎患者	仅在疗程进展不满意时行 X 射线复查

（4）胸部 X 射线摄影。胸部 X 射线摄影是临床应用最多的检查类型，临床医师和技术人员尤其应注意该类检查的合理性判断和操作，应做到以下几方面：

——尽量以后前位 X 射线摄影替代前后位摄影；

——仅在能够增加诊断信息，以及为了治疗处理时，才考虑拍摄侧位片；

——在分析后前位片时，若诊断和治疗处理需要获得更多信息者，可加照肺尖部的补充体位摄影；

——为了显示后前位或侧位不能确认的少量胸腔积液才行侧卧位摄影；

——只有对不能运送到放射科的患者，而且 X 射线检查对患者（受检者）的诊断治疗处理又有重要价值时，才考虑应用床边 X 射线检查；

——只有在能够提供重要信息而可能改变患者的治疗方案时，才可采用胸部体层摄影。

2）腹部 X 射线检查

（1）腹部探查性 X 射线摄影检查。对事故和急诊患者是否需摄取腹部侦查平片，应考虑以下情况：呕血和便血不需照腹部平片；肾绞痛或腹部创伤不需摄立位片；临床可以确诊的急性阑尾炎患者不必再行侦查平片；气腹或肠梗阻应同时照仰卧位和立位片（或侧卧水平位片）。

检查脏器大小异常和可扪及的腹部肿块，应首选超声检查，不用或少用腹部平片。

钡剂检查前，不必预先行侦查平片。

（2）胃肠道钡剂 X 射线透视检查。下列任何一种情况均不应用胃和十二指肠钡剂检查：无症状的常规定期普查；判断十二指肠溃疡愈合；一般性腹部不适；只需检查小肠者，不应顺便常规检查胃和十二指肠，甚至大肠。

下列任何一种情况不应行结肠钡剂检查：未行直肠指诊检查之前；作为腹股沟疝修补术的常规检查；无临床症状的健康者做定期普查；儿童慢性腹痛，而无其他症状者；女性生殖器肿块拟行手术之前的常规检查；直肠出血，而有内窥镜和血管造影检查条件者；随诊息肉进展，而有内窥镜检查条件者。

小肠钡剂检查：怀疑小肠有重要器质性病变者应行钡剂检查；对消化不良患者不应行钡剂检查。

（3）口服胆囊造影。不应以脂肪餐后 X 射线摄影作为评价胆囊功能的常规方法。黄疸患者禁用口服胆囊造影。

（4）静脉胆管造影。任何有临床黄疸的患者，不应进行此项检查。胆囊切除后，检查胆总管，可采用此项检查。

（5）静脉尿路造影。输尿管绞痛是此项检查的主要适应证。下列情况不应进行此项检查：成年高血压病，无其他泌尿系统疾病指征者（药物疗效不佳者例外);因前列腺肥大所致的急性尿潴留;作为尿道狭窄所致的急性尿潴留的常规检查;儿童夜尿,而其他检查正常者。

(6)肾血管造影。肾动脉狭窄性高血压,考虑外科血运重建手术或介入性治疗者,应行此项检查。肾肿块病变应优先选用超声、CT 或针吸活检。急性肾创伤不应行此项检查。

(7)育龄妇女、孕妇 X 射线检查。对育龄妇女腹部 X 射线检查,应严格掌握适应证。对孕妇,特别是在受孕后 8 ~15 周内,非极为必要,不得申请下腹部及盆腔部位的 X 射线检查。有超声检查条件者,不应行产科 X 射线检查。不得不行产科 X 射线检查时,应限制在妊娠后期。

3)骨骼 X 射线检查

(1)颅骨 X 射线摄影。目前,临床上颅骨 X 射线摄影的情况已非常少见了,主要是被 CT 所取代。在行颅骨摄影时,应把握以下几点:轻度头颅创伤,除婴幼儿或成人有神经症状者外,一般不行颅骨摄片;临床疑有凹陷骨折或颅底骨折,可行颅骨 X 射线摄影;仅有头痛症状不应行此项检查;癫痫发作儿童,不必行此检查;有神经症状的局灶性癫痫经治疗无效者,以及精神运动性癫痫、婴儿性痉挛、临床状况恶化和颅内压增高者可做此项检查。

(2)腰骶椎 X 射线摄影。不宜常规应用腰骶椎的斜位摄影。

(3)四肢 X 射线摄影。创伤后,有下列体征者,可行 X 射线摄影:明显的骨折征象,挫伤或严重肿胀,触诊局部压痛,持重时有中度或重度疼痛,膝部任何阳性体征,肌腱、血管和神经损伤,肢体某部位感觉缺失或扪及肿块。禁止常规拍摄非损伤侧肢体做对照。

(4)侦查性 X 射线摄影。对放射性核素扫描显示的可疑骨转移的部位,可进行 X 射线摄影。无症状的原发性甲状旁腺功能亢进患者的 X 射线检查,应限于手部掌指骨。

(5)术中骨骼 X 射线检查。应尽量使用床边 X 射线机摄影或骨科手术专用 C 形臂 X 射线机的点片摄影功能进行术中 X 射线检查。骨科手术专用 C 形臂 X 射线机无摄影功能时应尽可能缩短术中 X 射线透视检查时间。

8.1.6　X 射线检查过程中的患者(受检者)防护最优化

合格医师经恰当的临床判断和正当性分析而建议进行的 X 射线检查,对患者(受检者)带来的健康利益通常足以超过无法避免的辐射风险。然而,无论如何都不应该以不必要的高辐射剂量来进行 X 射线检查。工作人员应牢记

"防护与安全最优化"的基本原则。

很多情况下,仔细规划和实施X射线检查可大大减少患者(受检者)受照剂量而不损害诊断效果。以下几点尤其值得注意:在不妨碍获取患者(受检者)必要诊断信息的前提下,尽量减少成像部位组织的吸收剂量;尽可能限制非成像部位的照射;尽可能减少重复进行不必要的照射。

患者(受检者)需接受多少曝光量方可产生有用的诊断影像,取决于多项技术和物理因素。考虑降低曝光量的因素如下:消除无助形成有用影像的辐射,以及就特定患者(受检者)的诊断要求正确选择灵敏的影像接收器。不过,入射在影像接收器的辐射也需达到一定最低水平,否则所得信息将不足以做有效诊断之用。

1) 辐射质

与平均能量较低的X射线束相比,平均能量较高的X射线束穿透能力更强。这就意味着对于影像接收器上的恒定剂量水平(适用于传统屏/片系统,不适用于数字化影像接收器),如果使用平均能量较高的X射线束,则患者(受检者)入射表面空气比释动能较低。下列几个因素影响射束的穿透能力。

发生器波形:对于相同的管电压,与单向发生器相比,三相、恒电位或多脉冲发生器产生更多较高能量的X射线光子。

滤过:在X射线管放置滤过板可衰减线束中多余的成分——通常是那些能量较低、大部分会被患者(受检者)体表吸收而又未能在影像接收器上提供多少诊断信息的X射线光子。使用厚度合适的滤过板,可使辐射束的穿透力更强,入射表面皮肤也就吸收较低剂量。

管电压:提高管电压会使X射线光子的平均能量增加,辐射束穿透能力增强,因此,与较低管电压相比,以较小的入射体表剂量就能使影像接收器得到所需要的剂量。

X射线束的平均能量越高,影像对比度(特别是骨的对比度)越低。因此,在选择管电压时,应考虑临床诊断所需的影像对比度。"高电压、低电流、厚滤过"技术适用于骨对比并不重要的场合,如空气或其他气体对比检查和胸部X射线摄影。除了进行双重对比检查外,钡剂检查的对比非常显著,可以使用高电压技术来减少患者(受检者)剂量。如果改变滤过板,则必须十分小心,以确保该装置保持适当的滤过。

2) 照射野大小和准直

减少患者(受检者)不必要照射的最重要的技术方法之一是尽可能使用切

实可行的最小照射野及其准确定位。将照射野尺寸减少到能实际使用的最小限度,对患者(受检者)总是有利的。这样,就降低了传递患者(受检者)的总辐射能量,因而也必定降低皮肤及体内组织的剂量。另外,也减少了到达影像接收器的散射线,从而可改善影像质量。

X 射线摄影应配备和使用能够调节有用线束矩形照射野的准直系统并恰当调节,同时注意准确对位。应控制使用最小照射野,照射野大于影像接收器面积部分一般不应超过接收器面积的 10%。X 射线摄影技师的经验和对体表解剖界标的知识,对正确使用准直尤其重要,因为如果准直将检查部位排除在外,则必然需要重复摄影,增加对患者(受检者)的照射。

现在已有自动将射束限制在 X 射线机所用的胶片盒大小内的准直器。在使用这种自动准直器时,如果拍摄的部位比可调到的最小胶片还小,则应将该自动准直器搁置不用,以使受照区仅限于检查部位。这种情况通常见于新生儿和婴儿拍摄胸片时,如果在此时使用自动准直器,就有可能使婴儿受到全身照射。

对许多 X 射线摄影的投照而言,通过仔细确定中心并调节照射野仅限于照射临床感兴趣区(ROI),可以使性腺(特别是男性性腺)处于有用射束之外。处于射束之外但靠近照射野的组织,剂量随着与照射野边缘的接近而急剧增加,这一现象对于某些器官(如睾丸)尤其重要,良好的准直可使剂量降低至1/100。技术不良的胸部 X 射线摄影,会使女性性腺甚至男性性腺受到直接照射。对于儿童,不论男性或女性,其性腺甚至更有可能处于主射束范围之内。

3) 患者(受检者)摆位

投照方向可影响患者(受检者)剂量。例如,胸部 X 射线摄影时,应尽可能使患者(受检者)面向胶片暗盒,X 射线球管置于患者(受检者)身后,X 射线由后至前穿过患者(受检者)(后前位,PA);胸部前后位(AP)摄影的乳腺剂量是PA 位摄影的大约 20 倍。这是应尽可能避免用移动式设备在病房实施胸部 X 射线摄影的原因之一。

在检查上肢或乳腺时,尤其在患者(受检者)坐位情况下,应特别注意避免有用射束对性腺的照射,患者(受检者)可侧对有用射束并穿戴防护围裙。

4) 器官屏蔽

如果辐射敏感的组织或器官处于主射束内或距离主射束不到 5 cm 处,而且屏蔽不会损失重要诊断信息或妨碍检查时,就有必要考虑尽可能对特定区域提供屏蔽。通常应屏蔽性腺、乳腺和眼晶状体等器官的主射束照射。除了牙科 X 射线摄影外,在诊断放射学程序中甲状腺屏蔽也许是不切实际的。通常有两种类型的屏蔽装置：接触屏蔽和阴影屏蔽。屏蔽装置应紧贴照射野边缘，如果放置不当，会严重损害影像质量，在一些场合(如某些CT扫描或透视引导介入程序)可能不适合提供屏蔽。体内散射辐射对X射线束之外组织的剂量可能也是无法屏蔽的。晶状体通常用接触屏蔽。头颅X射线摄影时眼晶状体防护最简单而有效的方法是采用后前位(PA)而不采用前后位(AP)摄影。

在脊柱侧弯检查中建议使用接触型乳腺屏蔽，该检查常包括AP摄影，使乳腺处于主射束内。由于放大价值不高，使用PA摄影的诊断效果同样令人满意，且乳腺剂量仅为AP摄影的约1％。由于青春期女孩正在发育的乳腺组织对辐射特别敏感，因此应尽可能限制对其乳腺的照射，在胸部和脊柱X射线检查时，应尽可能使用PA摄影代替AP摄影。

牙科X射线摄影时.如果甲状腺距离照射野边缘2 cm以上，甲状腺屏蔽所致剂量减少作用甚微。

性腺屏蔽至少应有0.5 mm铅当量，接触型屏蔽和男性用的适形接触屏蔽均有市售，也可自制，多种形状可满足需要(如杯形、胶囊形、心形、钻石形等)。阴影屏蔽是将不透射线的屏蔽物放置在X射线管和患者(受检者)之间，但不与患者(受检者)接触；可放在机器的支架上，安放在摄影床上方，也可附属于准直器，通过调节其在准直器光定位器光线中的投影来定位；阴影屏蔽与接触屏蔽同等有效，且易于被成年患者(受检者)接受，在有无菌要求的手术中使用更为方便。阴影应能屏蔽性腺而不干扰所需解剖信息获取，而不适当的阴影屏蔽对位可能导致重复检查，放射技师应予以特别重视。

性腺屏蔽应遵循下列基本原则：① 对所有患者(受检者)，尤其是儿童和有潜在生育能力的成人，均应考虑性腺屏蔽；作为管理程序，可能需要包括45岁以下的所有患者(受检者)，甚至更年长的患者(受检者)。② 如果性腺处于主射束内或距离主射束很近(5 cm内)，应使用性腺屏蔽；如果性腺位于主射束5 cm以外，屏蔽获得的效益则微乎其微。③ 在使用性腺屏蔽的情况下，不能放松对适当患者(受检者)对位和线束准直的要求。④ 仅在不会妨碍所需诊断信息获取的前提下使用性腺屏蔽。

5) 散射线的控制

在诊断放射学程序中使用的控制散射的主要方法有防散射滤线栅、空气间隙和移动缝隙。使用这些方法可减少到达影像接收器的散射线量，使形成图像的出射主射线有最大可能的透射到达影像接收器，从而改善影像质量；但是，对于相同的胶片密度，患者(受检者)吸收剂量增加。因此，仅在必要时方考虑应用散射控制装置。例如,滤线栅可使患者(受检者)组织吸收剂量增加 1～4 倍。对婴幼儿身体散射成分很小,移除滤线栅所致剂量降低(可降低 1/2～3/4)的利益不会被影像质量稍差所抵消,故不需要滤线栅;但十几岁的儿童体格发育已使得身体散射成分显著增加,为了消除这些散射线到达影像接收器对影响质量的影响,必须使用滤线栅。

6) 焦皮距和摄影距离

平方反比定律认为,在一个无吸收的介质中,到达某一点上由点源发射的辐射强度与离辐射源的距离的平方成反比。当 X 射线管焦点与皮肤距离(焦皮距)或焦点与影像接收器距离(焦片距或摄影距离)减少,而影像接收器平面的照射野大小和入射比释动能保持不变时,入射皮肤表面处的比释动能急剧上升,而吸收的总能量受到的影响很小;当焦皮距增加到 100 cm 以上时,比释动能只略微减少。在临床上,X 射线源到影像接收器的距离(SID)称为摄影距离或源像距。

在使用移动式设备进行 X 射线摄影及透视检查时,焦皮距不得小于 30 cm。使用固定式设备进行 X 射线摄影及透视检查,焦皮距不得小于 45 cm。对于摄影距离小于约 100 cm 的情况,摄影距离越小,诊断信息质量越差。因此,从临床角度来看,焦点与影像接收器应保持较远距离。胸部荧光摄影和 X 射线摄影,摄影距离应至少 120 cm。

7) 降低患者(受检者)与影像接收器之间的衰减

在患者(受检者)出射侧和影像接收器之间放置的任何材料(如诊查床、滤线栅和暗盒),都会衰减一部分有用 X 射线束,为维持影像接收器上必需的空气比释动能值,将导致患者(受检者)剂量增加。因此,必须设法降低这种衰减。在任何可能的情况下,都应当使用低衰减材料来制造诊查床、滤线栅和暗盒。使用碳纤维材料能使大部分的射线束透射过去。与使用塑料相比,使用碳纤维底片盒面可使剂量降低 10%～30%;使用碳纤维诊查床面可使剂量降低 14%;用碳纤维做滤线栅的贴边材料和封条,有可能使剂量进一步减少。在 X 射线管电压为 80 kV 时,如果诊查床、滤线栅和底片盒面一律使用碳纤维材料,患者(受检者)入射皮肤总剂量可减少 30%～50%[4]。

8) 减少重复摄片次数

如果计划重新摄片,应有理由假设重新摄片能给出先前质量差的胶片得不到的补充信息,而非纯粹基于美学观点。许多调查资料显示,X 射线摄影检查的重摄率变动于 3%～12%,重摄的主要原因是对位的误差以及胶片太黑或太亮。降低重摄片率的措施主要包括如下：

（1）选择适当屏/片组合，可防止过黑或过亮；

（2）按身体尺寸使用曝光表方法；

（3）胶片灰雾增加，往往是暗室密封不严所致。因此，应严格控制暗室漏光；

（4）选用自动曝光控制（AEC），人工冲洗应严格暗室处理技术；

（5）严格对患者（受检者）定位，对于不合作者，尤其是幼儿，应使用恰当的固定装置；

（6）尽可能缩短曝光时间，减少呼吸或其他原因造成的移动伪影。例如，使用高输出量X射线机和高灵敏屏/片组合；

（7）对某些摄影程序，实施前准备充分（如排泄性尿路造影做好肠道清洗准备和钡灌肠前对直肠清洗准备工作），可大大降低重新摄片。

8.2 CT

NRCP报告[5]，1993—2006年美国CT使用率以每年10％的速度递增。放射诊疗过程中CT使用的比例越来越高。CT的优势主要包括操作简便，适用于不同类型的医疗机构；螺旋扫描精细度提高，三维重建成为现实；越来越多的用于心脑血管造影、虚拟结肠镜检查和灌注等。1次CT扫描的平均有效剂量为10 mSv，而心脏CTA和全器官CT灌注是剂量负担最大的两项检查项目，CT的泛用引发患者（受检者）剂量的担忧。美国国家研究院在BEIRVII杂志第二阶段报告上对CT诊疗疾病负担进行了阐述，累积剂量100 mSv预期全美因此增加的肿瘤患者或死亡病例将增加10万人。Berrington de Gonzalez等人估算了2007年CT扫描疾病负担，预期增加29 000名肿瘤新病例（95％置信区间＝15 000～45 000）。Smith-Bindman等从年龄角度评估了肿瘤发生的风险，20岁风险增加1倍，60岁则减半。以下将分别阐述多排螺旋CT、椎形束CT和双源CT中不同的技术对患者（受检者）剂量的影响。

8.2.1 影响图像质量和患者（受检者）剂量的参数和行为

影响图像质量和患者（受检者）剂量的CT扫描参数很多，现有文献提示多至102～105个因素均可影响图像质量和剂量。但主要的参数有如下几个：即kV、mA•s、螺距、准直宽度、重建间隔、自动曝光控制系统（AEC），且不同参数间存在相互关联。相同条件下，较高的kV可降低噪声，但受照者照射的剂量更大。在相同扫描参数条件下，从 120 kV 提高到 135 kV，受照者剂量增加约 33%。mA·s 可直接反映 X 射线的输出，改变 mA·s 是最常用的调节剂量和噪声的方法，mA·s 减少一半，患者（受检者）剂量下降 2 倍。图像噪声增大，低对比度检测能力降低。螺距即 CT 在 z 方向上由总有效探测器宽度除以旋转的距离，螺距越大，z 轴移动越快，剂量越小。随着螺距的增加，断层数据减少，噪声和伪影增加。临床常提高 mA 加以补偿。有效 mA·s(mA·s/螺距) 常用于比较单次扫描剂量的替代，但因受到几何尺寸和滤过的差异，有效 mA·s 直接作为剂量的差异性比较并不合适。准直宽度＝检测器数目×检测器元件宽度。探测器接边缘未接收的辐射称为半影。较大的光束，半影额外辐射在整个有用光束宽度的百分比较小。因此，宽波束和较薄切片的组合可优化图像质量和剂量效率。在相同的辐射剂量条件下，重建间隔宽则噪声少，但 z 轴分辨率和血管成像效果差，因此，重建间隔最小在图像质量和剂量效率均合适[6]。

自动曝光控制系统根据 z 方向和扫描平面上受照者体厚、尺寸、z 轴、旋转、3D 角度自动调节 mA 或 mA·s，可优化图像噪声和辐射剂量。

1) 管电压(kV)

管电压(kV)决定入射 X 射线束的能量分布。管电压的改变会引起 $CTDI$ 值、噪声和对比度的明显变化。对于儿童和身材较小的成人，在获得与高 kV 相当的对比度噪声比时，降低 kV 可降低剂量。kV 的降低可以使得影像噪声显著增加，如果患者（受检者）身材过大或者管电流没有适当增加到足以补偿低电压引起的较低光子注量，影像质量就会受到影响。然而，当 kV 降低，mA·s 相应增加以补偿噪声时，剂量仍然可能有所降低。因此，使用低 kV 扫描方案时，根据不同的患者（受检者）身材来选择适当的 mA·s 是必要的。对于身躯庞大的患者（受检者），为得到适于诊断的结果，几乎总是需要较高的管电压。

2) 管电流(mA)和管电流-曝光时间乘积(mA·s)

管电流(mA)控制 X 射线的强度（单位时间 X 射线的光子数量），照射的强度直接与 mA 成比例。管电流-曝光时间乘积(mA·s)的设置代表了在规定的曝光时间内 X 射线的光子数量。mA·s 与 $CTDI$ 值呈线性正比关系。增加 mA·s 将导致 X 射线光子数量增多、$CTDI$ 增加、影像噪声降低、密度分辨力提高，空间分辨力也有所提高，反之亦然。CT 技术发展总的趋势是缩短扫描时间，当确定区域的图像需要在数秒甚至亚秒内完成采集时，就需要较高的

mA·s,曝光时间越短,要求的 mA 值就越高。

对于 CT 的患者(受检者)剂量控制而言,mA·s 是一个最重要的因素,降低 mA·s 能显著地减少患者(受检者)剂量并能延长 X 射线管的寿命。然而,在诊断信息需要较高信噪比的情况下,应该选择较高 mA·s。

mA·s 的设置也应充分考虑检查部位和患者(受检者)身材的差异。在体内有一些高对比结构,如胸部和骨盆,多骨结构和软组织或含气结构之间的对比度较高,由于降低 mA·s 引起的影像质量降低不是很显著,在高对比状态下,保持可接受的影像质量的同时,大大降低 mA 和 mA·s 是可能的,已得到许多成人和儿童研究的证实。但是,对于身体的低对比度区域,如腹部(包含肝脏、脾脏和胰腺等器官)的检查,噪声成为一个限定因素,对密度分辨力的要求较高,因此较低的 mA·s 不适合腹部检查。

放射医师对身材较小患者(受检者)和身材较大患者(受检者)影像的可接受噪声水平不同,目前已有技术表为操作者根据患者(受检者)年龄和身材选择 mA·s 提供适当指导。对于婴儿的体部 CT 成像来说,与成人扫描技术相比,mA(或 mA·s)降低到 1/5～1/4 是可以接受的;相反,对肥胖患者(受检者)来说,mA·s 增加到 2 倍是合适的。同样,新生儿头部 CT 的 mA·s 降低至成人的 40%～50% 是合适的。在头部成像中,年龄是首选的头部衰减指标。当体部成像样本技术表中的年龄选用给定年龄时,患者(受检者)身材是患者(受检者)衰减的首选指标,这是因为相同年龄的患者(受检者)身材及相应的衰减程度存在显著差异。为增加肥胖患者(受检者)的曝光剂量需要增加旋转时间或者提高管电压。

3)层厚

层厚定义为扫描野中心敏感度分布曲线半高全宽。它的标称值可由操作者根据临床需要进行选择,通常在 1～10 mm 范围内。一般来讲,层厚越大,对比分辨力越高;层厚越小,空间分辨力越高。如果层厚较大,则影像会受到由于部分容积效应而造成的伪影影响;如果层厚较小(如 1～2 mm),影像可能会受到噪声的显著影响。因较高空间分辨力需求而选择较小层厚时,为了保持较低的噪声水平,通常需要相应增加 mA·s,这也是导致 CT 检查中高剂量的一个重要因素。

4)层间距

层间距是连续层面相邻标称边缘间的距离。临床实践中,层间距通常在 0～10 mm 取值。一般来讲,对于给定的检查容积,层间距越小、患者(受检者)的局部剂量和整体剂量越高。局部剂量的增加是由于相邻层面剂量的叠加,整体剂量的增加是由于接受直接照射的组织容积的增加造成的。在需要进行冠状、矢状或斜面影像的 3D 重建时,减小层间距是十分必要的,通常将其减小至零。

5）螺距

在 SDCT 中,尽管螺距较大时会增加螺旋伪影和影像厚度,增加螺距会降低剂量而不影响影像噪声。在 MDCT 中,螺距的增大使得同样扫描范围内接受的光子数量减少,影像噪声增加,同时层面灵敏度分布曲线增宽,影像在 z 轴的空间分辨力下降。层厚、矩阵尺寸、视野（FOV）和矩阵等条件发生改变的情况下,绝大多数 CT 系统将自动增加以此维持适当的影像噪声水平。因此,在 MDCT 中增加螺距的主要好处是缩短了扫描时间,而未必导致剂量的显著降低,除非同时使用较低管电流和较高影像噪声水平。绝大多数扫描机允许用户不使用 mA 或 mA·s 自动调制。

6）线束宽度

对于 SDCT,线束宽度的大小差异不会造成辐射剂量的不同。但对 MDCT,使用较宽的线束宽度会减少辐射剂量,但是它将限制最薄的重建层面;使用较窄的线束宽度会由于超宽线束而增加辐射剂量,但能够重建出较薄的层厚。因此,必须根据特定的临床需求仔细选择线束宽度。

7）扫描长度

扫描长度控制着患者（受检者）受照射的容积。对于指定其他扫描参数的检查,扫描长度（L）越大,$CTDI$ 值不变但 DLP 值正比于 L 值呈线性增大,受照组织器官增加,从而导致患者（受检者）更高的有效剂量,除非增加层间距。基于 MDCT 扫描采集时间的缩短,存在增加扫描长度以包括多个身体区域的一种倾向,以至于胸部、腹部和骨盆联合扫描变得非常普遍,实际操作中可能很快发展为从头部到骨盆的全身扫描［特别是遇到大范围外伤时,应对患者（受检者）做快速评估］。有必要引起临床医师和放射学工作者对于这种做法的剂量后果的关注,必须严格控制对诊断要求之外部位的扫描（定位平扫除外）。

8）自动曝光控制（AEC）

在 CT 检查中,患者（受检者）的衰减无论在不同投影角度还是在不同解剖区域都存在很大的差异。由于噪声最大的投影位置是最终影像噪声的主要决定因素,因此可能在不增加最终影像噪声的情况下降低其他投影角度的剂量（光子数量）。MDCT 提供了很多降低辐射剂量的技术措施,其中最重要的就是自动曝光控制（automatic exposure control,AEC）。AEC 是通过对到达影像接收器的 X 射线强度的采样来自动决定曝光量从而获得预定图像质量的一种装置。AEC 与普通 X 射线摄影的光电计时器相似,都是操作者设定所需要的影像质量(如噪声或者对比度噪声比),然后成像系统确定合适的 mA·s。对于所有的 AEC 系统来说,设计思想是剂量的降低正比于各扫描部位平均 mA·s 的降低。但是,这可能不会准确地反映处于特定解剖位置的某器官的剂量降低情况,因此,有效剂量可能不与 mA·s 的降低呈线性关系。

扫描采集过程中对 X 射线管电流进行调制是 CT 剂量控制的一个非常有效的方法。调制可发生在患者(受检者)的不同投影角度(角度管电流调制),沿患者(受检者)长轴方向(纵向管电流调制),或者两者同时进行(角度和纵向联合管电流调制)。成像系统必须使用多种算法中的一种来自动调整电流以获得想要的影像质量。自动 X 射线管电流调制技术可应用于全身所有部位,尤其是非对称部位(如胸部)的扫描。

角度管电流调制(x, y)是在 X 射线管绕患者(受检者)旋转时,根据 X 射线束围绕身体旋转角度不同所产生衰减不同而改变 mA 的大小,从而使到达探测器的光子通量保持一致的技术。

纵向管电流调制(z 轴)是根据患者(受检者)不同解剖部位(如从肩部、腹部到骨盆)之间的不同衰减,从而使 mA 在 z 轴方向上自动改变的方式。z 轴调制有助于对不同解剖部位的图像产生相对一致的噪声水平。

角度和纵向联合管电流调制(x, y, z)是在 X 射线管旋转和患者(受检者)纵向移动的过程中,同时使用角度和纵向两个方向的 mA 调制方式,如前后方向对左右方向、肩部对腹部。尽管如此,操作者仍然必须根据临床需要预先设置所需图像的噪声指数,在随后的扫描过程中,设备软件程序将根据患者(受检者)体型在 x、y、z 轴上的变化,自动调节相应的 mA 量。由于在这种方式下,X 射线剂量根据患者(受检者)所有三个平面内的衰减进行调整,这是降低 CT 剂量的最全面方式。

AEC 系统虽然不能直接降低患者(受检者)剂量,但通过将与影像质量相关的测量值应用于扫描方案,如果影像质量设定得当,适应临床任务,除肥胖患者(受检者)以外,能使所有患者(受检者)的剂量有所降低。对于肥胖患者(受检者)来说,为了提高影像质量需要增加剂量。

9) 非对称屏蔽采集技术

常规扫描在成像启动阶段和结束阶段的采集并不用于成像,即在扫描开始阶段和结束阶段会有无效射线存在,这种无效辐射随着探测器宽度增加而增多。非对称屏蔽采集技术是通过使用非对称启动关闭准直器,屏蔽扫描过程中成像前后的无效辐射,可使剂量降低 25% 左右。该技术可用于全身各部位扫描。

10) 重建算法

重建算法是用于 CT 影像最终重建和衰减断面卷积的数学程序。在大多数 CT 扫描设备中,均可使用几种重建算法。CT 影像的外观和特性在很大程度上依赖于数学算法的选择。最常使用的是软组织算法,它是良好显示肌肉、脂肪、骨和肺之间的折衷算法。根据临床需要,可能有必要选择能够提供更高空间分辨力,以重现骨骼和其他高天然对比区域细节的高分辨力算法。不同重建算法对噪声和分辨力均有影响。高分辨力算法可提高空间分辨力,但也增加噪声,不利于降低辐射剂量。相反,软组织算法可降低噪声,有利于降低剂量,但空间分辨力也低。此外,3D 锥形束算法、迭代重建算法已在临床上加以应用,可实现噪声和剂量的降低。

11) 敏感器官的屏蔽防护

CT 机房应配备铅橡胶围裙(方形)或方巾、铅橡胶颈套、铅橡胶帽子等患者(受检者)防护用品,检查时应尽可能对成像部位以外的辐射敏感器官(如性腺、眼晶状体、甲状腺和乳腺)提供恰当的屏蔽。

颅骨底部的 CT 扫描层面会对甲状腺产生高的剂量,应对甲状腺提供屏蔽防护。一名中等身材的女性所做常规胸部 CT 检查时,所致乳腺剂量相当于 10～25 次双侧乳腺摄影检查的剂量。由于乳房已发育的女童和年轻女性辐射诱发乳腺癌的风险较高,对这一年龄组的患者(受检者)的胸部 CT 检查应进行正当性分析。已有研究证明用薄层铋浸渍的放射防护乳胶构成的一件乳房外套对乳腺组织有屏蔽作用,可以减少乳腺基底细胞 50% 以上的剂量,而不会影响其他深层结构的影像显示。但是,应当强调,这种屏蔽仅应在 AEC 预扫描之后使用,以避免系统不恰当地增加在屏蔽区域的管电流。

头部、鼻旁窦、颞骨和眼眶等部位的 CT 检查中,眼很有可能暴露在主射线束的照射野中,如果未采取适当的防护最优化技术,则晶状体会受到较高的剂量。在不会干扰检查过程和诊断信息的情况下,可考虑使用薄层铋浸渍的乳胶眼罩或铅眼镜。适当调整机架角度和采用部分旋转技术有助于降低晶状体剂量。

对 CT 检查中性腺的屏蔽是有争议的。如果性腺不在检查野内,由于内部散射会有小的剂量,这样的外部的性腺屏蔽在很大程度上是无效的。如果性腺处于 CT 主射线束内,性腺本身不是作为临床考虑的器官,而且屏蔽不会影响所需诊断信息的获取时,尽管屏蔽可能产生明显的伪影或直接遮盖了临床感兴趣的相邻区域,在手动调节 mA·s 情况下可以考虑提供性腺屏蔽。卵巢的屏蔽是困难的,因为其准确部位通常不清楚,而且预期的病理学结构常常在其附近。

8.2.2　CT 检查患者(受检者)防护十大要诀

国际原子能机构发表了 CT 检查患者(受检者)防护十大要诀,值得读者参考使用。具体详见表 8-8[7]。

表 8-8　CT 检查受检者防护十大要诀

序　号	内　　容	注　　释
要诀一	患者(受检者)有适应证才可进行 CT 检查	据估计有相当数量的成像检查是没有必要的,建议咨询申请医师和放射科医师
要诀二	在适合情况下,特别是对儿童和年轻患者(受检者),鼓励使用可替代的非电离辐射成像技术	替代技术:磁共振成像、超声等
要诀三	始终核对患者(受检者)是否怀孕	使用特殊标识和醒目的形式提醒患者(受检者)必须说明任何怀孕的可能性
要诀四	高质量、高清晰的影像可能看起来很好,但会给患者(受检者)带来较高的辐射剂量	提倡使用那些有一定噪声但没有失去诊断信息的影像
要诀五	对身体不同部位分别使用特定的 CT 检查方案	例如,与常规扫描或通用扫描方案相比,对肺结节追踪观察和肾结石等特殊扫描方案其剂量只需要常规扫描的 50%~75%
要诀六	多通道或多相 CT 扫描不应作为常规方案实施	多相 CT 扫描的剂量是单相 CT 的 2~3 倍
要诀七	了解你的设备	熟悉怎样调整自动曝光控制(AEC)系统的参数,从而对不同的临床指征和身体部位所受的辐射剂量进行精细调节
要诀八	大多数全身 CT 检查应使用 AEC 功能	
要诀九	良好的技术应用	低 kV,低 mA·s; 高螺距; 根据需要限定扫描长度; 感兴趣区的中心始终在 CT 机架中心; 所有 CT 扫描方案应针对不同临床指征规定扫描起点和终点; 仅在必要时才进行薄层扫描

（续表）

序　号	内　　容	注　　释
要诀十	注意将控制台上显示的辐射剂量值（如 $CTDI_w$、$CTDI_{vol}$ 和 DLP）与诊断参考水平（DRL）相比较。	注意 CT 剂量参数的数值和单位以及对身体不同部位推荐的诊断参考水平

8.2.3　几种特殊类型 CT 检查的患者（受检者）剂量控制

8.2.3.1　心脏 CT 血管造影

心脏 CT 血管造影（CCTA）在阻塞性冠状动脉疾病和急性发作期胸痛患者（受检者）使用概率增加。1 次心脏 CT 血管造影有效剂量可达 21 mSv。腹部和骨盆常规 CT 有效剂量为 14 mSv，非冠状动脉 CT 胸部血管造影有效剂量为 15 mSv。20～40 岁女性 CCTA 后肿瘤患病风险为 1/143～1/270。CCTA 技术导致高辐射剂量的原因主要源于其切片比普通 CT 更薄，且为了消除心脏搏动的影响，CCTA 技术使用了更小的螺距且 X 射线球管的旋转加速（0.3～0.35 r/s）；目前减少 CCTA 剂量的技术较多，主要有以下几类：

1）管电流的前瞻性心电图相关调制（PECMTC）

由于舒张末期冠状动脉的图像对心脏运动的干扰最小，因此减少 CCTA 辐射剂量的一种方法是根据心电（ECG）来调节 X 射线管电流。管电流在舒张末期被设定为规定值（100%），在其他阶段降低到 20%～30%。虽然在减少管电流的阶段获得的图像对于冠状动脉的评估是非诊断性的，但它们仍足以用于心脏的功能评估。ECMTC 的最新实施方案使舒张期外的管电流减少到 4%。与未应用 ECMTC 的患者（受检者）相比，ECMTC 将有效剂量降低了 25%（95%CI，23%～28%）。

2）前瞻性心电门控轴向扫描（PEGAS）

为应对心脏搏动而提高 CT 转速将增加患者（受检者）剂量，PEGAS 结合轴向扫描（0 螺距）以消除心脏舒张期，螺旋扫描中的连续机架旋转时重叠的 X 射线束和 ECG 门控转向带来的过量的 X 射线。PEGAS 将有效剂量降低 68%～78%。PECGA 相对于 CCTA 减少 70% 剂量而不牺牲冠状血管的图像质量。PEGAS 实施的前提是稳定的心率，若心率变化，则导致 CCTA 图像出现运动伪影。通过将采集窗口延伸一小部分以允许重建以小范围的心脏相位为中心，以牺牲辐射剂量的轻微增加为代价来克服这一问题。

3) 双能 CT(双源 CT)

双能 CT 是一种通过两套 X 射线球管系统和两套探测器系统同时采集人体图像的 CT 装置。尽管双能 CT 系统使用 2 套 X 线球管系统和 2 套探测器组,但其在心脏扫描中的射线剂量都只有常规 CT 的 50%。由于其具备很高的时间分辨率,能够在一次心跳过程中完成采集心脏图像,从而使利用多扇区重建的大剂量扫描方法成为过去。另外,双能 CT 采用了依据心电图的适应性剂量控制,最大限度地降低了心脏快速运动阶段的放射剂量。这些技术的综合使用使图像的采集速度和效率提高了 1 倍,即使与能量效应最高的单能扫描仪相比,双能 CT 在正常心率条件下的放射剂量将至少降低 50%。

4) 256 排和 320 排 CT

64 排 CT 是临床常用的 CT 机型,拥有标称宽度为 4 cm 64 排探测器,该类型设备在整个心脏成像上需要至少三次轴向扫描,即使在心电门控下对舒张中期心脏进行成像,仍然存在两次连续采集的心脏图像错位的情况,导致 CCTA 图像的"台阶"伪影,严重影响冠状动脉狭窄的正确评估。随着 256 排和 320 排 CT 的诞生,由于该类型 CT 的探测器宽度小于心脏尾部长度,克服了台阶伪影且辐射剂量比常规螺旋 CCAT 低 50%~65%。

5) 低 X 射线管电压的使用

CT 常规电压为 120 kV,使用较低的管电压有两个优点:① 管电压下降,探测器侧剂量与球管侧剂量差距增大,受照射剂量减小。② 100 kV 对造影剂敏感性增加。此外,图像噪声随着管电压的降低和体重的增加而增加,但冠状动脉血的图像质量不受低管电压的影响,且剂量下降了 53%。低管电压适用于 CCTA,同时也适用于体重较轻者,如儿童。

6) 迭代图像重建减少剂量

迭代图像重建主要包括自适应统计迭代重建(ASIR)、基于模型的迭代重建(MBIR)和图像空间迭代重建(IRIS)、自适应迭代剂量减少(IARD)和飞利浦医疗保健(iDose)。ASIR 专注于对被扫描物体的噪声特性进行建模,使得剂量减少 32%~65%而不会增加重建图像中的噪声,而 MBIR 模拟系统统计和光学,并且能够降低噪声和同时提高 CT 图像的空间分辨率。其他迭代方法未见文献报道。

目前,冠状动脉 CTA 取代了基于导管的冠状动脉造影在筛查冠状动脉疾病中的作用。减少 CCTA 辐射剂量的研究快速发展,不同方法的组合甚至可以将有效剂量减少至 1 mSv 以下。但剂量减少技术全部运用于临床诊疗仍有较长的路要走。

8.2.3.2　椎形束 CT

1）影响椎形束 CT 图像质量的因素

影响椎形束 CT 图像质量的因素包括物理因素、设备因素和人为因素等。物理因素主要源于射束硬化和 X 射线散射对图像的影响。设备因素主要有探测器功能缺陷、数据重建系统缺陷造成的图像伪影。人为因素包括运动伪影和异物伪影，运动伪影指扫描过程中患者（受检者）体位发生变化，分自主运动伪影和生理性运动伪影。以下将详述不同因素对图像质量的影响。

（1）平板探测器性能。平板探测器的非线性、不均匀性和坏像素是造成伪影的主要原因。影响因素包括饱和度（某些光线水平以上的非线性像素效应）、暗电流（随着曝光或不曝光而累积的电荷）、不均匀性（像素到像素增益变化）、坏像素（不反应的像素曝光）以及其他不均匀效应。

（2）射束硬化。当 X 射线撞击物质时与物质相互作用。如果产生相互作用，由于光电效应或康普顿效应，则部分能量被吸收或分散，透过物体的光子被检测器记录生成像素信号。像素值对应于线性衰减系数，即当 X 射线穿过体素时从光束（衰减）带走的 X 射线的量。这意味着由检测器记录的像素值取决于体素的平均组成和体素内的物质密度。低原子序数（Z）和低密度材料通常比具有更高 Z 和更高密度的材料衰减更少。因此，除了能够对物体的内部结构进行非破坏性可视化之外，CT 还可以通过重建算法定量分析材料的厚度或组成。

衰减系数不仅取决于体素的 Z 和密度，还取决于 X 射线源的能量，医疗 CT 为多能谱 X 射线。因此，穿过物体的不同 X 射线能级不会以相同的方式衰减。事实上，较低的 X 射线能量将由于光电效应而容易被吸收，而较高或较硬的能量则较少衰减。换句话说，当多能谱 X 射线束穿过物体时，较低能量的光子优先从多能谱 X 射线束中移除，导致能谱向具有较高平均能量的分布变化，该分布比初始能谱更有效地穿透，因此有术语"射束硬化"，是因为射束逐渐变硬，即其平均能量增加。

（3）散射。光电效应不仅在医学 CT 成像中起着重要作用。在软组织和骨骼的诊断成像能量中，大部分衰减是由康普顿散射而不是光电吸收引起的，主要是因为组织的低原子序数。散射量随着目标厚度和场尺寸的增加而增加。散射的一个重要度量是散射主射比（S/P），即散射 X 射线和主 X 射线在检测器上的比率。由于非线性行为，散射伪影的定性性质类似于射束硬化。

在最高衰减方向上的条纹是由 X 射线散射引起的最显著的伪影。

由于散射光子的方向信息在散射过程中大量丢失,散射轮廓将相对平滑。有时,散射贡献甚至可以用常数来近似。X 散射线通过添加不代表解剖结构的背景信号来降低对象对比度(对比度是物体与背景信号的相对差异),以射线穿透空气和软组织为例,以空气为背景值,无散射线时散射线与主射线比(SPR)为零。对比度和穿透物的厚度呈线性关系。散射存在时对比度不再和穿透物的厚度呈线性关系,随散射的增加而减少,从而降低图像质量。在图像重建过程中,散射线导致不正确的 CT 值影响图像重建并生成条状或杯状伪影。

2) 锥形束图像质量的优化

探测器和射束硬化均可影响锥形束 CT 图像质量,此外,锥形束 CT 作为体积成像系统扇束 CT 视野更大,更容易散射,是影响图像质量的最重要的因素,其决定了能否从探测器端对光子进行修正,去除散射带来的光子感应。基于此,众多学者开展相应研究,硬件校正(滤波器)或软件校正(线性化)可校正由射束硬化引起的伪像。硬件滤波技术是降低射束硬化效应的最常用方法,其缺点是减少了 X 射线的量,导致图像信噪比(SNR)的降低,而软件矫正的方式则避免了这一缺点。空气隙通过增加初级到散射光子的比例来抑制散射,不能完全消除散射。线束准直也可抑制散射,但不适用于较大视野(如胸部)的摄影。防散射网格可有效减少散射,但不能消除所有散射,其缺点在于增加了患者(受检者)的剂量水平以应对由网格引起的衰减。

可以通过三种散射校正的方法控制散射对图像质量的影响。① 探测器性能的优化:分段线性化、优化均匀性;② 射束硬化校正:使用软件校正(线性化)方法来估计和校正由射束硬化引起的伪影;③ 散射线的校正:散射校正板技术(BSA)。

8.2.3.3　双能CT

双能 CT 是放射诊疗发展过程中的一项重要技术。最早双能 CT 是一种通过两套 X 射线球管系统和两套探测器系统同时采集人体图像的 CT 装置。2006 年始双能 CT 逐步地运用于临床诊断。不同物质对于不同能量的 X 射线有不同的、特异性的吸收系数。当物质的比例未知时,可以分别利用两种不同能量的 X 射线对物体进行成像,双能 CT 可在相同时间点获取解剖区域多个能量的数据,这是双能 CT 与传统 CT 相比最大的优势所在。近年来双能 CT 技术广泛应用于各种临床,该技术可以是双能 CT 也可以是单球管 CT,通过选择性光子屏蔽技术实现能谱分离。

1）双能量与单能量剂量 CT 比较

双能 CT 与单能 CT 采用双能 CT 扫描仪比较辐射剂量，但多数研究均进行单纯剂量的比较，而未考虑图像质量、信噪比或剂量-长度乘积（DLP）的归一化。Schenzle 等通过热释光剂量计布设人体体模，评估了双能 CT 在胸部扫描中不增加辐射剂量的可行性。Schenzle 选取第一代双能 CT 系统采用双能量模式，140 kV 和 80 kV，14 mm×1.2 mm 准直，第二代双能 CT 系统，140 kV 和 100 kV，128 mm×0.6 mm 准直的选择性光子屏蔽。单能 CT 在 120 kV，64 mm×0.6 mm 准直，等效 CT 剂量指数为 5.4 mGy·cm。检测结果提示，与单能 CT 120 kV 相比，在 140 kV 和 80 kV 及 140 kV 和 100 kV 双能模式下的双能 CT 系统具有选择性光子屏蔽的相同剂量。检查结果：双能 CT 模式下第一代双源 CT 剂量为 2.61 mSv，第二代双能 CT 的剂量为 2.69 mSv；在单能量模式下，第二代双源 CT 的剂量为 2.70 mSv。三种不同的成像技术图像噪声相似[8]。

该研究中选择性光子屏蔽是一项能谱分离的过滤技术，因此双能 CT 对组织具有更高的辨别能力。双能 CT 对冠状动脉形态和心肌供血的评估均有明显的优势。最初，双能 CT 用于心脏评估需将扫描时间由 83 ms 提高至 165 ms，目前这个问题已解决，第一代双能 CT 扫描时间缩短至 83 ms，第二代双能 CT 扫描时间缩短至 75 ms。关于双能 CT 心脏应用的辐射剂量，Kerl 等人比较了双能 CT、单能量模式的第一代双源 CT 和单源 16 排螺旋 CT 在冠状动脉 CT 血管造影应用中的剂量水平。该研究报告双能 CT 和双源 CT 的剂量水平低于单源 16 排螺旋 CT。

此外，研究人员得出结论，双能 CT 的剂量明显低于常规螺旋 CT，但诊断图像质量更好。与双源 CT 和 16 排螺旋 CT 相比，双源 CT 在双能量模式下的对比信噪比更高，这与双能 CT 重建算法中使用的低千伏数据有关。在低电压中发现的优质对比信噪比是在较低管电压下光电效应增加的结果，特别是在检查具有高原子序数的结构时，例如碘化造影材料。

在评估期间，双能 CT 允许改变在每次研究的低和高千伏数据下获得的图像之间的平衡。例如，包含更多的低电压数据集导致冠状动脉中造影材料的衰减增加。因此，这种增强对比度衰减的能力可以有助于减少这种和其他对比增强 CT 应用所需的造影剂总量，而不会引起单能低电压成像所涉及的更高图像噪声水平。

Yuan等研究阐述了使用快速千伏切换获得的双能CT原始数据后重建，以实现肺部CT血管造影中减少50％造影剂，发现双能量肺CT血管造影与标准单能量肺CT血管造影的DLP和有效剂量［分别为（412.5±34.1）mGy•cm和（7.0±0.6）mSv，分别为（400.8±208.7）mGy•cm和（6.8±3.5）mSv］无显著差异。Bauer等人比较双能量模式下，单能64排螺旋CT与第一、二代双源CT之间的肺CT血管造影的剂量和图像质量，发现与双能量模式的第一代双源CT和单能量64排螺旋CT相比，双能CT设置为第二代双源CT的辐射剂量显著减少。在双能模式下的第一代双源CT与单能量64排螺旋CT之间未发现辐射剂量的显著差异。

另一项研究在321例疑似肺栓塞患者（受检者）中系统地比较了120 kV和100 kV条件下第二代高螺距双源CT、双能CT和常规单能128排螺旋CT的辐射剂量。在该研究中，与120 kV的常规单能128排螺旋CT相比，双能CT数据采集辐射剂量更低。在120 kV下，双能CT与高螺距双源CT之间没有显著差异。然而，与双能模式下的第二代双源CT相比，100 kV的高螺距双源CT和传统单能128排螺旋CT均显示出显著更低的辐射剂量值。在100 kV时的容积CT剂量指数（$CTDI_{vol}$），高螺距双源CT为（3.9±0.5）mGy，常规单能128排螺旋CT为（5.97±1.5）mGy，双能CT为（7.75±1.9）mGy；120 kV时双源CT为（8.14±1.8）mGy，常规单能128排螺旋CT为（9.55±2.4）mGy。在100 kV时的剂量长度乘积（DLP），高螺距双源CT为（139.7±19.5）mGy•cm，常规单能128排螺旋CT为（198.9±46.9）mGy•cm，双能CT为（233.5±57.4）mGy•cm；120 kV时DLP，高螺距双源CT为（289.5±61.6）mGy•cm，传统单能128排螺旋CT为（322.9±92.7）mGy•cm。

Ho等比较140 kV、385 mA•s条件下，单能CT在成人肝脏、肾脏和主动脉成像方案中辐射剂量，以及双能CT（64排螺旋CT）在140 kV、385 mA•s和80 kV、675 mA•s连续两次扫描的辐射剂量。双能CT平均$CTDI_{vol}$值为49.4 mGy，常规单能CT为16.2 mGy。双能CT的有效剂量范围为22.5～36.4 mSv，传统单能CT的有效剂量范围为9.4～13.8 mSv。该研究提示常规单能CT与双能CT相比在相同mA•s条件下，剂量相对更低，但该研究未进行图像噪声或剂量的标准化。在另一项研究中，Li等观察到，与单能量CT相比，双能CT快速千伏转换额外增加辐射剂量躯体为14％，头部为22％。

Lin等人研究了双能CT模式在具有快速千伏转换的单源CT系统上的用于诊断胰岛素瘤的价值。在这项研究中，35名患者（受检者）接受了传统的双相单能量 CT($n=14$)或双相双能 CT($n=21$)进行术前评估。两名放射科医师评估了胰岛素瘤术前诊断的准确性,并与手术切除后的组织病理学进行了比较。双能 CT 成像通过检测出 23 个肿瘤中的 20 个,与常规单能量 CT 相比,双能 CT 术前诊断胰岛素瘤的敏感性在统计学上更高(分别是 95.7% 与 68.8%,$p=0.033$)。该研究报道的双能 CT 动脉和门静脉期成像的平均 $CTDI_{vol}$ 仅略高于常规单能 CT(分别为 21.8 mGy 与 20.1 mGy)。

2)双能 CT 减少剂量

现有文献表明,当使用基于双源 CT 技术的双能 CT 协议代替单能技术时,辐射暴露没有增加。然而,双能 CT 数据的较高信息含量和后处理灵活性为常规方案节省了大量辐射剂量的额外途径。一个例子是虚拟未增强成像,这是由双能 CT 实现的另一种有希望的剂量减少方法。许多 CT 检查涉及未增强扫描和对比增强扫描。双能 CT 潜在地允许从对比度增强的双能 CT 数据集创建虚拟未增强图像,因此消除了对先前未增强扫描的需要,对与检查相关的总体辐射剂量具有实质性有益影响。

Graser 等发表了两项使用第一代和第二代双能 CT 系统的研究,以评估双能 CT 在肾脏质量表征中的表现。在这些研究中,用虚拟未增强 CT 替换真实未增强 CT 减少了 35%(第一代双能 CT)和 50%(第二代双能 CT)辐射剂量。Leschka 和 Brown 等人在虚拟模型中的研究,提示通过虚拟未增强双能 CT 可潜在降低辐射剂量。此外,Zhang 等比较了基于双能 CT 的肝脏虚拟不平衡成像与真正的未增强肝脏 CT 检查,提出虚拟未增强的双能 CT 可以取代非增强 CT 作为多相肝脏成像方案的一部分。在这项研究中,使用具有虚拟未增强成像的双相双能 CT 代替肝脏的三相单能量 CT 研究导致 $CTDI_{vol}$ 减少 33%,并且 DLP 减少 34%[8]。

从双能 CT 数据获得的虚拟未增强图像对于需要频繁进行随访 CT 检查的患者(受检者)特别有意义。例如,主动脉支架植入术后患者(受检者)的推荐成像方案包括获取未增强的动脉和静脉期图像。该方案使患者(受检者)暴露于高辐射负荷,因为它每 6 个月重复一次。一些研究表明,虚拟未增强双能 CT 成像可以避免先前未增强的 CT 采集,碘图成像可以促进内漏的识别。然而,一项研究发现虚拟未增强图像不能替代真正的未增强图像以评估胸主动脉,因为脉动伪影导致碘化造影材料的去除不充分。

除了避免不必要的传统非增强扫描之外,通过在双能 CT 扫描期间应用全范围的放射防护策略,包括自动解剖管电流调制,可以并且应该旨在进一步减少辐射暴露。

8.3 介入放射学

介入放射学是在 X 射线透视或 CT 影像系统引导、定位、监控和记录下，经皮穿刺或通过人体固有孔道将特制的导管或器械插至病变部位，对各种疾病进行侵入性诊断或微创治疗操作的一系列技术。介入放射学程序导致患者（受检者）剂量相对较高，已有许多因介入放射学程序导致患者（受检者）皮肤严重损伤的案例。

8.3.1 介入放射学导致的患者（受检者）剂量

对于介入放射学，通常可用 DAP 仪来测量 P_{KA}，P_{KA} 是 X 射线束的横截面积与该横截面积上的平均空气比释动能的乘积，单位为 $Gy \cdot cm^2$，可作为射线束授予患者（受检者）总能量的替代测量，其测量结果通常不包括散射线。可使用安装在 X 射线管组件出口上［准直器与患者（受检者）之间］的大面积透射电离室测定 P_{KA}。如果所使用的 X 射线设备是数字化系统，则可利用 X 射线发生器的数据及数字记录夹板位置数据来计算 P_{KA}。

P_{KA} 易于测量。作为评估随机性效应危险的一个良好指标，可结合使用有效剂量转换系数推导有效剂量 E。该转换系数取决于患者（受检者）的受照部位和介入程序，是对拟人数字模体实施模拟介入程序做器官蒙特卡罗剂量计算导出的。美国国家放射防护与测量委员会（NCBP）第 160 号报告给出的成年人的转换系数汇总于表 8-9[9]。已有研究表明，儿童的转换系数取决于年龄和程序类型，年龄越小，转换系数越大，总体而言儿童的转换系数为成人的 1.33～16.4 倍。

表 8-9　透视引导下诊断和介入程序有效剂量转换系数

组/亚组	程　　序	有效剂量转换系数（DCCE）/mSv·(Gy·cm²)⁻¹
泌尿系统检查	膀胱内压描记法，膀胱造影术，排泄性尿路造影，排尿式膀胱-尿道造影，尿道造影	0.18
内镜逆行胰胆管造影（ERCP）		0.26

（续表）

组/亚组	程　序	有效剂量转换系数（DCCE）/mSv·(Gy·cm^2)$^{-1}$
关节造影		0.10
骨科手术		0.01
椎体成形术		0.20
妇产科手术	骨盆测量	0.29
	子宫输卵管造影	0.29
非心血管诊断程序		
外周血管	动脉造影术（所有类型）	0.26
	外周静脉造影术/静脉造影术	0.10
	颈总动脉和脑血管造影术	0.087
肾脏	顺行肾盂造影术，逆行肾盂造影术	0.18
	肾血管造影术，腹主动脉造影术	0.26
	胸主动脉造影术，主动脉弓造影术	0.12
外周神经系统	颈椎	0.13
	胸椎	0.19
	腰椎	0.21
其他	肺血管造影术，腔静脉造影术	0.21
非心脏血管介入程序		
经皮腔内血管成形术（PTA）		0.26
支架植入	肾/内脏PTA和支架植入术，回肠PTA和支架植入术，胆管扩张和支架植入术	0.26
	颈动脉支架植入	0.087
下腔静脉滤器植入	肝脏单纯滤器植入	0.26
栓塞术	化疗栓塞术，盆腔动脉栓塞术，盆腔静脉栓塞术，卵巢静脉栓塞术，其他肿瘤栓塞术	0.26
	肺血管造影和滤器植入，支气管动脉栓塞术	0.12

（续表）

组/亚组	程　　序	有效剂量转换系数（DCCE）/mSv·(Gy·cm²)⁻¹
栓塞术	溶栓治疗	0.26
	经颈静脉肝内门体分流术（TIPS）	0.26
心脏程序		
诊断性冠状动脉造影		0.12
介入治疗程序	血管成形术	0.20～0.26
	经皮腔内冠状动脉成形术（PTCA）	0.18～0.28
	栓塞术	0.26
	心脏射频消融术	0.10～0.23

为便于不同类型程序之间的比较，表8-10～表8-12以有效剂量 E 平均值、P_{KA} 平均值的形式分别给出了 X 射线透视造影程序、诊断性介入程序和治疗性介入程序中成年患者（受检者）的典型剂量水平，以及每一具体程序的有效剂量相当于一次后前位胸部 X 射线摄影（每次 E 约为 0.02 mSv）的倍数。

表 8-10　使用对比剂的 X 射线透视造影程序的典型剂量

X射线摄影/透视程序	有效剂量 E 平均值/mSv	P_{KA} 平均值/(Gy·cm²)	相当于后前位胸部 X 射线摄影的次数
矫形打钉内固定（臀部）	0.70		35
骨盆测量	0.80		40
排泄式膀胱尿路造影（MCU）	1.20	6.4	60
子宫输卵管造影（HSG）	1.20	4.0	60
椎间盘造影术	1.30		65
钡吞咽	1.50		75
瘘管造影	1.70	6.4	85
膀胱造影	1.80	10.0	90
脊髓造影	2.46	12.3	123
钡餐	2.60		130
钡餐＋小肠造影	3.00		150
鼻旁窦造影	4.20	16.0	210
钡灌肠	7.20		360
小肠灌肠	7.80	30.0	390

表 8‑11　诊断性介入程序的典型剂量

程　　序	有效剂量 E 平均值/mSv	P_{KA} 平均值/(Gy·cm^2)	相当于后前位胸部 X 射线摄影的次数
上肢血管造影	0.56	12.0	28
T 型管胆管造影	2.6	10.0	130
脑血管造影	3.0	85.7	150
冠状动脉造影	3.1	26.0	155
下肢血管造影	3.5	14.0	175
内镜逆行胰胆管造影(ERCP)	3.9	15.0	195
胸主动脉造影	4.1	34.5	205
肺主动脉造影	5.0	—	250
动脉压(为测量肺动脉压实施的透视引导下插管术)	7.0	—	350
周围动脉造影	7.1	27.2	355
腹主动脉造影	12.0	—	600
肾血管造影	13.7	86.0	685
肠系膜血管造影	22.1	85.0	1 105

表 8‑12　治疗性介入程序的典型剂量[12]

程　　序	有效剂量 E 平均值/mSv	P_{KA} 平均值/(Gy·cm^2)	相当于后前位胸部 X 射线摄影的次数
上肢动脉造影术	0.9	18.0	45
肾造口术	3.4	13.0	170
溶栓术	3.5	13.5	175
起搏器植入术	4.0	17.0	200
下肢动脉造影	4.5	18.0	225
输尿管内支架植入术	4.7	18.0	235
脑栓塞术	5.7	202.0	285
血管内支架植入术	10.4	40.0	520
肾血管造影	11.7	81.0	585
腔静脉滤器植入术	12.5	48.0	625
肾内支架植入术	12.7	49.0	635
胆道介入	—	54.0	—
经皮腔内冠状动脉成形术(PTCA),支架植入术	15.1	58.0	755
胆管引流术	18.4	70.6	920

（续表）

程　序	有效剂量 E 平均值/mSv	P_{KA} 平均值 /(Gy·cm²)	相当于后前位胸部 X射线摄影的次数
心血管栓塞术	19.5	75.0	975
射频消融术	20.3	54.6	1 015
瓣膜成形术	29.3	162.0	1 465
经颈静脉肝内门体分流术（TIPS）	53.6	206.0	2 680
盆腔静脉栓塞术	60.0	—	3 000
子宫肌瘤栓塞术	77.5	298.2	3 875

由这些表可以看出：因程序类型、临床目的和复杂程度而异，一次X射线透视造影程序的有效剂量约为一张后前位（PA）胸片剂量的几十倍至数百倍，一次诊断性介入程序的剂量约为一张PA胸片剂量的几十倍至上千倍不等，一次治疗性介入程序的剂量约为一张PA胸片剂量的几十倍至几千倍，一些介入诊断程序的剂量比某些类型的介入治疗程序还要高，不同类型程序之间的差异很大。作为一种高辐射剂量的医学影像手段，需要高度重视介入放射学程序的正当性判断、防护最优化和患者（受检者）剂量管理。

对于同一介入程序，由于患者（受检者）因素、设备、操作技术、防护措施、审管和质量保证等诸多差异的存在，不同国家和地区、不同医院乃至同一医院的不同操作者之间所产生的患者（受检者）剂量水平可能存在非常显著的差异。

8.3.2　介入放射学程序患者（受检者）放射防护十大要诀

为便于临床介入放射学工作人员掌握患者（受检者）防护技术，IAEA编制了患者（受检者）防护十大要诀。具体见表8-13[10]。介入医师和技术人员在临床介入实践中，如能认真考虑和灵活应用，将会对患者（受检者）及自身的放射防护有极大指导作用。

表8-13　介入放射学程序患者（受检者）放射防护十大要诀

序　号	内　容	注　释
要诀一	尽可能加大X射线管与患者（受检者）之间的距离	
要诀二	减小患者（受检者）与影像接收器之间的距离	

(续表)

序　号	内　　　容	注　　　释
要诀三	缩短透视时间	在可能情况下,记录并保存每个患者(受检者)的透视时间、P_{KA} 和 $K_{a,r}$
要诀四	在能够获得可接受影像质量的情况下,使用最低采集帧率的脉冲透视	
要诀五	采用多角度投照以避免皮肤同一区域重复曝光	通过旋转 Ｘ 射线管围绕患者(受检者)运动,改变射线束的入射点
要诀六	体型较大患者(受检者)或较厚的身体部位可引起入射体表剂量的增加	
要诀七	斜位透视也可增加入射体表剂量	注意 ESD 的增加会提高皮肤损伤的可能性
要诀八	避免使用放大模式	放大模式下,视野面积减少一半会使剂量率增加至 4 倍
要诀九	在满足临床需求条件下减少图像帧数和电影次数	避免使用透视采集模式。电影剂量率为常规透视剂量率的 10～60 倍。尽可能随时使用终末图像冻结技术,减少使用电影采集图像
要诀十	使用准直器	将 Ｘ 射线主射束限定在感兴趣区域内

参考文献

[1] 中华人民共和国卫生部. 放射诊疗管理规定[S]. 卫生部令第 46 号,2016.

[2] IAEA. Avoidance of unnecessary dose to patients while transitioning from analogue to digital radiology[R]. IAEA‐TECDOC‐1667,Vienna:IAEA,2011.

[3] ICRP. Managing patient dose in digital radiology[R]. ICRP Publication 93,Ann ICRP 34 (1),2004.

[4] IAEA. Radiation doses in diagnostic radiology and methods for dose reduction[R]. IAEA‐TECDOC‐796,Austria:IAEA,1995.

[5] NCRP. Diagnostic reference levels and achievable doses in medical and dental imaging:recommendations for the United States[R]. NCRP Report No. 172,Bethesda:NCRP,2012.

[6] Lee T Y,Chhem R K. Impact of new technologies on dose reduction in CT[J]. Euro J Radio,2010,76(1):28‐35.

[7] IAEA. Information for health professionals:CT optimization[EB]. https://rpop. iaea. org/RPOP/CTOptimization. htm.

[8] Henzler T,Fink C,Schoenberg S O,et al. Dual-energy CT:radiation dose aspects

[J]. Am J Roentgenol, 2012, 199 (5 Suppl): S16 - S25.

[9] NCRP. Ionizing radiation exposure of the population of the United States[R]. NCRP Report No. 160, Bethesda: NCRP, 2009.

[10] IAEA. Information for health professionals: interventional cardiology [EB]. https://rpop. iaea. org/RPOP/5_InterventionalCardiology/index. htm.

第 9 章

X 射线诊断中特殊患者(受检者)的
放射防护

众多研究业已表明,胚胎、胎儿、婴幼儿和儿童对电离辐射的敏感性要显著高于成年人。因此在育龄妇女、孕妇和儿童等特殊人群接受 X 射线诊断检查时,是应重点考虑的防护对象。IAEA 第 71 号安全报告《儿童放射学中的放射防护》[1]、ICRP 第 84 号报告《怀孕与医疗照射》[2]、欧盟第 100 号放射防护法规《母亲接受医疗照射时对胎儿和婴儿的防护指南》[3]、英国皇家放射学会第 9 号文件(RCE-9)《诊断性医疗照射时对孕妇的防护》[4]等都对这类特殊人群的防护提出了要求。我国的法规《放射诊疗管理规定》第二十六条第(二)款规定:"不得将核素显像检查和 X 射线胸部检查列入对婴幼儿及少年儿童体检的常规检查项目";第(三)款规定:"对育龄妇女腹部或骨盆进行核素显像检查或 X 射线检查前,应问明是否怀孕;非特殊需要,对受孕后八至十五周的育龄妇女,不得进行下腹部放射影像检查"[5]。

9.1　育龄妇女的放射防护

对于育龄妇女的放射防护,同样需要从正当性判断和最优化方面进行考虑,其中正当性判断显得尤为重要。

9.1.1　正当性判断

在判断诊断放射学检查的正当性时,应掌握好适应证,根据临床目的和患者(受检者)个人特征,并考虑有关的原则对其进行正当性判断,注意避免不必要的重复检查,尽量以 X 射线摄影代替透视检查。对育龄妇女施行 X 射线检查的正当性更应慎重进行判断,检查应遵循国家有关标准的防护要求。

对育龄妇女腹部或骨盆进行 X 射线检查前,应首先问明是否怀孕,了解月经情况。由于月经来潮后的头 10 天内妊娠的概率最小,因此在这个时期的 X 射线检查是安全和适宜的,ICRP 早年提出"十日法则":"在任何可能的情况下,育龄妇女的下腹部或骨盆 X 射线检查应限制在月经来潮后的头 10 天内"。基于 ICRP 对低剂量辐射宫内照射效应的最新评估结论,国际原子能机构建议,以"二十八日法则"取代"十日法则",对于具有正当性的检查,可在月经未过期的整个月经周期内实施。对月经过期的妇女,必要时(如可能导致较高胎儿剂量的检查)做妊娠试验予以排除,除非有确实证据表明其未怀孕,均应当作孕妇对待,并应积极考虑采用不涉及电离辐射的替代方法获取诊断信息的可能性。

9.1.2　针对育龄妇女的防护措施

为尽最大可能减少胎儿受到意外照射的机会,ICRP 第 84 号出版物建议在候诊区、检查室门口及其他合适的地方醒目地张贴如下内容的告示:"如果您已经怀孕或可能怀孕,请您务必在进行 X 射线检查之前告诉医师或放射科技师。"对于确认未怀孕的妇女,可进行任何符合正当性要求的检查;对于妊娠尚无法排除的,宜区分高胎儿剂量(高于 10 mGy)检查和低胎儿剂量检查(低于 10 mGy),遵循 2009 年 HPA 提供的指南可能是一种审慎可取的选择。

9.1.3　我国标准的要求

1) GB 18871—2002 要求

除临床上有充分理由证明需要进行的检查外,应避免对怀孕或可能怀孕的妇女施行会引起其腹部或骨盆受到照射的放射学检查;应周密安排对有生育能力的妇女的腹部或骨盆的任何诊断检查,以使可能存在的胚胎或胎儿所受到的剂量最小[6]。

2) GB 16348—2010 的要求

(1) 对育龄妇女进行腹部或骨盆部位的 X 射线检查时,应首先问明是否已经怀孕并了解月经情况。检查宜限制在月经来潮后的 10 天内进行,对月经过期的妇女,除确有证据表明没有怀孕的以外,均应当作孕妇看待[7]。

(2) 严格限制对育龄妇女进行 X 射线普查(如 X 射线透环、乳腺 X 射线检查)。在实施普查前应认真论证普查的必要性,要制订普查的质量保证计划和对普查用 X 射线设备质量控制措施提出要求。

（3）带节育器(简称带环)的妇女,在有出血、感染、腰痛等异常情况或怀疑节育器脱落时,应首先进行妇科、超声波检查。在上述检查不能确诊时,方可进行 X 射线检查并采用盆腔 X 射线平片检查。严格控制对带环妇女进行 X 射线透环检查的频率。禁止使用携带式小型 X 射线机应用于计划生育投环工作。

（4）严格掌握乳腺 X 射线检查的适应证并使用专用软 X 射线装置进行乳腺 X 射线检查。对年轻妇女特别是 20 岁以下的妇女,更应慎重使用乳腺 X 射线检查。

（5）对 40 岁以下妇女除有乳腺癌个人史、家族史或其他高危险因子等适应证外,不宜定期进行乳腺 X 射线检查。子宫输卵管造影检查要限制在月经净后 5～10 天内进行,检查后 3 个月内应避免妊娠。

9.2　孕妇的放射防护

对于孕妇的放射防护,其主要目的是保护胚胎或胎儿。

9.2.1　X 射线影像诊断检查导致的胎儿剂量

ICRP 第 84 号报告给出了常见 X 射线检查导致的胎儿剂量。详见表 9-1。由表 9-1 可见,以骨盆 CT、腹部 CT 和钡灌肠导致的胎儿剂量最高[2]。

表 9-1　常见 X 射线诊断检查导致的胎儿剂量

检 查 类 型	平均值/mGy	最大值/mGy
常规 X 射线检查		
腹部	1.4	4.2
胸部	<0.01	<0.01
泌尿系统造影	1.7	10
腰椎	1.7	10
骨盆	1.1	4
头颅	<0.01	<0.01
胸椎	<0.01	<0.01
透视		
钡餐(UGI)	1.1	5.8
钡灌肠	6.8	24

（续表）

检 查 类 型	平均值/mGy	最大值/mGy
CT		
腹部	8.0	49
胸部	0.06	0.96
头部	<0.005	<0.005
腰椎	2.4	8.6
骨盆	25	79

9.2.2 出生前照射的风险

1）癌症风险

鉴于现有数据的局限性，ICRP 2007 年建议书[8]无意于推算出生前照射的终生癌症危险标称系数的特定值，而支持其第 90 号出版物的判断：可以合理地假定，这个危险最多是全体人群危险的 3 倍。据判断该宫内受照的危险不大于儿童早年受照的危险，第 60 号出版物对此未做明确判断。

从统计学角度看，在 100～200 mGy 的剂量时可观察到人群中癌症危险的增加；而当远远低于这些剂量时，仅靠流行病学研究是无法发现癌症危险的显著变化的。但是，胎儿更为敏感，当胎儿受到 10 mGy 及以上剂量时，癌症危险出现上升。

2）遗传效应

2009 年，英国卫生防护局（HPA）估计，出生前受照剂量为 25 mGy（高剂量诊断性照射）时，胎儿出生后其头两代后代遗传性疾病的绝对超额危险约为 0.012％，远低于该国人群先天性缺陷的自然危险（1％～6％）。

3）常用 X 射线检查对胎儿的风险

HPA 给出的英国一些常用 X 射线检查所致胎儿典型吸收剂量和儿童期癌症危险的估计值见表 9-2[4]。表 9-2 依照胎儿典型吸收剂量范围及其相关的儿童期癌症危险将 X 射线检查大致分为 5 个组。除最末一组外，其他各组内的剂量和危险数值级差因子均为 10。值得注意的是，最末一组的高端剂量可使出生后患儿童期癌症的危险加倍。

由于所用成像设备、检查技术、患者（受检者）身材和解剖学情况的千差万别，在不同国家、不同医院和不同患者（受检者）之间，任何特定类型的检查所致胎儿实际剂量可能存在相当大的差异。胎儿剂量和辐射诱发癌症危险之间的关系远非确知，Wakeford 等[9]2003 年所做宫内照射诱发儿童期癌症的绝对超额危险系数估计值（$8\times10^{-5}\,\text{mGy}^{-1}$）可能存在 2～3 倍的差异。

表 9-2　常用 X 射线检查所致胎儿典型吸收剂量和儿童期癌症危险

检　　　查	胎儿典型剂量 范围[①]/mGy	每次检查的 儿童期癌症危险[②]
头颅 X 射线摄影 牙齿 X 射线摄影 胸部 X 射线摄影 胸椎 X 射线摄影 乳腺 X 射线摄影 头和(或)颈 X 射线 CT	0.001~0.010	$<1 \times 10^{-6}$
X 射线 CT 肺血管造影	0.01~0.10	$1 \times 10^{-6} \sim 1 \times 10^{-5}$
腹部 X 射线摄影 钡餐 X 射线透视 骨盆 X 射线摄影 髋关节 X 射线摄影 X 射线 CT 骨盆测量 胸部和肝脏 X 射线 CT	0.1~1.0	$1 \times 10^{-5} \sim 1 \times 10^{-4}$
钡灌肠 X 射线透视 X 射线静脉尿路造影 腰椎 X 射线摄影 腰椎 X 射线 CT 腹部 X 射线 CT	1.0~10.0	$1 \times 10^{-4} \sim 1 \times 10^{-3}$
骨盆 X 射线 CT 骨盆和腹部 X 射线 CT 骨盆、腹部和胸部 X 射线 CT	10~50	$1 \times 10^{-3} \sim 5 \times 10^{-3}$

说明：① 仅适用于妊娠早期；② 儿童期癌症的自然危险约为 2×10^{-3}。

9.2.3　对宫内照射后是否终止妊娠的考虑

对一度未察觉自己已怀孕的患者(受检者)进行的照射往往会引起其焦虑不安,担心电离辐射对胎儿可能产生的有害效应,甚至主动提出终止妊娠。在孕妇有这种顾虑的情况下,应由医学专家或保健物理专家为其提供咨询,必要时尽可能准确地估算胎儿吸收剂量及相应的胎儿危险度,在听取专家意见之后,方可审慎做出是否终止妊娠的决定。

ICRP 第 84 号出版物的观点如下：在胎儿吸收剂量低于 100 mGy 的情况下,基于电离辐射风险而做出终止妊娠的决定是缺乏正当性的。鉴于绝大多数 X 射线检查的宫内照射剂量远远低于 100 mGy 且健康危险水平很低,很少有正当理由来终止妊娠。

在妊娠第 8~15 周宫内受照剂量在 100~500 mGy 范围内(对 X 射线成像检查而言非常少见)时,应慎重考虑畸形、发育迟缓、中枢神经系统损伤和 IQ 下降的危险度;如果胎儿吸收剂量刚刚超过 100 mGy,而其父母多年来渴望生育子女,他们可能不希望终止妊娠,在医师给予适当的意见后,应由胎儿的父母自己做出决定。

除了腹部或骨盆部的放射治疗以及大的事故以外,与妊娠期间其他问题的自发发生率相比,医疗照射可能造成的有害效应的发生率一般是较低的。在一个没有受照(即只受到天然本底辐射)的孕妇群体中,妊娠期间的近似危险度有 15% 或以上的自发流产率、2%~4% 的严重畸形发生率、4% 的宫内发育迟缓率(大多由于高血压)和 8%~10% 的遗传疾病发生率。

一个有用的办法是向患者(受检者)指出不生出有畸形或癌症新生儿的概率有多大,以及这种概率受到辐射有什么样的影响。表 9-3 给出了这种概率估计[2]。

表 9-3 随电离辐射剂量变化的生出健康新生儿的概率

孕体的吸收剂量/mGy 超过天然本底	新生儿不会有畸形的 概率/%	出生后在 0~19 岁期间 不会发生癌症的概率/%
0	97	99.7
0.5	97	99.7
1.0	97	99.7
2.5	97	99.7
5.0	97	99.7
10.0	97	99.6
50.0	97	99.4
100.0	接近 97	99.1

9.2.4 孕妇防护具体要求

对于已确认的孕妇,由于 X 射线检查宫内照射存在诱发胎儿出生后癌症的危险,必须优先考虑采用不涉及电离辐射的替代成像手段(如超声波或磁共振成像)获取诊断信息的可能性,根据临床指征确实认为 X 射线检查是合适的检查方法时方可进行 X 射线检查。在许多情况下,特别在估计胎儿成熟度和胎盘位置时,使用超声波检查可靠而又不涉及电离辐射,应予优先考虑,超声波诊断设备的日益普及必将大大减少用X射线检查妊娠子宫的需要。

放射科工作人员应与申请医师进行必要的磋商,进一步核实拟申请检查的正当性,决定是否可将检查推迟到分娩之后。两个基本原则需要考虑:一项可对母亲带来临床利益的检查可能对胎儿也有间接的利益;推迟到妊娠晚期进行检查可能对胎儿带来更大的健康危险。如果经复核,该检查仍考虑具有正当性并确需实施,应尽一切合理的努力将胎儿剂量降低到与诊断目的相称的最低水平。

应避免不必要的重复检查,尽量以X射线摄影代替透视检查。在没有充分证据表明疾病可能累及心肺的情况下,分娩前进行常规胸部X射线检查是不正当的。因此,国家标准明确规定:"孕妇分娩前,不应进行常规的胸部X线检查"。

在多个国家,没有明令禁止在生物医学研究中使孕妇接受电离辐射照射。但是,不应鼓励将孕妇作为涉及胎儿受照的研究项目的受试者,除非妊娠本身是研究的焦点,而且无法采用危险更小的其他手段。为保护胚胎和胎儿,对此类研究应当加以严格控制。

妊娠的患者(受检者)有权知道宫内照射可能引起的潜在电离辐射效应的大小和类型,执业医师有义务进行适当形式的告知,确保得到患者(受检者)的知情同意。

在进行一个诊断程序之前,应注意判断胎儿是否处在主要受照区域中,以及程序是否会产生相对较高的剂量(如钡灌肠和骨盆CT检查)。对于任何具备临床目的正当性的远离胎儿部位(如胸部、头颈、牙齿、四肢等部位)的X射线检查,如果X射线设备是严格屏蔽的,并采用严格准直的X射线束,在妊娠期的任何时间均可安全地实施。一般情况下,不做出诊断的健康风险远远大于检查涉及的辐射危险。

如果一项检查产生的剂量处于诊断剂量范围的高端,且胎儿在射线束之内或附近,必须慎重行事。

当孕妇需要做X射线射束直接照射胎儿的腹部或骨盆X射线诊断检查(尤其是CT检查)时,要特别小心注意确认,该项检查在当时确实是有指征的,不能推迟到分娩之后实施。应制订最佳的检查方案,选择最优化的摄影条件或摄影条件组合,尽一切合理的努力将胎儿剂量降低到与诊断目的相称的最低水平。专门拟定合适的检查程序和减少胎儿受照剂量最常用的方法包括把射线束准直到一个非常特定的感兴趣区;在可能时去掉防散射线滤线栅;如果不会对获取影像造成干扰,使用屏蔽用具;减少摄影数量;增加管电压(kV)也可降低胎儿剂量,特别是胎儿直接受照的情况下。但是,技术上的变更不应当不恰当地损害X射线检查的诊断价值。

进行涉及高剂量的检查时,或已知胎儿处在主射束内时,应当记录有关技术条件,以便事后估算胎儿剂量。重要的技术条件包括是否用了滤线栅、kV、mA·s、剂量率、透视时间、剂量面积乘积(DAP)或空气比释动能-面积乘积(P_{KA})、几何条件说明以及摄影方式等。

9.2.5 国内外标准对孕妇防护的要求

1) 国际基本安全标准2014年版的相关要求

《国际电离放射防护和辐射源安全的基本安全标准》2014年版[10]第39项要求是专门针对孕妇或哺乳期女性提出的。其具体内容如下:

注册者和许可证持有者必须确保在女性受检者已怀孕或可能怀孕或正处在哺乳期情况下,实施适当的放射防护安排。

注册者和许可证持有者必须确保在公共场所、受检者候诊室、小隔间和其他适当地方以适当文字设置标示,并确保酌情采用其他通告方式,要求将接受放射程序的女性受检者如有以下情况,则告知放射从业医师、相关技师或其他工作人员:① 她已怀孕或可能怀孕;② 她正处在哺乳期而预定的放射程序包括施用放射性药物。

注册者和许可证持有者必须确保有有关的程序,用于在进行可能导致给胚胎或胎儿带来大剂量的任何放射程序之前确定有生殖能力的女性受检者的妊娠状况,以便能够在确定放射程序的正当性和防护与安全的最优化时考虑到这种情况。

注册者和许可证持有者必须确保有有关的安排,用于在进行涉及施用可能导致给母乳喂养婴儿带来大剂量的放射性药物的任何放射程序之前确定女性受检者当前未处在哺乳期,以便能够在确定放射程序的正当性和防护与安全的最优化时考虑到这种情况。

2) 我国标准《医用X射线诊断受检者放射防护要求》(GB 16348—2010)[7]的要求

对孕妇的X射线检查应向受检者说明可能的危害,在受检者本人知情同意并由本人或直系亲属签字后才可实施此类检查。

严格控制对孕妇进行腹部X射线检查,以减少胚胎、胎儿的受照危害。孕妇分娩前,不应进行常规的胸部 X 射线检查。

妇女妊娠早期,特别是在妊娠 8~15 周时,非急需不应实施腹部尤其是骨盆部位的 X 射线检查。原则上不对孕妇进行 X 射线骨盆测量检查,如确实需要也应限制在妊娠末三个月内进行,并在医嘱单上记录申请此项检查的特殊理由,经有资格的放射科专家认同后方可实施。

妇女怀孕期间不宜进行乳腺 X 射线检查。

9.3　儿童患者(受检者)的放射防护

尽管儿童患者(受检者)在所有 X 射线诊断中所占比例不如成年人高,但很多国家和地区不断新建以儿童为主要服务对象的综合性医院,使得儿童患者(受检者)数量日益增多。而且以 CT 为代表的新技术,增加了单次检查导致的医疗照射剂量,从而使医疗照射集体剂量迅速增加。由于儿童对电离辐射更加敏感,且照射后生存期更长,导致出现癌症的风险更高。

9.3.1　常用 X 射线检查所致的儿童典型剂量

医务人员应当注意,采用有效剂量评价患者(受检者)的照射要受到严格限制。有效剂量只是在一定范围内比较和评价医疗程序与随机性效应相关剂量的工具,如比较不同诊断程序剂量大小,比较同类技术和方法在不同国家和医院的应用,以及比较相同医学检查中不同技术的应用。然而,对于患者(受检者)个人的照射计划和利益/风险分析而言,特别是旨在进行风险评估时,受照组织中的当量剂量或吸收剂量可能是更合适的。

由于儿童的身高和体重与年龄有关,儿科放射学的患者(受检者)剂量数据很难分析。此外,以有效剂量来表征儿科和新生儿放射学中患者(受检者)剂量水平并不合适。为对影像中心之间进行比较,欧盟内部达成了一致,收集 5 个标准年龄段的数据:新生儿、1 岁、5 岁、10 岁、15 岁。联合国原子辐射效应科学委员会(UNSCEAR)2008 年报告对近年来报道的儿科放射学患者(受检者)剂量数据进行了汇总和审议,主要是欧洲国家的数据,包括对一些检查有效剂量的推导。

英国放射防护局(NRPB)对该国 2000 年 X 射线检查所致儿童剂量进行了综述,五种常用 X 射线摄影检查的入射体表剂量(ESD)数据见表 9 - 4,三种 X 射线透视检查的剂量与面积乘积(DAP)的数据见表 9 - 5[11]。表中显示,0 岁和 1 岁组剂量远低于成人,但年龄较大时(如 15 岁组)则更接近于成人剂量。国际原子能机构(IAEA)将这些数据视为儿科放射学的典型剂量水平。然而,由于抽样数量有限,或许并不一定具有广泛的代表性。

表 9-4　儿科患者(受检者)每次 X 射线摄影检查的 ESD 平均值

检查部位(摄影方位)	年龄/岁	归一化的 ESD/μGy
腹部(前后位)	0	110
	1	340
	5	590
	10	860
	15	2 010
胸部(前后位/后前位)	0	60
	1	80
	5	110
	10	70
	15	110
骨盆(前后位)	0	170
	1	350
	5	510
	10	650
	15	1 300
头颅(前后位)	1	600
	5	1 250
头颅(侧位)	1	340
	5	580

表 9-5　儿科患者(受检者)每次 X 射线透视检查的 DAP 平均值

检　　查	年龄/岁	归一化的 DAP 值/($mGy \cdot cm^2$)
排泄性膀胱尿道造影(MCU)	0	430
	1	810
	5	940
	10	1 640
	15	3 410

(续表)

检 查	年龄/岁	归一化的 DAP 值/ $(mGy \cdot cm^2)$
钡 餐	0	760
	1	1 610
	5	1 620
	10	3 190
	15	5 670
钡吞咽	0	560
	1	1 150
	5	1 010
	10	2 400
	15	3 170

应当注意,由于所用成像设备、检查技术、儿童身材和解剖学情况的千差万别,在不同国家、不同医院和不同患儿之间,任何特定类型的检查所致儿童实际剂量可能存在相当大的差异。表9-6则给出了欧盟关于儿童X射线摄影剂量的调查数据[3]。

表9-6 欧盟儿童X射线摄影入射体表剂量(μGy)

检查类型	婴儿			5 岁			10 岁		
	中位数	范围	最小/最大	中位数	范围	最小/最大	中位数	范围	最小/最大
胸部 AP (1 000 g 新生儿)	45	11~386	1:35						
胸部 PA/AP	75	21~979	1:47	67	19~1 347	1:71	71	17~1 157	1:68
胸部 AP (移动机)	90	34~718	1:21	68	29~333	1:11	91	29~760	1:26
胸部侧位				140	37~554	1:15	153	39~1 976	1:51
头颅 PA/AP	930	152~4 514	1:30	967	242~4 626	1:19	1 036	130~5 210	1:40
头颅侧位				703	138~2 358	1:17	577	113~3 787	1:33

(续表)

检查类型	婴儿			5 岁			10 岁		
	中位数	范围	最小/最大	中位数	范围	最小/最大	中位数	范围	最小/最大
骨盆 AP	260	18～1 369	1∶76	485	86～2 785	1∶32	812	89～4 167	1∶47
全脊柱 PA/AP	867	107～4 351	1∶41						
胸椎 AP							887	204～4 312	1∶21
胸椎斜位							1 629	303～6 660	1∶22
腰椎 AP							1 146	131～5 685	1∶43
腰椎斜位							2 427	249～23 465	1∶94
腹部 AP/PA	440	77～3 210	1∶42	588	56～2 917	1∶52	729	148～3 981	1∶27

9.3.2　儿童防护具体要求

1) 正当性判断

必须优先考虑采用不涉及电离辐射的替代成像手段(如超声波或磁共振成像)获取诊断信息的可能性,严格掌握适应证,根据临床指征和放射防护原则确实认为 X 射线检查是合适的方式时方可进行 X 射线检查。

所选择的检查方式应对特定的临床问题具有足够的灵敏性、特异性、准确度和可重复性,能达到预期诊断价值。

对于检查可能引起的潜在电离辐射效应的大小和类型,执业医师有义务进行适当形式的事先告知患儿的监护人。

避免不必要的 X 射线检查,是儿童患者(受检者)最为有效的放射防护方法。某些特定情形下的检查阳性率很低,临床价值也是可疑的。典型例子如表 9 - 7 所示。当然,这些例子不可理解为绝对的禁忌证。例如,在探查一种不予治疗会致死的可治疾病时,发现病例的收获率较低是可以接受的。因此,如果某一程序通常被判定为不正当的,在特殊情况下又需要使用时,应逐例进行正当性判断[1]。

表 9-7　可能不符合正当性原则的典型例子

序　号	例　　　　子
1	入院或手术前在没有(或不充分)征象表明疾病可能累及心肺的情况下进行常规胸部 X 射线摄影
2	常规心脏 X 射线透视
3	伴有癫痫症状或头痛症状的婴儿或儿童的头颅 X 射线摄影
4	受伤后无局部定位症状和体征的头颅 X 射线摄影或 CT 检查
5	伴有无创伤斜颈的婴儿或儿童的颈椎 X 射线摄影
6	创伤肢体相对侧的对比性 X 射线摄影
7	6 岁以下儿童的舟骨 X 射线摄影
8	为评价无鼻旁窦局部症状引起的发热而进行鼻旁窦 X 射线摄影
9	6 岁以下儿童怀疑有鼻旁窦炎的鼻旁窦摄影
10	3 岁以下儿童的鼻骨 X 射线摄影
11	在缺乏其他临床和实验室检查发现的情况下对腹痛患儿实施钡灌肠
12	在 X 射线透视引导下施行常规骨折复位

医疗机构应严格执行检查资料的登记、保存、提取、借阅和检查结果互认制度,临床医师和有关医技人员应尽可能使用与计划照射相关的患儿先前已有的诊断信息和医学记录资料,避免因管理、转诊等原因使患者(受检者)接受不必要的重复检查。

放射学工作者有义务仔细复查每项儿童 X 射线检查的申请是否合理,必要时与申请医师进行磋商,并有权拒绝缺乏正当性的 X 射线检查。

仅为法医学目的而进行的放射学检查(如因移民年龄核查目的对青少年所做的骨龄测定)是不正当的。

涉及电离辐射的人体生物医学实验中,当拟选择不能真实表示自己同意与否的儿童作为受试者时,应遵循伦理准则,只有在预期剂量很小,或在其法定监护人做出有效允许的情况下,方可进行照射。健康儿童不应该纳入涉及使用电离辐射的生物医学研究计划。

2) 防护最优化

对儿童施行 X 射线检查,必须注意到儿童对电离辐射敏感、身躯较小又不易控制体位等特点,采取相应有效的防护最优化措施,确保在获取必要诊断信息的同时,使受检儿童的受照剂量保持在可合理达到的尽可能低的水平。

（1）人员和设备要求。凡是施行大量儿科放射学检查的医院，应至少指定一名受过儿科放射学专业培训（包括适当的放射技术和儿童固定装置的使用等）的放射技师来专门为大多数的儿童实施检查。在设备、技术或工作职责有变化时，应适时接受再培训。

与成人相比，由于儿童身躯及内部器官尺寸较小、解剖结构变异较多、心率较快，有些介入放射学程序（如先天性心脏病）的技术难度大，耗时较长。而且可能需要多次程序方可完成，可导致较高辐射剂量。因此，对儿童的介入程序需要由有经验的儿科介入专业人员实施，应当对这些专业人员提供关于医患双方放射防护措施指导的附加培训。

只要有可能，就应对婴幼儿使用儿科专用 X 射线设备进行检查，因为专用设备具有适合儿童的特殊特性，如特殊的滤线栅、线束质（特殊的滤过）和可使用极短的曝光时间，可避免由于患儿体位变动而导致的影像质量干扰。如果用普通（成人）X 射线设备检查婴幼儿，只要有可能，应移除滤线栅。非儿科专用设备的自动曝光控制（AEC）应能够适合各年龄段儿童的不同身高和体重。

由于绝大多数成像设备和供方提供的操作规程是基于成人身体结构，用于儿童时可能有必要对设备和曝光参数进行适当地调校。如有可能，应寻求医学物理师关于设备安装调试、设置成像规程和最优化方面的建议和技术支持。

（2）检查前应考虑的问题。儿科放射学工作者在实施检查前，应认真逐项考虑 ICRP、国际放射学会（ISR）和 AGFA 公司列出的 5 个重要问题，即儿科放射学"SMART"宝典：

S——屏蔽是否适当？

M——胶片的标记和患儿身份是否正确？

A——区域准直（照射野尺寸和位置）是否准确？

R——限制儿童活动的方法是否恰当？

T——技术参数设置（最短的曝光时间，较高的管电压）是否恰当？

更为详细的考虑详见表 9 - 8。

表 9 - 8　儿童 X 射线摄影前需要考虑的问题

序　号	问　　题
1	是否已对受检儿童及其父母进行了适当的检查程序告知？
2	儿童 ID、日期、位置标识等是否正确，标记是否包含了影像的任何重要部分？

(续表)

序　号	问　　　　题
3	儿童是由固定装置固定还是其父母固定?
4	照射野尺寸和对中心点是否正确,大小是否合适? 人工还是自动设置,对中心点正确吗? 焦-片距(FFD)正确吗?
5	是否应用了必要的屏蔽? 屏蔽边界是否处于射野边界 1 cm 内? 是否对性腺屏蔽? 是否对甲状腺进行了屏蔽?
6	曝光设置是否正确,曝光时间是否尽可能最短? 可能时管电压是否高于 60 kV? 可否增加额外过滤? 防散射滤线栅是否必要?
7	可否减少摄影数量,对于废片应加以收集和分析

（3）制动措施。在检查前同孩子建立融洽的关系,进行必要的信息交流是非常重要的步骤。通常 2 岁以上的患儿已经可以和放射技师交流而不一定需要固定装置。但是年龄更小的新生儿和婴儿很难按要求保持不动,必须采取固定措施。

固定装置对防止婴幼儿摄片时活动是很有效的,不仅可减少重复拍摄的可能性,而且容许使用严格的准直措施。根据检查部位和患儿的具体情况可酌情采用不同的固定措施,如专用的可提升有机玻璃固定板、尼龙拉扣、沙袋、垫子和绷带、头颅固定器和角度固定块等,并尽可能缩短曝光时间。

对于需要儿童较长时间静止不动的检查,必要时可采用镇静或麻醉的方法。

如需人工固定,作为一个基本准则,国际基本安全标准要求应当由患儿的父母或家庭成员而非放射科工作人员、护工或护士在检查时实施人工固定,并应对其提供合适的屏蔽。

（4）屏蔽防护。法规标准早有规定,X 射线检查时应尽可能对辐射敏感器官(如性腺、眼晶状体、甲状腺和已发育的乳腺)提供恰当的屏蔽,实际执行情况很不理想,原因不外乎专业技术人员缺乏必要的认知和怕麻烦。

对儿童进行检查时,必须注意检查部位的防护。如果辐射敏感的组织或器官处于主射束内或距离主射束不到 5 cm 处,而且屏蔽不会损失重要诊断信息或妨碍检查时,就有必要考虑尽可能对特定区域提供屏蔽。通常应屏蔽性腺、乳腺和眼晶状体等器官的主射束照射。除了牙科 X 射线摄影外,在放射诊断中甲状腺屏蔽也许是不切实际的。通常有两种类型的屏蔽装置：接触屏蔽和阴影屏蔽。屏蔽装置应紧贴照射野边缘,如果放置不当,会严重损害影像质量。在一些场合(如某些CT扫描或介入程序)可能不适合提供屏蔽。体内散射辐射对X射线束之外组织的剂量可能也是无法屏蔽的。

对于性腺屏蔽,女童用接触性铅挡,男童用铅罩。通过适当调整铅罩,睾丸的吸收剂量可以最多减少95%;如果女性性腺得到有效的屏蔽,卵巢的吸收剂量可以减少50%。在眼部会有高吸收剂量的情况下,眼部应当得到防护。例如,对内耳检查的常规CT中眼部进行防护,眼晶状体的吸收剂量可以减少50%~70%。在任何颅脑摄片,使用后前位,可以减少眼晶状体吸收剂量达95%。牙科X射线摄影时,应对甲状腺提供必要的屏蔽;但是如果甲状腺距离照射野边缘2 cm以上,甲状腺屏蔽所致剂量减少作用微小。使用移动式设备在病房或新生儿室进行床旁X射线检查时,必须采取有效措施减少对周围其他儿童的照射,不得将有用线束朝向其他儿童。

9.3.3 降低儿童剂量的技术

1) X射线摄影和透视

基于婴幼儿体内散射辐射的量很小,移除防散射滤线栅所致剂量降低(可降低1/2~3/4)的利益不会被影像质量稍差所抵消,故不需要防散射滤线栅;但十几岁儿童体格发育已使得体内散射增加,为保证影像质量,不要求移除滤线栅。

通过维持使用短曝光时间和小焦点之间的平衡可获得满意的影像。只要可能,使用高速胶片组合以减少曝光量和曝光时间,因为分辨力的降低对于绝大多数临床指征并无显著影响。

AEC用于儿童一般不大适合,因为感应器(大小和几何特征)是基于成人体格参数;使用与摄影技术和患者(受检者)体层厚度对应的曝光工作表更安全,也便于应用。

应使用准直器严格限制初级X射线束。婴儿被检查的身体部位常小于普通胶片,因此必须将准直调节到检查部位的大小,而不是调节到胶片大小,否则婴儿可能受到全身照射。对于新生儿,最大照射野的允许范围应不大于最小范围边界的1 cm大小。除新生儿外,最大照射野的允许范围应不大于最小范围边界的2 cm大小。可通过未曝光的胶片边界来反映儿童的照射野边界,应进行质量控制检测以避免照射野和光野之间的差异。

在行X射线透视时,尽量不使用自动亮度控制(ABC)。受检儿童应当尽可能接近影像增强器。Ｘ射线球管应尽可能远离检查床,以避免过度的皮肤剂量。应使用可接受的最低的帧率(图像更新速度)和具备影像冻结功能的设备。可预设一个阈电压(如对儿童用 70 kV),在此电压之下系统就不工作。脉冲式透视和额外的铜滤板可减少儿童受照剂量。

表 9 - 9 给出了常规 Ｘ 射线中降低儿童剂量的技术,表 9 - 10 给出了数字化设备中降低儿童剂量的技术。

表 9 - 9　常规 Ｘ 射线摄影中降低儿童患者(受检者)剂量的技术

序　号	技　术　内　容
1	对于特定的疾病指征,应该制订标准的投照方式和数量
2	要在标准程序中增加视野数,则应进行逐例判断
3	由于技术的发展,可能需要手工选择曝光条件
4	可能情况下,增大焦皮距
5	将 Ｘ 射线束仔细限定在感兴趣区,避免其他区域受照
6	对睾丸、卵巢、乳腺、甲状腺和眼睛进行屏蔽防护
7	通常不使用防散射滤线栅
8	对于胸部和椎体摄影,尽量采用 PA 位
9	在较高 kV 时,考虑使用附加滤过
10	平衡使用小焦点和缩短曝光时间之间的关系
11	制订和实施涵盖整个摄影过程的 OA 和监督程序
12	建立并使用定期患者(受检者)剂量评估系统

表 9 - 10　数字化摄影设备降低儿童患者(受检者)剂量的技术

序　号	技　术　内　容
	对于最终用户
1	需要进行正当性判断
2	摆位、准直和选择曝光参数实施最优化的关键,应建立剂量管理小组
3	剂量管理小组成员:放射医师,放射技师,医院工程师,设备工程师,来自设备生产厂家的设备应用专家、影像专家等
4	就数字化设备的特点,对放射医师和放射技师进行培训

(续表)

序　号	技　术　内　容
对于设备生产厂商	
5	应为最终用户提供足够的培训
6	对于数字化图像算法和曝光指数等,应采用标准化的术语
7	需进行剂量评估
8	应将剂量信息传送到PACS系统或患者(受检者)管理系统
9	应对剂量测量设备和剂量指示器进行刻度和校准
10	应对剂量指数和公式的应用方法进行系统、全面的培训
11	需特别关注儿童患者(受检者)

2) CT检查

儿童对于辐射致癌的风险比成人更为敏感,因此,放射医师、医学物理师和操作者必须对扫描方案和辐射剂量给予特殊关注。对于儿童来说,剂量降低策略必须包括与患者(受检者)身材或年龄相适合的CT扫描方案,绝对不能使用成人的CT扫描方案。最优化的检查也取决于扫描部位和临床指征。影像噪声与X射线束衰减是成比例的,它受X射线穿过被扫描人体区域的距离的影响。影像质量通常远远超出获取可靠诊断的需要,有一定噪声水平甚至不太清晰的影像也可满足临床需要,临床医师和放射学工作者意识到这一点将有助于显著降低儿童剂量。应当通过扫描参数(mA·s、kV和螺距)的调整,使剂量适合患者(受检者)的体重或年龄,已经有基于体重调整参数的CT扫描方案。此外,对于CT扫描,AEC技术也可用来降低儿童辐射剂量。表9-11给出了降低儿童CT剂量的措施。

表9-11　降低儿童CT剂量的措施

序　号	措　施　内　容
立即采取的措施	
1	儿童CT检查应进行最严格的正当性判断
2	只有必须时,才行CT检查
3	减少使用对比剂的扫描数量
4	询问前期做检查的情况

(续表)

序　号	措　施　内　容
5	正确应用相关指南
6	考虑使用替代技术,如超声或 MRI
7	向患者(受检者)提供相关信息
8	在临床监督中包括正当性判断的内容
	几个特殊措施
9	考虑具有年龄特征性的病理和病程
10	考虑儿童患者(受检者)的个人特点
11	考虑 CT 扫描对患者(受检者)管理和以后带来的潜在贡献大小
12	参考患者(受检者)病历和前期的检查
13	考虑成本和射线照射
14	用其他检查方法替代 CT
15	推迟随访检查

在给定 kV 降低毫安秒(mA·s)是控制儿童剂量最有效的方法。近年来有报道,可通过降低 kV 实现低剂量 CT 扫描。ICRP 建议,对儿童尽量采用一些低曝光因子(特别是 mA·s)的专门方法。虽然有作者建议对儿童进行高分辨 CT 检查时使用 $100\sim200$ mA·s 的设置,然而,用更低的 mA·s 同样可以获取可靠的诊断信息,最好基于儿童体重或检查部位及其有效直径的考量来选择 mA·s。在可以合作屏住呼吸的儿童中可使用最低 34 mA·s,而对不太合作的儿童则可用 50 mA·s。

如有可能,应尽量使用自动管电流调制——管电流根据组织的厚度和密度进行调节从而获得恒定的影像噪声水平。增加螺距、控制所需的最小扫描长度、只扫描感兴趣区、避免扫描部位的重叠、限制多期相检查、减少没有对比数据的重复扫描以及通过适当的影像后期处理技术改善检查质量等方法也有助于降低儿童剂量。

当辐射敏感组织如乳腺和甲状腺在照射范围内时,在不干扰必要诊断信息获取和干扰检查的前提下,应当加以屏蔽,如用 2 mm 厚的表面涂铋的乳胶屏蔽设备保护乳腺基底细胞,可以减少乳腺基底细胞 40% 的剂量。

表 9-12 总结了儿童 CT 检查中可采取的最优化措施。

表 9-12 儿童 CT 检查最优化措施

序 号	最 优 化 措 施
通用要求	
1	告知患者(受检者)和陪同家属,并做相应准备
2	熟悉 CT 剂量相关参数
3	应该有以下认识:降低噪声则意味着提高剂量,在能做出诊断前提下适当接受噪声的存在
4	平衡考虑影像质量和照射剂量,优化扫描参数的选择
5	在儿童检查时,应优化管电流的设置
6	对扫描容积进行优化
7	将扫描长度和扫描重叠区控制到最小
特殊考虑	
8	应根据患者(受检者)体重、躯干直径或胖瘦程度等合理降低 mA·s 或基准 mA
9	使用 $x-y$ 平面剂量调节
10	如果可能,应增加过滤
11	使用最大扫描层厚
12	对于偏瘦的患者(受检者),降低 kV
13	如果可能,应缩短球管旋转时间
14	如果不需要显示整个容积,则应选择有代表性的容积样本
15	在不增加 mA 的前提下,对于螺旋扫描,将螺距设置为大于 1
16	在不需要薄层扫描时,应采用较窄的准直
17	使用 z 轴平面剂量调节
18	有必要定义最大和最小值
19	对于定位扫描,可略微超过上述定义的范围
20	重建时,采用附加厚层降噪技术
21	对于不同的扫描程序,应避免对邻近区域进行重叠扫描
22	除非经过特别的正当性判断,应避免非增强扫描
23	优化扫描程序,经过一次扫描获得全部需要的信息

（续表）

序　号	最　优　化　措　施
24	减少多相扫描的数量
25	对于多相扫描,应缩短附加扫描的扫描长度
26	如果对图像质量没有特别高的要求,应在非增强扫描或重复扫描时使用较低的剂量
27	将附加顺序功能扫描的数量降到最低
28	在介入应用中,应缩短扫描长度和透视时间
29	如果病情不是很紧急,应使用标准延迟的方法来替代博罗斯触发
30	对眼睛、甲状腺、乳腺、睾丸等采取附加防护

3) 介入放射学程序

应当通过使用介入程序术前安全核查表来提高团队成员的安全意识,仔细地规划介入程序从而预先避免不当手术或手术中断,以及其他一些重复性照射,尽可能保护儿童患者(受检者)的甲状腺、乳腺、眼睛以及性腺。针对介入放射学儿童患者(受检者),IAEA 编制了受检者放射防护十大要诀。具体见表 9 - 13。

表 9 - 13　介入放射学程序儿童患者(受检者)放射防护十大要诀

序　号	内　　　容	注　　　释
要诀一	切记：相比于成人来说,发育期儿童的一些组织对辐射更加敏感	儿童有较长的生存期,可以显现出辐射随机性效应
要诀二	在对儿童实施介入程序前与其监护人沟通	询问以前受照射的情况；回答他们所关心的有关辐射安全问题
要诀三	通过使用术前介入程序安全核查表提高团队中成员的安全意识	参见 http://www.pedrad.org/associations
要诀四	仔细地计划手术程序从而预先避免不当手术或手术中断,以及其他一些重复性照射	
要诀五	在实施程序时尽可能防止患儿甲状腺、乳腺、眼睛以及性腺的照射	

（续表）

序　号	内　　容	注　　释
要诀六	术中使用最优化技术	采用较低的脉冲透视的采集帧率,在可能情况下使每秒脉冲数从 7.5 降低到 3; 对于体重低于 30 kg 的儿童可能移去滤线栅,改用气隙技术; 缩短透视时间; 在重复采集时减少射野重叠; 使用更加严格的准直; 尽量少用放大技术
要诀七	适当使用"终末图像冻结"而不产生额外曝光	
要诀八	增加患者(受检者)和 X 射线管之间的距离,减少患者(受检者)和影像接收器之间的距离	
要诀九	在设备中采用记录剂量和降低剂量的技术	
要诀十	在介入放射学程序结束后评估和记录患儿辐射剂量	

9.3.4　质量保证

开展儿科放射学工作的医疗机构,应按有关标准的要求制订质量保证大纲,大纲应包括(但不限于)下列内容:影像质量评定,废片分析,患者(受检者)剂量估算,在调试的时候和其后定期进行的辐射发生器物理参数测量和成像器件的检查,用于患者(受检者)诊断的适当的物理和临床因素的验证,有关程序和结果的文字记录,剂量测量和监测设备的适当校准及其操作状态的验证,用于补救行动、后续工作和结果评价的程序等。

9.3.5　我国标准对儿童受检者防护的要求

我国标准《医用 X 射线诊断受检者放射防护要求》(GB 16348—2010)[7]的要求如下。

1) 对 X 射线防护设备和用品的防护要求

X 射线机房应具备为候诊儿童提供可靠防护的设备或设施。

应为不同年龄儿童的不同检查配备有保护相应组织和器官的防护用品,

其防护性能不小于 0.5 mm 铅当量。

2）专用于儿童 X 射线诊断设备的防护要求

透视用 X 射线机应配备影像增强器、影像亮度和剂量自动控制系统。

摄影用 X 射线机应具备能调节有用线束矩形照射野并带光野指示的装置。

X 射线机应配备供不同检查类型、不同儿童年龄使用的固定体位的辅助设备。

3）非专用于儿童的 X 射线诊断设备的防护要求

非专用于儿童的 X 射线机用于儿童 X 射线检查时应参照相关要求执行。

4）儿童 X 射线检查的正当性判断

应根据儿童的特征和诊断要求进行正当性判断,必要时应进行逐例正当性判断。

执业医师和有关医技人员应尽可能使用与计划照射相关的受检者先前已有的诊断信息和医学记录,避免不必要的照射。

未经特殊允许不得用儿童做 X 射线检查的示教和研究病例。

5）儿童 X 射线检查的最优化

对儿童进行 X 射线检查时,应注意对其非检查部位的防护,特别应加强对性腺、眼晶体及儿童骨骺等屏蔽防护。

除临床必需的 X 射线透视检查外,应对儿童采用 X 射线摄影检查。透视中应采用小照射野透视技术。采用暗室透视的,透视前应做好充分的暗适应。

对儿童进行 X 射线摄影检查时,应采用短时间曝光的摄影技术。对婴幼儿进行 X 射线摄影时,一般不应使用滤线栅。

对儿童进行 X 射线检查时,应使用固定儿童体位的设备,不应由工作人员或陪伴者扶持患儿。确需扶持时,应对扶持者采取防护措施。

专供儿童 X 射线检查用机房内要合理布局,并应按照儿童喜欢的形式装修,以减少儿童恐惧心理,最大限度地争取儿童合作。

参考文献

［1］　IAEA. Radiation protection in pediatric radiology［R］. Safety reports series No. 71, Vienna：IAEA，2012.

［2］　ICRP. Pregnancy and medical radiation［R］. ICRP Publication 84，Ann. ICRP 30 (1)，2000.

［3］　European Commission. Guidance for protection of unborn children and infants irradiated due to parental medical exposures[R]. European Commission Radiation Protection 100，1998.

[4] Health Protection Agency. Protection of pregnant patients during diagnostic medical exposures to ionizing radiation[R]. REC‐9，Documents of the Health Protection Agency，Radiation，Chemical and Environmental Hazards，2009.

[5] 中华人民共和国卫生部. 放射诊疗管理规定[S]. 卫生部令第 46 号，2006.

[6] 中华人民共和国国家质量监督检验检疫总局. 电离辐射防护与辐射源安全基本标准[S]. GB 18871—2002，北京：中国标准出版社，2002.

[7] 中华人民共和国卫生部，中国国家标准化管理委员会. 医用 X 射线诊断受检者放射卫生防护标准[S]. GB 16348—2010，北京：中国标准出版社，2011.

[8] Valentin J. The 2007 Recommendations of the International Commission on Radiological Protection[S]. ICRP Publication 103. Ann. ICRP 37 (2‐4)，2007.

[9] Wakeford R，Little M P. Risk coefficients for childhood cancer after intrauterine irradiation：a review[J]. Int J Radiat Biol，2003，79(5)：293‐309.

[10] 国际原子能机构. 国际辐射防护和辐射源安全基本安全标准[S]. 国际原子能机构《安全标准丛书》第 GSR Part 3 号，维也纳：国际原子能机构，2014.

[11] Hart D，Hillier M C，Wall B F. Doses to patients from medical X-ray examinations in the UK：2000 review[R]. NRPB‐W14，Chilton：NRPB，2002.

第 10 章

X 射线诊断中的质量保证与质量控制

　　良好的质量保证和质量控制是做好 X 射线诊断中医疗照射防护的重要保障。《放射诊疗管理规定》第十九条规定:"医疗机构应当配备专(兼)职的管理人员,负责放射诊疗工作的质量保证和安全防护。其主要职责是:(一)组织制定并落实放射诊疗和放射防护管理制度;(二)定期组织对放射诊疗工作场所、设备和人员进行放射防护检测、监测和检查;(三)组织本机构放射诊疗工作人员接受专业技术、放射防护知识及有关规定的培训和健康检查;(四)制定放射事件应急预案并组织演练;(五)记录本机构发生的放射事件并及时报告卫生行政部门"。第二十条规定:"医疗机构的放射诊疗设备和检测仪表,应当符合下列要求:(一)新安装、维修或更换重要部件后的设备,应当经省级以上卫生行政部门资质认证的检测机构对其进行检测,合格后方可启用;(二)定期进行稳定性检测、校正和维护保养,由省级以上卫生行政部门资质认证的检测机构每年至少进行 1 次状态检测;(三)按照国家有关规定检验或者校准用于放射防护和质量控制的检测仪表;(四)放射诊疗设备及其相关设备的技术指标和安全、防护性能,应当符合有关标准与要求。不合格或国家有关部门规定淘汰的放射诊疗设备不得购置、使用、转让和出租"[1]。与放射治疗和核医学比较,临床对 X 射线诊断中的质量保证与质量控制相对比较薄弱,应当不断加强。

10.1　基本情况介绍

　　本节主要介绍质量保证和质量控制的基本概念、意义等。

10.1.1　相关基本概念

　　1) X 射线诊断的影像质量
　　被照物体的结构与其对应的影像上可以确定的特征值之间的相关性。在质量控制技术中,通过检测物理影像的特征值及其允许偏差范围来评价影像的质量。

2)X射线诊断的质量保证

X射线诊断的质量保证是为获得稳定的高质量的X射线诊断影像,同时又使人员受照剂量和所需费用达到合理的最低值所采取的有计划的系统行动。

3)X射线诊断的质量控制

X射线诊断的质量控制是通过对X射线诊断设备的性能检测和维护,对X射线影像形成过程的监测和校正行动,保证诊断影像质量的技术。

4)验收检验

验收检验是指新X射线设备安装后或现有设备进行重大调整后所进行的一种检验,以核实该设备是否与合同的技术规范相符。验收检验的级别最高。对于验收检验结果的评价,可用相应的国际标准、国家标准及产品的约定标准进行评价。

5)状态检验

状态检验是在规定的时刻为建立设备的功能现状所进行的一种检验。一般情况下,状态检测的评价标准应根据实际情况而定。

6)稳定性检验

稳定性检验是为保证设备运行功能满足已确定的标准,或者为早期发现设备的个别部件的性能变化而进行的一系列检验中的每一项。稳定性检验级别最低,并用基线值及控制标准进行评价。

7)控制标准

控制标准是为稳定性检测的容许偏差标准。当设备的功能参数不满足控制标准时,应采取行动。不同型号的设备可采取不同的控制标准。

8)X射线诊断的质量管理

X射线诊断的质量管理是为使各种检测能正常进行,其结果得到评价,相关的校正行动得以实施而采取的管理措施。

9)基线值

基线值是X射线诊断设备功能参数的参考值。是在验收或状态检测合格之后,由最初的稳定性检测得到的数值,或由相应的标准给定的数值。

10)质量控制图

质量控制图是一种从总体中相继抽取的样本计算出的某种统计量的值及其控制限所标绘的图,用于检查一个过程是否处于控制状态下。根据统计量

(均值、极差或标准偏差)的不同,确定绘制图的类型。

11)溯源性

溯源性是测量结果的一种特性,即可以通过连续比较链将测量结果与适当的标准(器)(通常是国家标准(器)或国际标准(器))联系起来的特性。

12)核查

核查是指对 X 射线诊断影像质量保证进行检查和评定。

10.1.2　开展质量保证的意义

放射诊断质量保证工作于 20 世纪 70 年代中期起源于美国。20 世纪 80 年代后,许多国际组织陆续发表了一些专门资料,对放射诊断质量保证工作起了积极的推动作用。目前已在发达国家广泛开展,我国于 20 世纪 80 年代后期开始这方面的研究,并着手制定有关的法规与标准。开展放射诊断质量保证工作的意义体现在以下几个方面。

1)改善影像质量

目前不少使用中的 X 射线设备质量较差,许多影响成像的因素又得不到及时纠正,如分辨率低、线束准直和滤线栅对准差,kV 值、曝光时间不准等,使得影像质量较差,难以提供临床诊断所需的准确信息。这就有可能得出错误的诊断结果,而延误患者(受检者)的临床治疗。开展放射诊断质量控制测试工作则能及时发现问题并加以纠正,从而改善影像质量。

2)降低患者(受检者)的受照剂量

X 射线设备性能不良及操作人员素质较差等因素,可增加患者(受检者)的受照剂量。如过滤板薄可使输出量率超标导致分辨率低、荧光屏老化、操作水平差使曝光时间延长,影像质量差使重拍率增高。这些问题均可使被检者受照剂量增加。开展放射诊断质量保证工作,可改善 X 射线机的性能,提高放射工作人员的素质,因而可大幅度降低患者(受检者)的受照剂量,实施诊断质量保证工作后患者(受检者)剂量将下降 5%。

3)减少经济浪费

医院购买的放射 X 射线设备安装后,如进行放射诊断质量检测验收,则能及时发现问题,以便要求卖方更换设备或备件,避免经济损失。另外,常规的质量保证监测,可提高设备的完好率,减少废片率,降低放射诊断误诊率。

4)提高放射诊断人员的素质

由于部分放射技术人员没有经过正规专业培训缺乏必要的理论知识,而对 X 射线机的维修保养知识更是普遍缺乏,放射诊断质量保证知识尚属空白。对放射诊断工作人员进行技术培训,是放射诊断质量保证工作的一项重要内容。因此开展此项工作,可提高放射诊断工作人员的技术水平。

10.2　质量保证计划的制订与实施

放射诊断质量保证的总目标就是保证放射 X 射线设备的使用质量和放射工作人员的操作质量。即以高质量的卫生保健预防措施达到为广大公众的福利健康服务的目的。所谓高质量是指正确选择和确定受检对象(正当化);尽可能选择好的设备和合适的检查技术(最优化),尽可能准确判断和解释。

10.2.1　质量保证计划的分类

根据适用范围的不同,可以分为区域性质量保证计划和医疗机构的质量保证计划。

区域性质量保证计划是指国家和省(市)卫生行政部门为监督放射诊断部门质量保证的实施而制订的有约束力的工作计划。它主要包括设立质量控制和管理中心,负责指导和协助基层医疗单位进行质量控制测试,组织影像质量评价,建立纵向管理网络系统。

医疗机构的质量保证计划是指各医院实施质量保证时制订的具体工作计划。它主要包括各类专业人员的职责与分工、人员培训、放射 X 线设备购置合同中明确性能要求、安装时提出验收报告、使用期间的常规检测和维修记录、主观和客观地评价影像质量、对检测结果的评价与资料存档及有关管理制度等[2]。

10.2.2　质量保证计划的主要内容

医疗机构的质量保证计划中,主要包括以下内容:
(1) 健全的质量保证组织领导和明确的职责分工;
(2) 人员培训和资格考核;
(3) X 射线诊断质量评价的标准、方法和制度;
(4) X 射线诊断检查过程的质量控制的方法和要求;
(5) 暗室冲洗技术质量控制的方法和要求。
各医疗机构应根据质量保证计划制订本单位的实施办法和工作制度,其中应包括以下内容：

　　（1）负责检测和维修的人员名单及分工；

　　（2）应检测参数、频率、方法及评价标准；

　　（3）X 射线诊断图像质量评价标准、方法及制度；

　　（4）需要保留的记录名称、格式及保留年限；

　　（5）质量保证计划执行过程中发现问题时，逐级上报的制度。

10.2.3　质量保证评价内容

　　质量保证的评价内容包括以下几方面：

　　（1）影像质量的评价：包括影像的物理质量评价、人的视觉判断评价（主观评价）、放射诊断学影像质量评价（兼主客观评价）和黑度值评价（客观评价）。应尽可能综合分析评价，使评价准确。同时，应用明确的废片评价指标。

　　（2）暗室和处理技术质量评价：包括暗室条件、化学试剂、摄片前准备、摄片后化学处理和有关设备的评价。

　　（3）X 射线机质量检测评价：有验收检测、状态检测和稳定性检测。

10.2.4　质量保证计划的预期效果

　　放射诊断质量保证计划的预期效果包括以下几方面：

　　（1）加强放射诊断人员，放射技术人员和临床医务人员的联系，从而为解决设备、操作、诊断方面存在的问题创造条件；

　　（2）提高放射工作人员、工程技术人员的业务水平；

　　（3）建立标准化和定量化检测放射 X 射线设备的方法，使设备使用状况有具体指标表示；

　　（4）通过代价-危害-利益分析，提高放射影像质量，降低患者（受检者）剂量和减少医疗费用。因此，质量保证计划有利于全面提高医疗水平。

10.2.5　质量保证的记录和资料

　　（1）关于诊断设备的检测结果、发现的问题、采取的措施及其效果的记录，必须在设备使用期间长期保存。设备转让时，记录应随同设备一起转移。设备淘汰后，应根据记录的利用价值决定处理措施。

　　（2）用于评价质量保证计划本身的数据，如评片记录、重拍原因分析记录等，至少应保存 5 年。

（3）在 X 射线诊断部门保存有关 X 射线诊断设备的资料。当设备的整套资料存放在负责设备管理和维修部门时，使用部门必须有使用说明书。

（4）进行 X 射线诊断工作的医师或技术人员应能随时见到所用设备的最新检测结果，并能据此确定正确的照射条件。

10.2.6　质量保证的核查

（1）必须对质量保证计划的执行情况进行定期或不定期的核查。

（2）本单位的质量保证负责人或质量保证小组应定期对质量保证计划的执行情况及其效果进行检查。检查内容应包括如下几方面：① 质量保证计划中所列各项技术措施是否按要求实施；② 各项工作制度、规范是否得到执行；③ 各种记录是否完整；④ 放射诊断科（室）的影像质量是否提高，重拍率是否降低。

10.3　质量控制

质量控制是质量保证的重要环节，对于 X 射线诊断来说，质量控制的主要内容就是对 X 射线诊断设备的性能检测和维护，对 X 射线影像形成过程的监测和校正行动。

10.3.1　质量控制的方法

质量控制的方法可以有集体创造性思维、主次因素图、因果关系图和管理控制图等。

1）集体创造性思维

质量管理的概念必须建立在全面、全员、全过程基础之上，因此，推进质量管理方法的第一要素就是全员集体创造性的思维归纳。其目的就是将多数意见进行集中、总结，进行大量积累之后，做出新的总结性的意见。在集体创造性思维过程中，参加者不宜太多，否则意见难以集中，还要注意对每一个提出的对策、意见都要留心，也许小的意见可能就是大的启发。

2）主次因素图

主次因素图也称为排列图，是将产生质量不良的数目以状况或原因等项目进行分类，以便使问题的重点明确。

3）因果关系图

在推行质量管理的过程中，除上述激励理性思维之外，要习惯于应用各种管理图表来表示存在问题和改善的效果,使用因果关系图目的是将不清楚的问题通过特性曲线图弄清楚;将所思考的各种对策进行系统的整理,以求达到一目了然;将所思考的诸多因素的关系搞清楚,以便查出主要的、真正的原因。

4）管理控制图

管理控制图是在影像质量管理的实践中,应用最多的一种管理图。控制图使用的目的是按时间顺序将数据上交 QC 小组或 QC 技师。根据数值的变动,标绘管理图的数据点,以便及早发现异常情况;在管理界限以内的数值的变动是容许的,有些是偶然的。但有些却可能是判断异常情况的线索,不能忽视;如果异常数据出现,在管理界限范围($\pm 3\sigma$)外的频率次数占 3‰的话,则说明有可能出现异常情况。管理控制图适用于自动冲洗机药液管理及 X 射线机输出稳定性的管理等。

10.3.2　质量控制检测

对 X 射线设备的质量控制检测的要求有以下几方面。

（1）质量控制检测分为验收检测、状态检测及稳定性检测。

（2）检测用计量仪器应根据有关规定定期进行检定,检测结果应有溯源性。

（3）各类检测应由经过培训并获得相应资格的人员进行。

关于验收检测应注意以下两点：① X 射线诊断设备安装完毕或重大维修后,应进行验收检测。设备在状态检测中发现某项指标不符合标准,但无法判断原因时,应采取进一步的验收检测方法进行检测。② 验收检测方法可选用状态检测方法或医疗器械主管部门规定的方法,当两种方法检测结果不一致时,以后者为准。

关于状态检测应注意以下两点：① X 射线诊断设备应每年进行状态检测。稳定性检测结果与基线值的偏差大于控制标准,又无法判断原因时,也应进行状态检测。② 状态检测方法与验收检测方法相同时,验收检测结果可作为首次状态检测资料。方法不同时,应在验收检测后立即进行首次状态检测。

关于稳定性检测应注意：① 对 X 射线诊断设备及影像形成过程应进行稳定性检测。② 稳定性检测的条件应严格保持一致,各次检测的结果应有可比性。③ 最初的稳定性检测应建立各项被测参数的基线值,此后的稳定性检测结果绘成质量控制图或直接与基线值进行比较,当差别大于控制标准时,应进行一次状态检测,以查明原因,采取校正行动。

质量控制的检测项目、检测装置及检测周期,应根据放射诊断部门、诊断设备及检测目的确定,各类检测的项目和稳定性检测的周期详见本章后续内容。

10.3.3　检测结果评价及处理

1) 评价各类检测结果时应与相应的标准进行比较

验收检测结果用相应的国家标准及产品约定指标进行评价;稳定性检测结果用该参数的基线值及控制限评价;状态检测结果应根据设备的实际情况评价。

2) 检测结果不符合相应标准时的处理程序

(1) 任一检测结果不符合相应标准时,应立即重复该项检测。

(2) 重复检测结果仍不符合相应标准时,应认真检查检测设备及实验方法的可靠性。

(3) 如果可能,对测试仪器及方法的系统误差进行校正。

(4) 如有必要,应采用进一步的检测方法进行验证。

(5) 经验证确实不符合相应标准时,应采取以下措施: ① 可校正的电气参数及几何条件应立即进行校正;② 涉及系统部件性能,或可能涉及部件性能时应增加检测频率,进一步判断不符合标准的原因。③ 检测中被查明的可能影响诊断影像质量的问题必须加以校正。如无法校正,应考虑更换部件,限制使用范围或更换设备[3]。

10.4　质量控制检测技术

目前,由第三方机构承担的验收检测和状态检测基本可以按标准要求开展,但是稳定性检测很多医疗机构都没有开展。医疗机构应按标准要求配备适当的质量控制检测设备,并加强临床医技人员在这方面的技能培训。限于篇幅,本节仅以常规 X 射线摄影设备为例,介绍设备的质量控制检测方法。对于其他类型的设备,则仅列出质量控制检测指标和评价标准,供读者参考。

10.4.1　常规 X 射线摄影设备的质量控制检测方法[3]

1) X 射线管电压指示的偏离

X 射线管电压指示的偏离通常采用数字式高压测量仪进行检测。据所检测设备的高压发生器类型、检测参数等对数字式高压测量仪进行相应设置。

在验收检测时,允许最大 X 射线管电流的 50% 或多一些,加载时间约为 0.1 s 的条件下,至少应进行 60 kV、80 kV、100 kV 或电压接近这些值的各档测量。状态检测时测量 80 kV 和临床常用其他 kV 档。上述加载因素为最小,加载因素的选择应考虑被检设备的实况和临床应用情况,以便充分检测 X 射线管电压、加载时间和管电流的相互关系,确定设备和技术条件与用户需要的一致性。

2) 辐射输出量及其重复性、线性和有用线束的半值层

(1) 输出量及其重复性测量。检测半值层应采用纯度不低于 99.9%、厚度尺寸误差 ±0.1 mm 范围内的标准铝吸收片。调节焦台距为 100 cm(小型便携机及透视实时摄影系统可采用实际 SID 值),检查床上设置照射野为 10 cm×10 cm,中心线束与台面垂直,照射野内放置一块铅板。将探测器放在检查床上照射野中心的铅板上,以 80 kV 和适当的管电流时间乘积,照射 5 次,计算 80 kV 时每 mA·s 的输出量,以此 5 次的平均值作为基线值,并以下式计算输出量的重复性:

$$\mathrm{CV} = \frac{1}{K}\sqrt{\sum (K_i - \bar{K})^2/(n-1)}$$

式中,CV 为变异系数;K_i 为每次输出量的测量值,单位为 mGy/mA·s;$\bar{K}$ 为 n 次输出量测量值的平均值,单位为 mGy/mA·s;n 为输出量的测量总次数。

(2) 半值层测量。分别将不同厚度(0.1~5 mm)的铝吸收片放在检查床上方 50 cm(或 1/2 SID)处,用同样的条件进行照射,依次测量并记录空气比释动能值,求得 80 kV 的半值层。

(3) 线性测量。测量 80 kV、常用管电流时间积挡的辐射输出量(mGy/mA·s),改变管电流和时间,并使改变管电流和时间后的积与改变前的管电流和时间积相同或近似,并测量每次改变后的辐射输出量,用下式计算各相邻两挡间的线性度:

$$L_{12} = \left(\frac{\bar{K}_1}{I_1 t_1} - \frac{\bar{K}_2}{I_2 t_2}\right) \bigg/ \left(\frac{\bar{K}_1}{I_1 t_1} + \frac{\bar{K}_2}{I_2 t_2}\right)$$

式中,L_{12} 为相邻两挡间的线性度;t_1,t_2 分别为 1,2 两挡的曝光时间,单位为 s;I_1,I_2 分别为 1,2 两挡的电流值,单位为 mA。

3) 自动照射量控制响应和重复性测量

(1) 响应。将装有胶片的片盒置于片盒架,调节照射野尺寸,使其与胶片

盒匹配。将一块 20 mm 厚度铝板放在照射野中,调节照射野小于铝板的尺寸,在自动曝光条件下进行照射。

然后将 1.5 mm 厚度的铜板置于前一块铝板上,更换胶片后进行第二次照射。测试具有自动分格功能的点片装置时,可直接在照射野内放置铝板或铝板加铜板进行照射,无须更换胶片。

对于可人工选择管电压,系统自动控制电流时间积的设备,应在不同管电压设置的条件下,选择上述测试。例如,在 60 kV、80 kV、100 kV 共进行 6 次照射。进行本检测时,焦片距应根据实际使用条件确定。

冲洗每次曝光的胶片,用光密度计分别测试各张胶片或胶片中各分格的光密度。评价时,将 20 mm 铝板曝光胶片的光密度与 20 mm 铝板加 1.5 mm 铜板曝光胶片的光密度相比较,两者光密度的差值不能超过规定的数值。建立基线值时,将上述两者光密度平均值作为基线值。

本指标也可用剂量仪测量铝和铝加铜衰减体后面的空气比释动能的方法进行检测。把探头放在照射野的中心位置。评价的方法与光密度法相同。

(2) 重复性。将装有胶片的片盒置于片盒架,调节照射野尺寸,使其与胶片盒匹配。将一块 20 mm 厚度铝板放在照射野中,调节照射野小于铝板的尺寸,在自动曝光条件下进行照射。

所有条件不变,只更换暗盒,共照射 3 张 X 射线照片,并进行冲洗。

对 3 张冲洗后的照片分别测量相同位置的光密度,并做好记录。对测量得到的 3 个光密度值与规定的值进行比较。

此项指标也可以用曝光后的 mA·s 读数来评价。将无胶片的片盒置于片盒架,调节照射野尺寸,使其与胶片盒匹配。将一块 20 mm 厚度铝板放在照射野中,调节照射野小于铝板的尺寸,在自动曝光条件下进行照射。重复曝光 5 次,每次曝光后及时记录 mA·s 读数。计算 5 次曝光 mA·s 读数的重复性。

4) 射线摄影机的几何学特性

通常情况下,几何学特性检测主要包括如下几方面:① 焦点到影像接收器之间距离(SID)指示的偏离;② 有用线束与影像接收器平面的垂直度的偏离;③ 灯光照射野与 X 射线照射野中心的偏离;④ 灯光照射野与 X 射线照射野四边的偏离;⑤ 照射野与影像接收器尺寸的偏差。

通常采用准直度检测板(简称检测板)和线束垂直度测试筒(简称检测筒)进行检测。检测板和检测筒的使用如图 10-1 所示。

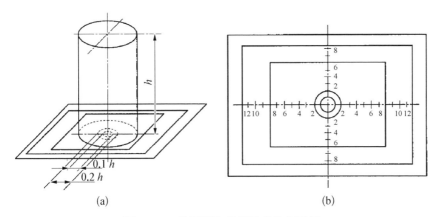

图 10-1　检测板和检测筒的使用图示

(a)垂直测试筒和准直测试板；(b)准直测试板

　　将一块 24 cm×30 cm 装有胶片的暗盒放在检查床上,盒上放置检测板,然后将检测筒放在检测板上,检测筒的中心与检测板的中心对准。

　　调节焦片距为 100 cm(或常用胶片距),用手动方式将光野中心与检测板上的中心对准;然后,再将光野边界与检测板上 18 cm×24 cm 的长方框刻线重合,如不能重合,则记下光野与检测板刻线的距离。如 X 射线机采用自动光阑控制,将一块 18 cm×24 cm 的空片盒放在片盒架上,观察此时的光野边界在检测板上对应的刻度。选用适当的条件进行照射,使冲洗后的胶片影像光密度为 1.0~1.8 OD。将光野放大到 24 cm×30 cm,其他条件不变,再用同样的条件照射一次后冲洗胶片。

　　按以下方法进行数据处理:① 测量焦台距与台面到胶片盒上表面的距离之和即焦片距,单位为 cm。② 观察检测筒上下两钢珠影像间的位置。当检测板上中心小圆半径为检测筒高度的 0.05 倍,大圆半径为其 0.1 倍时,检测筒上表面中心钢珠的影像落在小圆影像内时,垂直度偏差小于 1.5°,落在大圆影像内时,垂直度偏差小于 3°。③ 上述检测影像中,光密度较大的区域为照射野,线条方框中为光野。按图 10-2 所示,测出横轴上的偏差 a_1、a_2,纵轴上的偏差 b_1、b_2 和中心偏差 c。

　　为检测自动光阑控制时照射野与影像接收器尺寸的偏差,将一装有胶片的 35 cm×35 cm 片盒放在检查床中心线上,检测板放在胶片上,两者中心对准。将一个 18 cm×24 cm 胶片盒放在胶片架上,选用适当的照射条件进行照射,使冲洗后的胶片影像光密度范围为 1.0~1.8 OD。

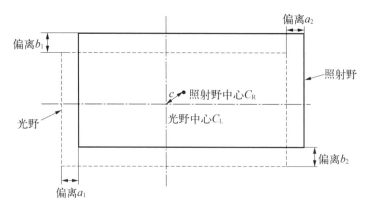

图 10 - 2　照射野与光野的偏离

根据床上胶片影像照射野中检测板的刻度推算出片盒中影像的照射野形状和尺寸,按图 10 - 3 测量横轴上的偏差 c_1、c_2 和纵轴上的偏差 d_1、d_2。

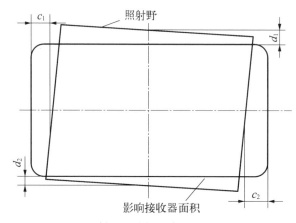

图 10 - 3　照射野尺寸与影像接收器面积的偏差

5) 聚焦滤线栅与有用线束中心对准

可采用图 10 - 4 所示的滤线栅中心对准测试板及两块能同时覆盖 4 个大

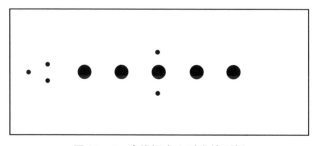

图 10 - 4　滤线栅中心对准检测板

孔区域的小铅板进行测量。

将测试板放在检查床上,使其长轴与检查床的长轴垂直,中心孔对准床的中心(见图 10 - 5)。

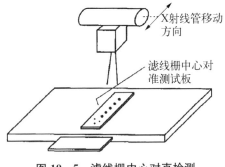

图 10 - 5　滤线栅中心对直检测装置摆放方法

将装有胶片的片盒装入片盒架。调节 SID 与会聚滤线栅的会聚距离一致。用两块小铅板盖住两边的 4 个大孔。将照射野的中心对准中间的大孔。用适当的条件进行照射,使冲洗后的圆孔区域影像的光密度为 1.0～2.0 OD。

在垂直于床中心线的方向移动 X 射线管,逐个改换照射野中心所对准大孔的位置,用铅板覆盖其余大孔,以同样的条件进行照射。

冲洗胶片后测试 5 个大孔影像的光密度,如中心孔影像光密度最高,两侧各孔影像光密度对称分布,可以认为滤线栅中心对准;如两侧光密度不对称,但偏离小于 13 mm,这时判为无明显不对准。如中心孔影像的光密度低于其旁边的孔,则判为明显不对准。

6) X 射线管的有效焦点

可使用星卡进行验收检测。星卡测量结果可供参考,但在仲裁时应采用 IEC 60336 要求的狭缝检测方法。

将星卡固定在限束装置的下方,星卡所在平面与有用束垂直,其中心与有用线束中心重合,以 75 kV 和 X 射线管额定阳极功率的 50% 对应的管电流,选择适当的管电流时间积及表 10 - 1 中建议的放大倍数拍摄星卡影像。测量星卡影像的直径 $S(mm)$ 以及纵向和横向模糊带最大直径 $Z_L(mm)$ 和 $Z_w(mm)$。

表 10 - 1　用星卡测量有效焦点时建议采用的放大倍数

标称焦点尺寸 F/mm	建议放大倍数
$F \leqslant 0.6$	5
$0.6 < F \leqslant 1.0$	3
$1.0 < F \leqslant 2.0$	2
$2.0 < F \leqslant 4.5$	1.5

按以下公式计算,用 2° 星卡测得有效焦点尺寸。

$$F_W = \frac{Z_W}{28.65} \cdot \frac{1}{M-1}$$

$$F_L = \frac{Z_L}{28.65} \cdot \frac{1}{M-1}$$

$$M = \frac{S}{r}$$

式中,F_W 为焦点横向直径,单位为 mm;F_L 为焦点纵向直径,单位为 mm;Z_W 为星卡影像模糊带横向直径,单位为 mm;Z_L 为星卡影像模糊带纵向直径,单位为 mm;M 为星卡影像放大倍数;r 为星卡直径,单位为 mm;S 为星卡影像直径,单位为 mm。

10.4.2 常规 X 射线诊断设备的检测项目与技术要求

《医用常规 X 射线诊断设备质量控制检测规范》(WS 76—2017)规定了常规 X 射线诊断设备的质量控制检测方法,其检测项目与技术要求详见表 10 - 2 至表 10 - 5。

表 10 - 2 常规 X 射线摄影设备的检测项目与技术要求

序号	检测项目	检测要求	验收检测判定标准	状态检测判定标准	稳定性检测	
					判定标准	周期
1	管电压指示的偏离	数字式高压测量仪	±5.0% 或 ±5.0 kV 内,以较大者控制	±5.0% 或 ±5.0 kV 内,以较大者控制	—	
2	输出量重复性	测量 5 次	≤10%	≤10%	≤10%	3 个月
3	输出量线性	相邻两档间	±10%内	±10%内	—	—
4	有用线束半值层/mmAl	80 kV	≥2.3	≥2.3	—	—
5	曝光时间指示的偏离	$t \geq 100$ ms	±10%内	—	±10%内	3 个月
		$t < 100$ ms	±2 ms 内或 ±15%内	—	±2 ms 内或±15%内	3 个月
6	自动曝光控制响应(两种方法选一种)	影像光密度	平均值±0.3 OD 内	平均值±0.3 OD 内	基线值±0.3 OD 内	3 个月
		空气比释动能	平均值±20%内	平均值±20%内	基线值±25%内	3 个月

（续表）

序号	检测项目	检测要求	验收检测判定标准	状态检测判定标准	稳定性检测	
					判定标准	周期
7	自动曝光控制重复性（两种方法选一种）	曝光后管电流时间积读数	≤10%	≤10%	—	—
		影像光密度	平均值±0.2 OD 内	平均值±0.2	—	—
8	有用线束垂直度偏离	检测筒和检测板	≤3°	≤3°	≤3°	3 个月
9	光野与照射野四边的偏离	1 mSID	任一边±1.0 cm 内	任一边±1.0 cm 内	任一边±1.0 cm 内	3 个月
10	光野与照射野中心的偏离	1 mSID	±1.0 cm 内	±1.0 cm 内	±1.0 cm 内	3 个月
11	聚焦滤线栅与有用线束中心对准	SID 与会聚滤线栅的聚焦距离一致	中心点密度最高,两边密度对称	—	—	—

说明：本表引自 WS 76—2017《医用常规 X 射线诊断设备质量控制检测规范》的表 A.1[3]。

表 10-3　X 射线透视设备的检测项目与技术要求

序号	检测项目	检测要求	验收检测判定标准	状态检测判定标准	稳定性检测	
					判定标准	周　期
1	透视受检者入射体表空气比释动能率典型值/(mGy/min)	透视荧光屏设备,水模	≤50	≤50	—	—
		非透视荧光屏设备,水模	≤25	≤25	≤25	6 个月
2	透视受检者入射体表空气比释动能率最大值/(mGy/min)	水模, 2 mm 铅板	≤100			
3	透视荧光屏灵敏度/(cd/m²)/(mGy/min)	透视荧光屏	≥0.11	≥0.08		

(续表)

序号	检测项目	检测要求	验收检测判定标准	状态检测判定标准	稳定性检测	
					判定标准	周　期
4	空间分辨力/(lp/mm)	透视荧光屏设屏	≥0.8	≥0.6	—	
		影像增强器透视设备	见表 10-4	≥0.6	基线值±20%内	6个月
5	低对比分辨力	低对比度分辨力测试板	2%，≤7 mm	4%，≤7 mm	4%，≤7 mm	6个月
6	影像接收器入射屏前空气比释动能率/(μGy/min)	非透视荧光屏设备	见表 10-5	见表 10-5	—	
7	自动亮度控制	不同厚度衰减层时亮度变化	平均值±10%	平均值±15%	基线值±30%内	6个月
8	照射野与影像接收器中心偏差	非透视荧光屏设备	≤2% SID	—	—	
9	最大照射野与普通荧光屏尺寸相同时的台屏业/mm	透视荧光屏	≥250	—	—	

说明：本表引自 WS 76—2017《医用常规 X 射线诊断设备质量控制检测规范》的表 B.1[3]。

表 10-4　影像增强器系统的空间分辨力要求

影像增强器入射屏直径/mm	350(15 in)	310(12 in)	230(9 in)	150(6 in)
水平中心分辨力(lp/mm)	≥0.8	≥1.0	≥1.2	≥1.4

表 10-5　影像接收器最大入射屏前空气比释动能率

影像增强器入射屏直径/mm	350	310	230	150
平板探测器长边尺寸/mm	400	300	250	200
入射屏前空气比释动能率/(μGy/min)	≤30.0	≤48.0	≤60.0	≤134.0

10.4.3　计算机 X 射线摄影(CR)系统的检测项目与技术要求

《计算机 X 射线摄影(CR)质量控制检测规范》(WS 520—2017)规定了 CR

系统的质量控制检测方法,其检测项目与技术要求详见表 10－6 和表 10－7。

表 10－6　CR 系统的通用检测项目与技术要求

序号	检测项目	检测要求	验收检测判定标准	状态检测判定标准	稳定性检测	
					判定标准	周期
1	管电压指示的偏离	数字式高压测量仪	±5.0%或±5.0 kV内,以较大者控制	±5.0%或±5.0 kV内,以较大者控制		
2	输出量重复性	测量 5 次	≤10.0%	≤10.0%	≤10.0%	3 个月
3	输出量线性	相邻两档间	±10.0%内	±10.0%内		
4	有用线束半值层/mmAl	80 kV	≥2.3	≥2.3		
5	曝光时间指示的偏离	$t \geqslant 100$ ms	±10.0%内	—	±10.0%内	3 个月
		$t < 100$ ms	±2.0 ms内或±15.0%内	—	±2.0 ms内或±15.0%内	3 个月
6	自动曝光控制响应(两种方法选一种)	影像光密度	平均值±0.3 OD内	平均值±0.3 OD内	基线值±0.3 OD内	3 个月
		空气比释动能	平均值±20.0%内	平均值±20.0%内	基线值±25.0%内	3 个月
7	自动曝光控制重复性(两种方法选一种)	曝光后 mA·s读数	≤10.0%	≤10.0%	—	—
		影像光密度	平均值±0.2 OD内	平均值±0.2 OD内		
8	有用线束垂直度偏离	检测筒和检测板	≤3°	≤3°	≤3°	3 个月
9	光野与照射野四边的偏离/cm	1 mSID	任一边±1.0内	任一边±1.0内	任一边±1.0内	3 个月
10	光野与照射野中心的偏离/cm	1 mSID	±1.0内	±1.0内	±1.0内	3 个月

说明:本表引自 WS 520—2017《计算机 X 射线摄影(CR)质量控制检测规范》表 A.1[4]。

表 10‑7　CR 系统的专用检测项目与技术要求

序号	检测项目	验收检测 判定标准	状态检测 判定标准	稳定性检测	
				判定标准	周期
1	IP 暗噪声	指示值应在规定值范围内,影像均匀,无伪影	指示值应在规定值范围内,影像均匀,无伪影	指示值应在规定值范围内,影像均匀,无伪影	1周
2	IP 响应均匀性和一致性	±10.0%(单板与多板)内	±10.0%(单板与多板)内	±10.0%(单板与多板)内	半年
3	剂量指示校准	±20.0%(单板)内 ±10.0%(多板)内	±20.0%(单板)内 ±10.0%(多板)内	—	—
4	IP 响应线性	±20.0%内	±20.0%内	—	—
5	激光束功能	无颤动或颤动在±1 像素尺寸内	—	—	—
6	空间分辨力与分辨力均匀性	$R_{水平}/f_{Nyquist}>0.9$ $R_{垂直}/f_{Nyquist}>0.9$ 网格影像均匀,无模糊区域,无混叠伪影	$R_{水平}/f_{Nyquist}>0.9$ $R_{垂直}/f_{Nyquist}>0.9$	—	—
7	低对比度细节检测	建立基线值	基线值±2 个细节变化	基线值±2 个细节变化	半年
8	空间距离准确性	±2.0%内	±2.0%内	±2.0%内	半年
9	IP 擦除完全性	不存在铅板幻影,达到暗噪声规定值	—	不存在铅板幻影,达到暗噪声规定值	半年

说明：本表引自 WS 520—2017《计算机 X 射线摄影(CR)质量控制检测规范》表 A.2[4]。

10.4.4　医用数字 X 射线摄影(DR)系统的检测项目与技术要求

《医用数字 X 射线摄影(DR)系统质量控制检测规范》(WS 521—2017)规定了 DR 系统的质量控制检测方法,其检测项目与技术要求详见表 10‑8 和表 10‑9。

表 10 - 8　DR 系统的通用检测项目与技术要求

序号	检测项目	检测要求	验收检测判定标准	状态检测判定标准	稳定性检测	
					判定标准	周　期
1	管电压指示的偏离	数字式高压测量仪	±5.0% 或 ±5.0 kV 内,以较大者控制	±5.0% 或 ±5.0 kV 内,以较大者控制	—	—
2	输出量重复性	测量 5 次	≤10.0%	≤10.0%	≤10.0%	3 个月
3	有用线束半值层/mmAl	80 kV	≥2.3	≥2.3	—	—
4	曝光时间指示的偏离	$t \geq 100$ ms	±10% 内	—	±10% 内	3 个月
		$t < 100$ ms	±2 ms 内或 ±15% 内	—	±2 ms 内或 ±15% 内	3 个月
5	有用线束垂直度偏离	检测筒和检测板	≤3°	≤3°	≤3°	3 个月
6	光野与照射野四边的偏离/cm	1 m SID	任一边 ±1.0 内	任一边 ±1.0 内	任一边 ±1.0 内	3 个月

说明:本表引自 WS 521—2017《医用数字 X 射线摄影(DR)系统质量控制检测规范》表 A.1[5]。

表 10 - 9　DR 系统的专用检测项目与技术要求

序号	检测项目	验收检测判定标准	状态检测判定标准	稳定性检测	
				判定标准	周　期
1	暗噪声	像素值或 DDI 在规定值内,或建立基线值,影像均匀无伪影	像素值或 DDI 在规定值内或基线值±50.0%,影像均匀无伪影	像素值或 DDI 在规定值内,或基线值±50.0%,影像均匀无伪影	3 个月
2	探测器剂量指示(DDI)	DDI(10 μGy)计算值与测量值±20.0%,DDI 或平均像素值建立基线值	基线值±20.0%	—	—
3	信号传递特性(STP)	$R^2 \geq 0.98$	$R^2 \geq 0.95$	$R^2 \geq 0.95$	3 个月
4	响应均匀性	$CV \leq 5.0\%$	$CV \leq 5.0\%$	$CV \leq 5.0\%$	3 个月

（续表）

序号	检测项目	验收检测判定标准	状态检测判定标准	稳定性检测 判定标准	稳定性检测 周期
5	测距误差	±2.0%内	±2.0%内	—	
6	残影	不存在残影或有残影而像素值误差≤5.0%	—	不存在残影或有残影而像素值误差≤5.0%	3个月
7	伪影	无伪影	无伪影	无伪影	3个月
8	极限空间分辨力	≥90.0%厂家规定值，或≥80.0% f_{Nyquist}，建立基线值	≥90.0%基线值	—	—
9	低对比度细节检测	建立基线值	与基线值比较不超过2个细节变化	—	
10	AEC 灵敏度	建立基线值	基线值±25.0%内	—	
11	AEC 电离室之间一致性	±10.0%内	±15.0%内	—	
12	AEC 管电压变化一致性	建立基线值	±25.0%内	—	

说明：本表引自 WS 521—2017《医用数字 X 射线摄影(DR)系统质量控制检测规范》表 A.2[5]。

10.4.5 乳腺数字 X 射线摄影(DR)系统的检测项目与技术要求

《乳腺数字 X 射线摄影系统质量控制检测规范》(WS 522—2017)规定了乳腺 DR 系统的质量控制检测方法，其检测项目与技术要求详见表 10-10。

表 10-10 乳腺数字 X 射线摄影系统质量控制检测项目与技术要求

序号	检测项目	检测方法及条件	验收检测判定标准	状态检测判定标准	稳定性检测 判定标准	稳定性检测 周期
1	胸壁侧照射野准直	胸壁侧	超出台边，但<5 mm	超出台边，但<5 mm	超出台边，但<5 mm	半年
2	光野与照射野一致性	其他三边	±5.0 mm内	—	±5.0 mm内	半年
3	管电压指示的偏离	25~32 kV 选 3 个点 数字式高压检测仪	±1 kV内	±1 kV内	±1 kV内	半年

（续表）

序号	检测项目	检测方法及条件		验收检测判定标准	状态检测判定标准	稳定性检测	
						判定标准	周　期
4	半值层（HVL）	28 kV		见表 A.2	见表 A.2	—	—
5	输出量重复性/%	28 kV		$\leqslant 5.0$	$\leqslant 5.0$	—	—
6	特定辐射输出量/(μGy/mA·s)	28 kV，1 m 处，Mo/Mo		>35	>30		
		28 kV，1 m 处，其他靶/滤过		建立基线值	>70% 基线值		
7	影像接收器响应	4 cm PMMA		$R^2>0.99$	$R^2>0.95$	—	—
8	影像接收器均匀性	4 cm PMMA		±10% 内	±10% 内	±10% 内	3 个月
9	伪影	4 cm PMMA		无影响临床影像的伪影	无影响临床影像的伪影	无影响临床影像的伪影	半年
10	自动曝光控制重复性	4 cm PMMA		±5% 内	±10% 内	±10% 内	1 个月
11	乳腺平均剂量/mGy	普通 2D 摄影	4 cm PMMA	<2.0	<2.0	<2.0	半年
		体层合成摄影	4 cm PMMA	<2.0	<2.0	<2.0	
		普通 2D 摄影＋体层合成摄影	4 cm PMMA	<3.5	<3.5	<3.5	
12	高对比分辨力/(lp/mm)	高对比线对卡，分别 0° 和 90° 放置。		$\geqslant 90\%$ 厂家规定值，或 $\geqslant 80\%$ $f_{Nyquist}$，建立基线值	$\geqslant 90\%$ 基线值	$\geqslant 90\%$ 基线值	半年
13	对比度细节阈值	按模体说明书选择曝光条件	细节直径	对比度	对比度	—	—
			$0.10 \leqslant D < 0.25$	<23.0%	<23.0%		
			$0.25 \leqslant D < 0.5$	<5.45%	<5.45%		

序号	检测项目	检测方法及条件		验收检测判定标准	状态检测判定标准	稳定性检测	
						判定标准	周期
13	对比度细节阈值	按模体说明书选择曝光条件	细节直径	对比度	对比度	—	—
			$0.5 \leqslant D < 1.0$	<2.35%	<2.35%		
			$1.0 \leqslant D < 2.0$	<1.40%	<1.40%		
			$D \geqslant 2.0$	<1.05%	<1.05%		

说明：本表引自 WS 522—2017《乳腺数字 X 射线摄影系统质量控制检测规范》表 A.1[6]。

10.4.6 乳腺计算机 X 射线摄影(CR)系统的检测项目与技术要求

《乳腺计算机 X 射线摄影系统质量控制检测规范》(WS 530—2017)规定了乳腺 CR 系统的质量控制检测方法，其检测项目与技术要求详见表 10-11 和表 10-12。

表 10-11　乳腺 CR 系统通用检测项目与技术要求

序号	检测项目	检测方法及条件	验收检测判定标准	验收检测判定标准	稳定性检测	
					判定标准	周期
1	胸壁侧照射野准直/mm	胸壁侧	台边±5.0内	台边±5.0内	台边±5.0内	6个月
2	光野与照射野一致性/mm	胸壁侧外其他三边	±5.0内	±5.0内	±5.0内	6个月
3	管电压指示的偏离/kV	25～32 kV 选3个点 数字式高压检测仪	±1.0内	±1.0内	±1.0内	6个月
4	半值层/mmAl	28 kV	见表 A.3	见表 A.3	—	—
5	输出量重复性/%	28 kV	<5.0	<5.0	—	—
6	特定辐射输出量/(μGy/mA·s)	28 kV，1 m 处，Mo/Mo	>35.0	>30.0	—	—
		28 kV，1 m 处，其他靶/滤过	建立基线值	>70%基线值	—	—

（续表）

序号	检测项目	检测方法及条件	验收检测判定标准	验收检测判定标准	稳定性检测判定标准	周期
7	自动曝光控制重复性/%	4 cm PMMA	±5.0 内	±10.0 内	±10.0 内	1 个月
8	乳腺平均剂量/mGy	4 cm PMMA	<2.0	<2.0	<2.0	6 个月

说明：本表引自 WS 530—2017《乳腺计算机 X 射线摄影系统质量控制检测规范》表 A. 1[7]。

表 10 - 12　乳腺 CR 系统专用检测项目与技术要求

序号	检测项目	检测方法及条件		验收检测判定标准	状态检测判定标准	稳定性检测	
						判定标准	周期
1	IP 暗噪声	—		见表 B. 2	见表 B. 2	见表 B. 2	1 周
2	IP 响应线性	单板		$R^2>0.95$	$R^2>0.95$	$R^2>0.95$	6 个月
3	IP 响应均匀性	单板		±10%内	±10%内	±10%内	6 个月
4	伪影	4 cm PMMA		无影响临床影像的伪影	无影响临床影像的伪影	无影响临床影像的伪影	1 个月
5	IP 响应一致性	多板		见表 B. 3	见表 B. 3	见表 B. 3	6 个月
6	IP 擦除完整性	4 cm PMMA，0.1 mmAl		≤0.3	≤0.3	≤0.3	3 个月
7	高对比分辨力/(lp/mm)	高对比线对卡，分别 0°和 90°放置		≥90% 厂家承诺值，或 ≥70% f_{Nyquist}，建立基线值	≥90%基线值	≥90%基线值	6 个月
8	对比度细节阈值	按模体说明书选择曝光条件	细节直径 mm	对比度	对比度		
			0.10≤ $D<0.25$	<23.0%	<23.0%	—	—
			0.25≤ $D<0.5$	<5.45%	<5.45%		
			0.5≤ $D<1.0$	<2.35%	<2.35%		
			1.0≤ $D<2.0$	<1.40%	<1.40%		
			$D≥2.0$	<1.05%	<1.05%		

说明：本表引自 WS 530—2017《乳腺计算机 X 射线摄影系统质量控制检测规范》表 A. 2[7]。

10.4.7　乳腺X射线屏片摄影系统的检测项目与技术要求

《乳腺X射线屏片摄影系统质量控制检测规范》(WS 518—2017)规定了乳腺屏片摄影系统的质量控制检测方法,其检测项目与技术要求详见表10-13。

表 10-13　乳腺X射线屏片摄影系统的检测项目与技术要求

序号	检测项目	检测要求	验收检测判定标准	状态检测判定标准	稳定性检测	
					判定标准	周期
1	标准照片密度	4 cm厚的模体	1.4～1.8 OD 建立基线值	与基线值相比在±0.2 OD内	与基线值相比在±0.2 OD内	1周
2	胸壁侧射野的准直	胶片	射野全部覆盖胶片	射野全部覆盖胶片	射野全部覆盖胶片	1个月
3	胸壁侧射野与台边的准直	胸壁侧	超出台边<5 mm	超出台边<5 mm	超出台边<5mm	6个月
4	光野/照射野的一致性	胸壁侧外其他三边	±8 mm内	—	±8 mm内	6个月
5	自动曝光控制	2 cm、4 cm、6 cm厚的模体	与4 cm的值相比在±0.2 OD内	与4 cm的值相比在±0.2 OD内	与4 cm的值相比在±0.2 OD内	1个月
6	管电压指示的偏离	数字式高压检测仪	±1.0 kV内	±1.0 kV内	±1.0 kV内	6个月
7	辐射输出量的重复性	剂量仪	≤5%	≤5%	≤5%	6个月
8	乳腺平均剂量/mGy	4 cm厚模体,剂量仪	≤2.0	≤2.0	≤2.0	6个月
9	高对比分辨力/(lp/mm)	线对卡	>10	>10	>10	6个月
10	特定辐射输出量/(μGy/mA·s)	1 m处,28 kV,Mo/Mo	>45	>30	—	
11	半值层/mmAl	28 kV,Mo/Mo	≥0.3	≥0.3	—	
12	曝光时间指示偏离	>200 ms,≤200 ms	±10%内±15%内			

说明:本表引自 WS 518—2017《乳腺X射线屏片摄影系统质量控制检测规范》表 A.1[8]。

10.4.8　牙科 X 射线设备的检测项目与技术要求

《牙科 X 射线设备质量控制检测规范》(WS 581—2017)规定了牙科 X 射线设备的质量控制检测方法,其检测项目与技术要求详见表 10 - 14。

表 10 - 14　牙科 X 射线设备检测项目与技术要求

序号	检测项目	设备类型	验收检测判定标准	状态检测判定标准	稳定性检测		对应条款
					判定标准	周　期	
1	管电压指示的偏离/%	口内机,口外机	±10 内	±10 内	±10 内	6 个月	5.2
2	输出量重复性/%	口内机	≤5	≤5	≤5	3 个月	5.3
3	加载时间偏离	口内机	±5% 内或±20 ms,取较大者	±5% 内或±20 ms,取较大者	±5 内或±20 ms,取较大者	3 个月	5.4
		口外机	±(5%+50 ms)内	±(5%+50 ms)内	±(5%+50 ms)内	3 个月	5.4
4	有用线束半值层/mmAl	口内机,口外机	不低于表 A.2 规定值	不低于表 A.2 规定值	—	—	5.5
5	高对比分辨力/(lp/mm)	数字成像设备	≥2	≥2	≥2	6 个月	5.6
6	低对比分辨力	数字成像设备	可分辨 0.5 mm 厚铝板上 1 mm 直径孔	可分辨 0.5 mm 厚铝板上 1 mm 直径孔	可分辨 0.5 mm 厚铝板上 1 mm 直径孔	6 个月	5.7

说明:本表引自 WS581—2017《牙科 X 射线设备质量控制检测规范》表 A.1[9]。

10.4.9　CT 机的检测项目与技术要求

《X 射线计算机断层摄影装置质量保证检测规范》(GB 17589—2011)规定了 CT 机的质量控制检测方法,其检测项目与技术要求详见表 10 - 15。

表 10-15　CT 机检测项目与要求

序号	检测项目	检测要求	验收检测 评价标准	状态检测 评价标准	稳定性检测 评价标准	周期
1	诊断床定位精度/mm	定位	±2	±2	2	每月
		归位	±2	±2	2	
2	定位光精度/mm	—	±2	±3	—	—
3	扫描架倾角精度/(°)	—	±2	—	—	—
4	重建层厚偏差(s)/mm	s≥8	±10%	±15%	与基线值相差±20%或者±1 mm,以较大者控制	每年
		8>s>2	±25%	±30%		
		s≤2	±40%	±50%		
5	$CTDI_w$/mGy	头部模体	与厂家说明书指标相差±10%以内	与厂家说明书指标相差±10%以内,若无说明书技术指标参考,应<50	与基线值相差±15%以内	每年
		体部模体	与厂家说明书指标相差±10%以内	与厂家说明书指标相差±10%以内,若无说明书技术指标参考,应<30		
6	CT值(水)/HU[①]	水模体	±4	±6	与基线值相差±4以内	每月
7	均匀性 HU	水或等效水均匀模体	±5	±6	与基线值相差±2以内	每月
8	噪声/%	头部模体 $CTDI_w$<50 mGy	<0.35	<0.45	与基线值相差±10%以内	半年
9	高对比分辨力/(lp/cm)	常规算法 $CTDI_w$<50 mGy	线对数 >6.0 MTF₁₀	线对数 >5.0 MTF₁₀	与基线值相差±15%以内	半年
		高对比算法 $CTDI_w$<50 mGy	线对数 >11 MTF₁₀	线对数 >10 MTF₁₀		

（续表）

序号	检测项目	检测要求	验收检测	状态检测	稳定性检测	
			评价标准	评价标准	评价标准	周期
10	低对比可探测能力	—	<2.5	<3.0	—	—
11	CT 值线性/HU	—	50	60	—	—

说明：本表引自 GB 17589—2011《X 射线计算机断层摄影装置质量保证检测规范》表 A.1[10]。

① HU 是 CT 值的单位，英全文为 Hounsfield unit，用以衡量组织对于 X 光的吸收率，是指每个反应管内的荧光信号达到设定的阈值时所经历的循环数。

参考文献

[1] 中华人民共和国卫生部. 放射诊疗管理规定[S]. 卫生部令第 46 号, 2006.

[2] 郑钧正. 电离辐射医学应用的防护与安全[M]. 北京：原子能出版社, 2009.

[3] 中华人民共和国国家卫生和计划生育委员会. 医用常规 X 射线诊断设备质量控制检测规范[S]. WS 76—2017.

[4] 中华人民共和国国家卫生和计划生育委员会. 计算机 X 射线摄影（CR）质量控制检测规范[S]. WS 520—2017.

[5] 中华人民共和国国家卫生和计划生育委员会. 医用数字 X 射线摄影（DR）系统质量控制检测规范[S]. WS 521—2017.

[6] 中华人民共和国国家卫生和计划生育委员会. 乳腺数字 X 射线摄影系统质量控制检测规范[S]. WS 522—2017.

[7] 中华人民共和国国家卫生和计划生育委员会. 乳腺计算机 X 射线摄影系统质量控制检测规范[S]. WS 530—2017.

[8] 中华人民共和国国家卫生和计划生育委员会. 乳腺 X 射线屏片摄影系统质量控制检测规范[S]. WS 518—2017.

[9] 中华人民共和国国家卫生和计划生育委员会. 牙科 X 射线设备质量控制检测规范[S]. WS 581—2017.

[10] 中华人民共和国卫生部, 中国国家标准化管理委员会. X 射线计算机断层摄影装置质量保证检测规范[S]. GB 17589—2011.

索　引